边境地区反暴恐医学救援

主　编　赵东海　曲海燕　胡　博　李全岳

军事医学科学出版社
· 北　京 ·

内容提要

　　本书由医务、军事人员根据自己的实践经验,并结合当前国内外有关文献综合撰写而成,是我国边境地区反暴恐医学救援较完善的专著。全书分为六篇:暴力恐怖袭击总论,反暴恐医学救援管理,暴恐事件现场医学救援,院内救治,暴恐伤员护理及心理危机干预。本书从救援人员的角度,运用医学理论知识和自身的实践经验去分析边境地区反暴恐医学救援存在的问题,并提出有针对性的应对措施,供军地各级医务人员和其他相关人员参考、借鉴。

图书在版编目(CIP)数据

边境地区反暴恐医学救援/赵东海等主编.
－北京:军事医学科学出版社,2014.11
ISBN 978－7－5163－0532－4

Ⅰ. ①边…　Ⅱ. ①赵…　Ⅲ. ①反恐怖活动－
急救　Ⅳ. ①R459.7

中国版本图书馆 CIP 数据核字(2014)第 249877 号

策划编辑:赵艳霞　　　　　　　　　　责任编辑:吕连婷
出　　版:军事医学科学出版社
地　　址:北京市海淀区太平路 27 号
邮　　编:100850
联系电话:发行部:(010)66931049
　　　　　　编辑部:(010)66931039
传　　真:(010)63801284
网　　址:http://www.mmsp.cn
印　　装:中煤涿州制图印刷厂北京分厂
发　　行:新华书店

开　　本:787mm×1092mm　1/16
印　　张:14.75(彩1)
字　　数:377 千字
版　　次:2015 年 1 月第 1 版
印　　次:2015 年 1 月第 1 次
定　　价:40.00 元

主编简介

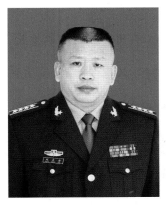

赵东海(1965~)，男，湖北红安人，解放军303医院院长、主任医师、教授、硕士研究生导师，主要从事医院管理工作。现兼任中华医院管理协会副理事长、中国医院协会医院科技创新奖评审专家、全军医院管理学术委员会委员、广州军区医院管理学术委员会副主任委员、广州军区继续教育专业委员会副主任委员、广州军区第七届医学科学技术委员会副主任委员；在"中华"系列杂志等核心期刊发表论文50余篇，出版专著3部；主持和参与多项科学研究工作，有9项获军队和国家科技进步奖或医疗成果奖。

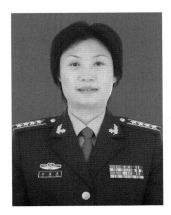

曲海燕(1957~)，女，解放军303医院副院长、主任医师、教授、硕士研究生导师，主要从事医院医疗急救、野战训练管理工作。现兼任全军医学计量委员会委员、全军医学伦理委员会委员、广西医师协会副会长、南宁市医学会常务委员；在核心期刊发表40余篇学术论文，参与出版专著3部；主持或参与医院多项战创伤科研工作，其中8项获军队和国家科技进步奖或医疗成果奖。

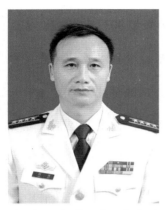

胡博(1964~)，男，江西吉安人，海军陆战学院副教授、海军大校、全国高级爆破工程师。在广州军区某工兵团历任副连职排长、副连长、指导员，在院校历任教员、学报编辑、教研室副主任、主任等职。2007—2008年以海军专家身份，赴坦桑尼亚实施军事支援。获得全军科技进步奖三等奖6项、全军育才奖银奖1项、广州军区教学奖励基金一等奖1次，荣立三等功1次。发表学术论文90多篇，出版专著6部，完成海军级以上军事科研课题8项。长期从事军队反恐怖爆破教学工作，为军队反暴恐做出了贡献。

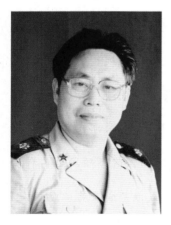

李全岳(1946~)，男，湖南衡山人，副主任医师。曾任全军军事病理专业委员会委员，全军军事训练医学委员会常务委员。长期在广西边防工作，20世纪60年代参加越南战争，70年代末参加西南边防保卫边境作战，80年代参加法卡山战斗，90年代以来参加广西边境大排雷和边境勘界清障排雷的卫勤保障工作；曾多次深入战场、雷场、各种灾害事故现场搜集资料，进行拍照和尸体解剖，在野战条件下创建医院军事标本陈列室。

《边境地区反暴恐医学救援》编委会

国家领导人的指示

中共中央总书记、国家主席、中央军委主席习近平强调，南疆稳定关系新疆、西北稳定，也关系全国稳定。驻南疆部队要从国家安全和发展战略全局的高度，认清肩负的政治责任，强化使命担当，形成整体合力，积极协助地方党委和政府做好反恐维稳各项工作，坚持凡"恐"必打、露头就打，给暴力恐怖势力以毁灭性打击，坚决把暴力恐怖分子嚣张气焰打下去，坚决挤压暴力恐怖活动空间，坚决遏制其蔓延升级势头，切实维护社会稳定、保障人民安居乐业。

中共中央政治局常委、国务院总理李克强对反暴力恐怖袭击处置工作作出批示，要求继续加强安全防范工作，查堵薄弱环节，切实维护人民群众生命财产安全和社会秩序稳定。

序一

当今世界,暴力恐怖袭击事件不断升级,尤其进入 21 世纪以来,暴恐事件发生频率更快,影响范围更广,破坏性更大,手段更残暴,造成重大人员伤亡和财产损失。我国同样面临着形势严峻的各种暴力恐怖威胁,其中边境地区由于地理位置特殊、交通不便、信息闭塞等因素,利于暴力恐怖事件的制造和暴恐分子逃窜,面临的恐怖威胁风险较高,严重影响我国边境的安全与发展。

我国陆地疆界 2.2 万千米,相邻 10 余国家,其中广西边界线长 2700 千米。解放军第 303 医院是与东盟国家相邻的西南边陲军队中心医院,承担着驻广西边防部队医疗保障和反暴恐医学救援双重任务。面对边境地区反暴力恐怖袭击长期性、复杂性和尖锐性特点与严峻形势的急需,该医院组织医务人员,根据本院 60 余年来历次卫勤保障经验和国内外反暴恐医学救援案例总结,撰写出符合边境地区特点的反恐防暴形势并与时代相适应的《边境地区反暴恐医学救援》一书。

本书紧扣科学性,突出实用性,注重可操作性,以理论和实践并行、学习和借鉴并举,主要内容包括:恐怖主义概述、边境地区恐怖组织及其活动、恐怖袭击致伤效应分析、反暴恐医学救援体制、应急救援预案、急救药品管理、暴恐现场急诊急救、伤员转运与后送、院内救治等方面内容。编写组成员广搜博览、分析案例、咨询专家,结合边境地区暴力恐怖袭击的新特点,突出以下几个方面。

一是分析了边境地区主要暴恐活动的特点。本书注重分析我国边境地区主要恐怖主义组织及其活动规律,解读"东突"和"藏独"恐怖势力的主要活动及其特点,不仅可以提高人们的反恐防暴意识,还可警示人们有效识别暴恐嫌疑人,确保自身安全。

二是增加了新出现的暴恐袭击方式以及相应的急救方法。本书在总结常见暴恐袭击手段、危害后果及其急救方法的基础上,增加了近年来新出现的多种暴恐袭击手段及针对性救治方法,指导救援人员快速处理,降低人员伤亡率。

三是强调了反暴恐医学救援训练以提高应急救援能力的相关内容。由于暴力恐怖袭击与其他非战争军事行动在救援对象、技术条件、药材装备等方面均有相当大的差异,为提高救援人员的应急救援能力,本书着重强调和介绍反暴恐医学救援训练意义、训练内容、组织方法和考核方式等。

非常高兴向广大读者推荐这本书,以提高全民反恐意识,掌握一定的暴恐袭击现场自救和互救技术,及早发现暴恐嫌疑人的方法,提升反暴恐医学救援的水平。

中国工程院院士 刘耀

二〇一四年八月二十日

序二

在全球化背景下,暴力恐怖袭击活动已成为当前非传统安全威胁之一,对整个国际社会的和平与发展构成了极大的威胁。20 世纪 90 年代以来,暴力恐怖袭击活动在我国边境地区开始滋生并逐步蔓延和扩散,严重影响我国边境乃至全国的安全和稳定。对暴力恐怖分子实施严厉打击是维护国家统一和社会长治久安的重要手段之一。

反暴恐医学救援行动既不同于常规的军事斗争,又区别于常见的突发事件应急救援,具有很强的特殊性,因此,反暴恐医学救援担负着重要的特殊任务:一是救援内容更宽泛,既包括现场急救、医疗后送与心理救援,同时对污染区人员进行隔离、检疫等,协同地方卫生部门共同指导和做好卫生防疫与自身防护工作;二是卫勤机制创新,根据反暴恐应急行动部队、特种部队分队和地方救援力量的实际需求,卫生联勤保障组织更加严密协同;三是救援体系拓展,将医学救援分队纳入反暴力恐怖袭击整体防卫之中,实行卫勤力量战斗化编组,建立防侦、防火、防爆等安全防护体系,管控各级卫勤指挥部位,搞好信息网络安全,确保救援人员安全。

医学救援分队是反暴恐医学救援第一梯队。一旦暴恐事件发生,医学救援分队必将在第一时间调整部署,第一时间到达现场,第一时间展开救治。反暴恐医学救援行动技术性强,对医疗救援队的专业知识和操作技能要求高,因此,加强反暴恐医学救援培训和演练尤为重要。同时,在此基础上突出核生化医学救援力量建设,加强对快速侦检技术、大规模伤员现场救治、新概念武器伤和次生灾害的防护处置研究,增强综合救援能力。

基于暴恐事件时间、地点等的不确定性,医学救援行动必须筹划在先,周密制定多种针对性应急预案,立足最紧急、最复杂、最困难的情况,遵循"一点多情、一情多案、多点多情、多情多案"的原则,以增强处置各种突发暴力恐怖袭击的有效性。《边境地区反暴恐医学救援》专著即充分体现了上述需求。

本书从分析暴力恐怖组织的类型、本质、特点和发展趋势出发,揭示了边境地区暴力恐怖组织的产生、现状及其暴恐活动规律,进而提出反恐防暴对策,以期有效打击暴力恐怖分子及其恐怖活动,同时,基于边境地区反暴恐医学救援现状提出了针对性的医学救援行动方案,具有良好的科学性和实用性,是一部适时的反暴恐医学救援书籍,非常及时,很有意义,值得参考和借鉴。

王佐文

二〇一四年八月十九日

前　言

　　恐怖主义是指主要通过对无辜平民采取暴力手段以达到一定的政治或宗教目的的犯罪行为的总称。大多采用制造爆炸、纵火事件、劫机、扣押或屠杀人质等方式打击政府和有关组织，造成社会恐怖，以满足其某些特殊要求或扩大影响的目的。参与暴力恐怖袭击活动的人员统称为暴力恐怖分子。暴力恐怖分子是全人类的公敌，他们公然挑衅人类文明的共同底线，是任何一个法治国家、任何一个民族、任何一个有良知的人都不能容忍的，应当受到全世界人民和国际社会的强烈谴责。依法严厉打击暴力恐怖分子，坚决遏制暴力恐怖袭击活动的发生，是全世界人民的共同愿望。

　　虽然我国一直在严厉打击暴力恐怖袭击活动，严惩暴力恐怖分子，但由于民族分裂主义有所抬头，社会不稳定因素增多以及极端宗教组织、邪教组织、"全能型教徒"的出现，暴力恐怖袭击活动不但未休止，反而愈演愈烈，尤其是近几年暴力恐怖袭击活动更加频繁。统计资料表明，我国近几年的暴力恐怖袭击案件发生率较高，暴力恐怖分子大多选择在公共休闲娱乐场所、繁华地区、公共交通工具等人员密集地发动爆炸恐怖袭击，造成批量人员伤亡和巨大财产损失。暴力恐怖袭击活动已成为影响我国人民安全、社会稳定和全面发展的重要因素。为此，我国提出开展为期一年的严厉打击暴力恐怖袭击活动的专项行动，打一场全民反恐战争，对暴力恐怖分子要敢打早打，露头就打，用铁的手腕予以毁灭性打击。

　　暴力恐怖袭击活动具有隐蔽性和复杂性，边境地区由于人文地理环境特殊等原因，这些表现尤为明显。我国边界线长，暴力恐怖分子在边境地区活动频繁，边境地区的反暴力恐怖袭击专项活动更尖锐、复杂，不但所需时间更长，而且需要打击力度更大。反暴力恐怖袭击犹如一场小型战争，是一场持久的战斗，难免会有人员伤亡，医学救援必不可少。医务工作者应积极对暴力恐怖袭击造成的伤员进行医疗救护，最大限度地减少其伤残率。军队医院在反暴恐医学救援中应走在全国的前列，把反暴恐医学救援作为一项重要任务来抓。为此，根据形势需要,深入研究反暴恐医学救援的特点、规律和发展趋势,提出科学的行动对策,是军队医院亟待解决的问题。解放军第 303 医院是与东盟国家相邻的西南边陲军队中心医院,承担着驻广西边防部队医疗保障和反暴恐医学救援任务。为此,在暴力恐怖袭击活动发生频繁的今天,我们除了要完成日常医疗任务外,还要进行战备训练和野战装备训练,积极开展反暴力恐怖袭击医学救援研究。

实践是宝贵的,从实践中总结出来的经验尤为宝贵。本书以边境地区反暴恐医学救援为主线,从社会安全的"国防卫勤"和"大健康"角度,探讨边境地区军队医院应急医学救援管理和如何借鉴国外军队反恐应急医学救援经验的问题,提出我国边境地区反暴恐医学救援的具体做法。本书内容包括:边境地区反暴恐医学救援新理念;研究边境地区反暴恐医学救援的管理问题;边境地区反暴恐医学救援的难点和应急对策;研究边境地区反暴恐医学救援应急预案中存在的问题和对策。

本书编辑撰稿期间编者检索了国内外相关数据库,咨询了军队院校的卫勤专家,聘请了有关专家进行初稿校改。

本书由公安部物证鉴定中心中国工程院院士、《反恐应急救援》主编刘耀和解放军军事医学科学院技术一级研究员、全军军事病理专业委员会主任委员、《反恐应急救援》主编王德文作序,在此对他们的辛勤劳动和热切指导再次表示谢意。同时,对为本书提供资料的友人和本书所引用的一些网站资料的作者,致以真诚谢意。由于时间和能力有限,编写可能存在一些不足之处,祈盼批评指正。

编者

2014·09

目录

第一篇

暴力恐怖袭击总论

>> 第一章
恐怖主义概述

当前,对我国安全威胁最大的是以恐怖袭击活动为手段的国际恐怖势力、民族分裂势力和宗教极端势力等组织。近年来,在国际恐怖势力的纵容与支持下,这些恐怖组织恶性膨胀,活动猖獗。随着我国社会转型期矛盾的积累甚至激化,边境地区恐怖活动具有广泛化的趋势,对我国安全和社会稳定构成巨大威胁。

第一节 恐怖主义的本质和类型

恐怖主义是一种特殊的政治或社会现象,古已有之,但作为一个突出的全球公害,则是20世纪60年代以后的事。现代恐怖主义对于世界的和平与发展,产生了相当广泛而深刻的影响。如何科学地界定和掌握恐怖主义的概念是我们研究恐怖主义问题的起点,是确立反恐怖主义问题的基本立场,也是做好反恐怖军事斗争准备的前提和基础。

一、恐怖主义的本质

"恐怖主义"一词的出现始于18世纪末,在1793年3月至1794年7月的法国大革命时期,法国革命者雅各宾派为消灭封建权贵,巩固革命政权,对反动的旧政权实行了坚决的镇压,史称"红色恐怖统治"。当时"恐怖主义"一词是积极的、褒义的用词,革命者以"恐怖主义者"或"恐怖分子"自居。但1794年7月27日,资产阶级右翼集团发动政变推翻雅各宾派建立的政权,建立了反动的热月党统治后,热月党疯狂镇压人民革命运动,大肆残害人民,法国笼罩在"白色恐怖统治"之中。"恐怖主义者"和"恐怖分子"也从此变成了滥杀无辜的犯罪分子的术语,"恐怖主义"一词的含义从此发生了根本变化,并确定了它的真正内涵。

当代世界,因为政治目的不同、意识形态不同、代表利益不同等各方面的原因,世界各国对恐怖主义概念的界定有近200个,但国际上至今仍没有形成一个比较统一的看法或能被广泛接受的定义。目前国际上主要流行四种看法:一是认为恐怖主义是弱者反抗强者的工具;二是认为一方的恐怖主义分子是另一方的自由斗士;三是认为恐怖主义是反西方最有效的战争;四是认为恐怖主义是不符合文明社会规范的恶性犯罪活动。

各国官方(政府或法律)的定义是最具有权威性与实用性的,是对恐怖主义或恐怖主义事件进行认定的标准性概念。如国际社会反恐怖主义犯罪的最早立法,是1937年在国际联盟的主持下,由27个国家的代表在日内瓦签署的《防止和惩治恐怖主义公约》。由于各种复杂的原因,《防止和惩治恐怖主义公约》未能生效,但其某些内容和原则为以后的反恐怖主义犯罪的国际公约所吸纳,因此,《防止和惩治恐怖主义公约》奠定了国际反恐怖主义犯罪的立法基础。俄罗斯对恐怖主义的立法是最早也是最完善的,《反恐怖斗争联邦法律》对恐怖主义、恐怖活动、恐怖行为、恐怖性质犯罪等与反恐怖相关的 12 个基本概念做了详细的解释。在反恐怖法中给恐怖主义定义为:"恐怖主义是指对自然人或组织使用暴力或威胁使用暴力,以及毁灭(损坏)或威胁毁灭(损坏)财产和其它物质设施,从而造成致人死亡和大量财产损失或产生其它危及社会后果的事件,目的是破坏社会安全,恐吓居民,以满足他们对非法财产的要求和(或)其它利益;或者谋害国务或社会活动家,以中止他们的国务活动或其它政治活动或对他们的这种活动进行报复,或者袭击享有国际保护的人士的办公场所和运输工具,以挑起战争或使国际关系复杂化为目的。"美国政府将恐怖主义活动定义为:"由一些国家组织或秘密人员采取的有预谋、有政治目的、以非战斗人员为目标的暴力行动,通常以影响公众为目的;或指通过采取威胁或强制手段影响或妨碍政府施政的行动;或指为针对政府的施政进行报复而采取的行动。"英国政府将恐怖主义定义为:"采取或威胁采取各种危害人的生命和财产安全的行动,目的是影响政府或恫吓公众,或推动某种政治、宗教或意识形态事业的行动。"法国认为:"凡是出于恫吓或恐怖的目的,并且严重扰乱社会秩序的违法行为都可以看做是恐怖主义。"加拿大认为:"恐怖主义是指为了政治、宗教或意识形态的目的而进行的威胁或危害公众安全的活动,或违反联合国有关反恐怖的国际公约或协议的活动。"

我国对恐怖主义的研究起步较晚,对恐怖主义还没有一个权威而准确的界定。我国的《刑法》虽然未单列"恐怖主义犯罪",也未采用"恐怖主义"的称谓,但采用"恐怖活动"的称谓,将有关恐怖活动犯罪分列在其他罪名。1999 年出版的《辞海》首次收进了"恐怖主义"词条,将其定义为:"主要通过对无辜平民采取暴力手段以达到一定的政治和宗教目的的犯罪行为的总称。较多采用制造爆炸事件、劫机、扣押和屠杀人质等方式造成社会恐怖、打击有关政府和组织,以满足其某些要求或扩大其影响的目的。"2001 年 12 月 29 日第九届全国人大常委会第二十五次会议通过并颁布的《刑法修正案(三)》,对恐怖主义犯罪的性质、类型及量刑标准做出了新的规定,但还是没有给恐怖主义下一个明确的定义。虽然各国界定恐怖主义概念的内容不尽相同,但本质内涵大致相同,主要有以下几点。

一是恐怖主义涉及使用暴力或威胁使用暴力。几乎每一种恐怖主义概念都认为恐怖主义是一种暴力行为,恐怖的暴力是蓄意的。一些组织性较强、目标较明确的恐怖组织通过他们所策划的暴力事件,将他们的主张和意图传达给特定的社会和政治群体。因此,恐怖组织与一般的刑事犯罪不同,他们不仅注重策划暴力事件活动,更注重这种暴力事件所形成的政治或社会影响。

二是恐怖主义的暴力是不可预测的,但也有一定的预见性。有组织、有策划的恐怖活动,具有一定的隐蔽性,如何时、何地、何种袭击方式,使用何种工具,针对何种目标,事先都难以预料。不可预测性增强了恐怖活动的成功率,扩大了暴力恐怖主义的影响后果。但若积极地搜集情报,精确地进行分析,准确地进行预警,对恐怖主义活动还是可有一定预见性的。

三是恐怖主义活动的袭击对象不完全是随意挑选的,其受害者具有象征性价值。受害者之所以被选中,可能是因为他们的身份,可能是因为他们所在的地点,也可能是因为他们的活动内容,象征着恐怖分子想袭击的东西或具有象征性价值。

四是恐怖分子希望引起公众的关注。恐怖分子的暴力活动目的不仅仅是为了恐吓或直接杀害受害者,更重要在于影响更大范围的人群,通过对公众的影响,他们不仅可以公开宣传自己的主张,而且可以对政府施加压力。

五是恐怖活动具有一定的政治目的。表现在：①恐怖组织为达到其自身的政治目的而采取暴力手段发动袭击；②恐怖组织鼓吹以暴力恐怖手段改变社会的政治思潮。综上所述，我们将恐怖主义的概念定为：恐怖主义是指任何个人、集团或国家，把恐怖观念和行为系统化、持久化，使用或威胁使用暴力手段，通过残害无辜制造恐怖气氛，以达到既定政治目的或社会目的的犯罪。

二、恐怖主义的类型

为更好地揭示恐怖主义的规律特点，可先将恐怖主义进行分型。以恐怖主义的意识形态，即其观念、信仰等"精神支柱"为标准，将恐怖主义划分为民族极端型、宗教极端型、极左型、极右型、邪教型、政策歧见型、黑社会性质恐怖主义。

（一）民族极端型恐怖主义

民族极端型恐怖主义是根源于对本民族领土、语言、宗教、文化、心理、生活习俗与生活方式等问题的认同，旨在追求本民族的独立（或完全自治）而引起的恐怖主义活动。从恐怖主义的历史与现实看，"民族（种族）主义乃是恐怖主义的最持久的根源之一"，也是"恐怖主义最强有力与最致命的根源之一"。它不但是最普遍的恐怖活动类型之一，而且还是危害最严重的恐怖活动类型之一。

据不完全统计，目前世界上的恐怖组织约有三分之一属于民族极端型恐怖主义类型，几乎分布在世界各地，不论是发展中国家还是西方发达国家，都面临着由他们挑起的暴力恐怖事件而带来的社会问题。如英国北爱尔兰地区的爱尔兰共和军、俄罗斯的"车臣非法武装"、西班牙的"埃塔"（巴斯克民族与自由组织）、法国的"科西嘉民族解放阵线"、菲律宾的"阿布萨耶夫组织"等。在中亚地区，这样的恐怖组织近年来也呈上升的趋势，较著名的是乌兹别克斯坦的"伊斯兰运动"。

（二）宗教极端型恐怖主义

宗教极端型恐怖主义是指带有明显宗教狂热色彩的或打着宗教旗号的新兴教派或由膜拜团体的狂热性而引发的恐怖主义。它也是当代世界最为普遍和最为严重的恐怖主义类型之一，最典型的当属伊斯兰原教旨主义，它也是发生频率最高、危害最严重的恐怖主义。伊斯兰原教旨主义分子，对现实世俗社会具有强烈的不满情绪和隔离感，在政治上竭力要建立最"纯洁"的伊斯兰政教合一的神权国家，而且要在整个伊斯兰世界甚至全世界实现这一目标，表现出非同寻常的宗教极端性、激进性与不可妥协性，誓死要彻底摧毁现存社会。

（三）极左型恐怖主义

极左型恐怖主义是指以极左思潮为支撑的恐怖主义。这种恐怖主义主张通过激进的、冒险的恐怖活动，在短期内推翻现政府。极左型恐怖主义仇恨帝国主义的腐败和腐朽，企图通过极端的恐怖手段推翻帝国主义，建立共产主义，并在现实中给资本主义政府制造一些麻烦。但由于它脱离群众，残害无辜，日益遭到广大群众的唾弃，不可能达到推翻资本主义统治的目的。更为严重的是，由于他们往往自称为"马列主义"的信徒，还极大地损害了马列主义的声誉。

（四）极右型恐怖主义

极右型恐怖主义，是指以极右思潮为支撑的恐怖主义。这种恐怖主义，反对左派政党与组织，反对社会主义，崇奉资本主义、纳粹主义和种族主义。极右型恐怖主义不仅反对共产主义，而且反对资本主义的民主制度；不仅针对左派政党与组织进行恐怖活动，而且更多地指向犹太人、有色人种和外来移民;不仅指向政界要人和政府设施,而且还指向无辜平民和公共设施,表现出较多的滥杀无辜的特点,目前其势力和影响远远超过了极左型恐怖主义。

极右型恐怖主义主要活动在欧美地区,特别是在西欧、美国和拉美地区。近几年来,极右翼思潮再次在西欧和美国泛滥。两德统一后,警方估计至少有1.5万新纳粹分子,他们在1998年以来制造了4500多起袭击事件、1000多起爆炸案和纵火案。其中德国的"光头党"、"霍夫曼军体小组"、"日耳曼民盟"、"纳粹党小组"等都是典型代表。意大利有"新秩序"、"黑秩序"、"革命武装核心"、"光头党"。俄罗斯也是极右势力的普遍滋生与蔓延地,形形色色的极右组织达1000多个,典型代表有"俄罗斯民族统一运动"、"民族主义联盟"、"人民社会党"和"第88联合小组"等组织。

在美国,各种极右翼组织800多个,人员上百万,主要包括"三K党"、"雅利安民族党"、"秩序党"和"爱国者极右民兵组织"。1995年4月19日的俄克拉荷马城联邦大楼爆炸案,导致168人死亡,400多人受伤。同年10月9日的火车出轨颠覆的恐怖事件,导致100多人伤亡等等,都是右翼恐怖分子以反对联邦、反对国家主义为由而制造的恐怖事件。

(五)邪教型恐怖主义

邪教型恐怖主义,是指以邪教意识形态为支撑的恐怖主义。目前,全世界范围内出现众多的邪教组织,据有关资料统计,全世界的邪教组织有3300多个、邪教教徒数千万。例如,日本的"奥姆真理教"、美国的"大卫教派"、"太阳圣殿教"和我国的"法轮功"之类的邪教组织都崇尚暴力,他们一方面散布"世界末日将要到来""世界的最后战争"等危言耸听的悲观厌世的论调,另一方面在组织和行动上训练恐怖分子,制造并拥有枪支甚至还有细菌、毒气等生化武器,公开叫嚣对抗社会,进行"圣战"。

(六)政策歧见型恐怖主义

政策歧见型恐怖主义,是指恐怖主体持有与政府或社会政策相分歧的意见或主张,并为实现这种政策或主张而实施的恐怖主义。这种类型的恐怖主义没有鲜明的、强烈的、宏观的政治目的,但却强烈地反对社会的某些微观政策,企图通过某种极端行为改变社会的那些政策,从而实现自己的某些主张。比如英国的"动物解放阵线"、美国的"反堕胎组织"和"反科学进步者"等等。

(七)黑社会性质恐怖主义

黑社会性质恐怖主义,是指以特定的黑社会意识形态为支撑的恐怖主义。黑社会性质组织在一定条件下,其经济势力膨胀以后,势必会寻求政治上的利益,并为这种政治利益而诉诸恐怖手段。该类型的恐怖组织主要是由为谋取暴利的黑社会分子组成,如意大利西西里岛的"黑手党"、俄罗斯的"黑手党"、南美及东南亚金三角新兴的毒品犯罪集团和哥伦比亚的卡利贩毒集团、日本的暴力团、我国港台的"三合会"和"竹联帮"等。

三、暴恐分子嫌疑人的特征

暴恐分子嫌疑人尽管装腔作势,狡猾多端,脸上不会贴有暴恐标记,也不会说自己是暴恐分子,但总会有一些不同寻常的举止行为引起我们的警惕。

(一)外表异常

生活习惯特殊、言行异常、神情恐慌者,着装、携带物品与其身份明显不符或与季节不协调者。

（二）居窝杂乱

租房或住酒店不使用本人身份证登记，屋内无家具，仅有地毯、电脑、影碟机和光盘，但宗教书籍、门口鞋子却比较多，房屋内有异常气味或响声，常出现非生活垃圾，交往复杂、异常，常携带异常物品出入。或在屋内非法制造、改制、买卖一些违禁品，人在屋内却敲不开门，水电费用较高且屋内摆设与常见租房者不同，屋内有拳击手套、沙袋和哑铃、军用枪支、气枪、猎枪、匕首、长刀、炸药、雷管、导火线、砒霜和毒鼠药等危险品。

（三）行为诡异

反复在警戒区附近出现，昼伏夜出，作息时间反常，频繁进出人员密集的大型活动场所；冒充熟人、纠集他人成团结伙、假献殷勤；宣传散布暴恐内容图书、报刊、电子出版物、音像制品、传单、标语等，手机藏有宗教极端或暴恐内容，打电话使用暗语；疑似公安部门通报的嫌疑人员，在检查过程中坐立不安，不愿接受检查和催促检查或态度蛮横非常不配合检查工作；经常寻找出租车、小型汽车、船只等交通工具，策划、煽动、拉拢、引诱或介绍运送他人预谋偷渡出境，甚至为他人偷越境提供金钱、食宿等条件。

第二节　暴力恐怖活动特点及袭击手段

暴力恐怖活动，作为一种特殊的犯罪行为，在行动上、目标上、手段上和效应上等多方面都具有不同于其他犯罪行为的特殊性。必须弄清暴力恐怖活动的特点及袭击手段，为反暴力恐怖斗争奠定良好的基础。

一、暴力恐怖活动的特点

（一）政治性强

政治是阶级对阶级的斗争。暴力恐怖活动从产生的第一天起，就是一种阶级斗争的手段。古代暴力恐怖活动也好，国际恐怖主义也好，现代国际恐怖主义也好，都是一种政治斗争。现代国际恐怖主义的泛滥，是现代阶级、民族、种族、宗教等矛盾尖锐冲突的产物和集中体现。例如，莫斯科重大劫持人质事件的政治目的就是要求俄罗斯从车臣撤兵。我国不管是"东突"、"藏独"等分裂势力，还是"法轮功"等邪教组织，他们制造的一系列恐怖活动都是为达到颠覆国家政权、分裂祖国的政治目的而采取的有组织、有计划、有预谋的暴力恐怖袭击活动。

（二）使用暴力

暴力恐怖分子总是以暴力手段制造危害，扩大影响，以达到其政治目的。使用残忍手段进行暗杀是最古老、最常见的暴力恐怖活动。与传统暴力恐怖活动的"要更多的人看，而不是更多的人死"不同，现在的暴力恐怖活动是"既要更多的人死，又要更多的人看"，因此，现在的暴力恐怖分子手段更加残忍、袭击对象更加平民化。暴力恐怖活动由过去简单的暗杀、劫机转变为使用大规模杀伤性武器袭击手无寸铁的老百姓，包括妇女、老人和儿童。2014 年 3 月 1 日晚 9 时 20 分，8 名统一着装的暴徒蒙面持刀在我国云南昆明火车站广场、售票厅等处砍杀无辜群众，造成 29 名群众遇难、130 名群众受伤。暴恐案件发生时现场大约有 500 人，不少旅客正在休息，他们大多被惊叫声吵醒后四处逃散。

（三）背景复杂

暴力恐怖活动是一种政治行为，所以，暴力恐怖组织的背景十分复杂，既有民族主义恐怖组织，又有带有浓厚宗教色彩的恐怖组织；既有极右的恐怖组织，又有极左的恐怖组织。特别值得注意的是，还有一种所谓"国家恐怖主义"。"国家恐怖主义"是某些国家出于自身政治上的特殊需要，纵容、支持或豢养一批恐怖主义组织，通过为其提供经费、武器装备、训练基地甚至"领事服务"等，控制这些组织，让其为自己服务。当代恐怖主义组织越来越国际化，一些恐怖主义组织的跨国合作日益紧密，跨国活动日益频繁，不少恐怖组织由不同国籍的人员组成，恐怖组织袭击的对象不仅有本国政府和人员，而且越来越多地指向外国人员和外国政府、国际组织和跨国公司，某一国家的恐怖组织往往能得到其他某些国家的幕后支持。

（四）危害严重

暴力恐怖活动的危害，既有政治层面的，又有经济领域的，还有心理方面的。1914 年刺杀奥匈帝国斐迪南王储事件，成了引发第一次世界大战的导火索。1991 年，印度总理拉吉夫·甘地被谋刺后，引起了全国骚乱。1995 年 3 月 20 日，日本首都东京地铁内发生宗教恐怖主义分子施放毒气事件，致使 10 多人死亡，5000 余人中毒，引起全国恐慌。由于日本奥姆真理教创始人麻原曾预言，在 1995 年 4 月 15 日日本将有大难临头，市民十分恐慌。这一天，以防发生意外，也为安抚人民，东京不得不出动 2 万名警察、数架直升机巡逻。1972 年在慕尼黑奥运会上，当 5 亿电视观众从屏幕上亲眼目睹巴勒斯坦恐怖组织"黑九月"杀死 11 名以色列运动员时，观众内心的恐惧并由此引发的社会骚乱是不言而喻的。2001 年 9 月 11 日上午美国"9·11"恐怖事件，不仅给美国人民的生命财产造成了巨大损失，而且在美国人民乃至世界人民心理上造成了巨大的震撼，甚至从一定意义上改变了人们的一些观念，甚至影响了一代人。

（五）容易扩散

由于通信事业、大众传媒业的进一步普及和发展，人口流动的增多和交通事业的进步，使整个世界的联系更加紧密，暴力恐怖主义的扩散也更加容易。加上暴力恐怖活动本身具有很强的震撼性，而政府在处置暴力恐怖事件时，既要保证有关人员的安全，又要与暴力恐怖分子针锋相对，往往处于一种两难境地，如果新闻传媒不与合作，反而起到推波助澜的作用，以致于在社会上造成危机感和不安定情绪，这既能给暴力恐怖分子某种满足，又能促使某些犯罪分子从中得到启示，使恐怖活动达到了示范效应，社会上的犯罪案件增多。1985 年卓长仁劫机事件发生后，我国接连发生了一系列劫机事件，这就是一个典型的例子。而当前在我国一些地区发生的谋杀与爆炸事件，也是从国际恐怖活动中受到的启发，甚至是直接由国际恐怖组织训练出来的。对此，我们必须有足够的认识和充分的准备。

总之，现代恐怖主义在技术利用、袭击目标、行动企图、组织结构、战术手段和杀伤规模上，都与传统恐怖活动有很大区别。主要表现为以下几个方面。

一是在技术利用上，高低结合。既利用技术和成本较低的土炸弹，以牺牲自身生命为代价的人体炸弹和汽车炸弹，也利用高能可塑炸药；既利用技术含量较低的常规刀斧工具和武器，也试图研制生化武器，或利用便携式精确制导炸弹甚至于核武器等尖端技术。

二是在袭击目标上，军民不分。既袭击国家军事设施、通信网络和指挥平台，也袭击政府设施、外交设施和民用设施；既袭击国家政府官员，又袭击一般老百姓。

三是在行动企图上，目的泛化。既有一定的政治色彩和民族色彩，又有一定的宗教色彩和个人意志；既有明确公开的行动企图，也有隐秘不露的险恶用心。

四是在组织结构上，形式多样。既有声称为恐怖行动或袭击事件负责的训练有素的公开组织，也有神龙见首不见尾独狼式的业余散兵游勇。

五是在战术手段上,出人意料。采用常人意想不到的非对称攻击措施,或者瞄准袭击目标最薄弱和易于忽略的部分,以非常规的方式出其不意,攻其不备,防不胜防。

六是在杀伤规模上,趋于扩大。传统暴力恐怖分子可能会满足于杀死一两个或是十来个、几十个民众所造成的影响,但现代暴力恐怖组织可能借助更大规模杀伤性武器以制造更大规模的伤亡,引发更大的恐慌。

二、暴力恐怖袭击的主要手段

使用暴力手段、采取恐怖袭击方式危害社会,造成民众生命财产损失,是暴力恐怖组织和暴力恐怖分子活动的主要表现形式。从近年来国际上所发生的暴恐恐怖事件看,暴力恐怖袭击所采取的主要方式大致包括:自杀性攻击、简陋刀斧砍杀、驾车冲撞、纵火焚烧、爆炸、劫持、枪击、暗杀与投毒等。

(一)自杀性攻击

自杀性攻击是暴力恐怖袭击中最极端、对公众心理冲击最大的表现形式。暴力恐怖分子主要采用人体炸弹、汽车炸弹和客机炸弹与被袭目标同归于尽的极端方式实施攻击。近年来,暴力恐怖分子采取自杀性攻击方式制造的暴力恐怖事件有增长的趋势,造成的损失和影响也在扩大。如1999年12月18日,斯里兰卡总统库马拉通加夫人在首都科伦坡市政厅参加其所属党派举行的竞选集会时,遭一名身携炸弹的妇女自杀性袭击。由于警卫及时阻拦,该妇女只能在离库马拉通加夫人数米处引爆炸弹,库马拉通加被一块弹片击中,造成右眼失明。爆炸现场至少有26人死亡,包括3名部长在内的100余人受伤。2000年10月12日,美国海军最先进的导弹驱逐舰之一“科尔”号在也门亚丁港加油,在舰上官兵毫无防备的情况下,2名不明身份者驾驶一艘满载强力炸药的橡皮筏冲向该舰相撞并发生爆炸,“科尔”号被炸出一个大洞,舰上17人死亡,39人受伤。2008年8月10日,我国新疆库车暴力恐怖爆炸案是典型的自杀式袭击,当天凌晨3时20分至4时许,暴力恐怖分子驾驶机动三轮车冲进县公安局大门,并引爆了车上的一瓶液化气罐,当场炸毁2辆警车,造成1名保安人员死亡、1名警官受伤,而2名暴力恐怖分子被炸身亡。

(二)简陋刀斧砍杀

简陋刀斧砍杀暴力恐怖袭击是指暴力恐怖分子持简陋刀斧在人员密集地砍杀无辜群众。此类暴力恐怖袭击是近年在我国边境地区新出现的袭击手段。2014年3月1日晚9时20分,8名统一着装的暴徒蒙面持刀在云南昆明火车站广场、售票厅等处砍杀无辜群众,他们手段残忍,见人就砍,老人、小孩、孕妇也不放过。截至3月2日6时,已造成29人死亡、143人受伤。受伤人员中,包括多名民警、外出打工者以及返校大学生,其中还有一名怀孕6个月的孕妇。经调查,这是一起由新疆分裂势力一手策划并组织的严重暴力恐怖袭击事件。3月3日下午该案已经成功告破。已查明,该暴恐案是以阿不都热依木·库尔班为首的暴力恐怖团伙所为。该团伙共有8人(6男2女),现场被公安机关击毙4名、击伤抓获1名(女),其余3名也已落网。

(三)驾车冲撞

驾车冲撞是指暴恐分子驾驶车辆冲向无辜人群、政府办公区域或公用设施等,以造成人员伤亡,引发社会恐慌。驾车冲撞暴力恐怖袭击案件近两年在我国就发生几起,例如2013年10月28日发生在北京天安门的“10·28”暴力恐怖袭击案,当天约12时05分,一辆吉普车由南池子南口拐入长安街便道,由东向西行驶撞向金水桥护栏后起火,造成 5 人死亡,38 人受伤。同年 11 月 24 日,恐怖组织东突厥斯坦伊斯兰运动承认发动该暴力恐怖袭击。2014 年 6 月 13 日,该案相关涉案的犯罪嫌疑人已在新疆乌鲁木齐中院公开审理。2014 年 6 月 21 日上午,一伙暴力恐怖分子驾驶车辆冲撞新疆喀什地区叶城县公安局办公大楼,并引爆爆炸装置,当地民警果断处置,击毙 13 名暴恐分子,所幸无群众伤亡。2014 年 5 月 22 日 7 时 50 分许,在新疆乌鲁木齐市沙依巴克区公园北街一早市,发生一起有预谋、有组织的严重暴力恐怖袭击案件,几名暴力恐怖分子驾驶两辆车疯狂冲进早市,一路冲破防护隔离铁栏,肆意冲撞并碾轧人群,并从车内不断扔出爆炸物。最终,在人群最为密集的市场中心引爆爆炸装置。该暴力恐怖袭击事件共造成 31 人死亡,90 余人受伤。

(四)纵火焚烧

纵火焚烧恐怖袭击是指暴力恐怖分子使用汽油、柴油等易燃物品对交通工具、建筑物等实施纵火焚烧的案件。例如,1998 年 5 月 23 日,东突厥斯坦伊斯兰运动组织在乌鲁木齐市制造 15 起纵火案,扬言"要将乌鲁木齐变成一片火海"。2014 年 6 月 26 日,新疆鄯善发生的"6·26"严重暴力恐怖袭击案件。当天清晨暴徒先后袭击了鲁克沁镇派出所、特巡警中队、镇政府、建筑工地、商店及美容美发厅,并纵火烧毁多辆汽车、摩托车。该案件共造成 24 人死亡、21 人受伤。这是一起有预谋、有组织且并带有恐怖性质的严重暴力犯罪案件,其袭击手段非常残忍。经调查,该暴恐团伙受到"圣战"鼓吹,自行筹集经费,购买 26 把长刀、21 把短刀和 310 升汽油,自制 28 个燃烧瓶,密谋袭击鲁克沁镇派出所、特巡警中队、镇政府、村委会等。发动暴恐袭击当日凌晨 3 点,暴恐团伙还到作案现场附近的加油站持刀胁迫工作人员为其携带的油桶注满汽油,以便实施纵火。当前,一些个人主义极端分子采取在公交纵火的方式对社会进行报复,从 2009 年至 2014 年,我国发生了多起公交纵火案,造成多人伤亡,引发社会恐慌。例如,2014 年 7 月 5 日下午 5 时,杭州一辆 7 路公交车途经东坡路与庆春路交叉口时车内起火燃烧,造成 30 多人受伤,其中危重伤员 15 人,没有死亡病例。经调查,是一甘肃省漳县石川乡人在车内倾倒"香蕉水"可燃物,并用打火机点燃煤油造成车厢内迅速着火。

(五)爆炸

爆炸是暴力恐怖分子最常用的恐怖袭击手段,也是最残忍、破坏力最大、造成人民生命财产损失最严重、社会影响最广泛的暴力恐怖袭击方式。与自杀性攻击不同的是,发动爆炸恐怖袭击的爆炸物可预先秘密放置于目标内或附近,采取定时或遥控引爆。据统计,每年世界上有一半以上的暴力恐怖袭击活动是以爆炸的方式进行的。随着现代军火业的发展,爆炸手段更加多样,技术更加高超,破坏力更加巨大。特别是自杀性爆炸事件,更是防不胜防,在中东每年就要发生上百起,引发相当严重的后果。如 1996 年 6 月 25 日晚 10 时,美军驻沙特东部城市宰赫兰郊区的阿齐兹国王军事基地发生一起爆炸恐怖袭击案件。恐怖分子将一辆装满炸药的卡车驶入基地,停靠在宿舍大楼前,并迅速驾驶另一辆小车离开,之后炸药自动发生爆炸。大爆炸将高 8 层的宿舍楼炸得面目全非,20 多名美国军人当场死亡,近 400 人受伤,其中 100 多人伤势严重。事后,沙特和美国各以 300 万和 200 万美元的悬赏捉拿凶手,但至今仍未查明。1998 年 8 月 7 日,美国驻肯尼亚和坦桑尼亚首都的大使馆,几乎同时遭到威力巨大的汽车炸弹袭击,共造成 224 人死亡(其中 12 名美国人)、5000 多人受伤。美国认为,此次严重爆炸案本·拉登有重大嫌疑。2002 年 10 月 12 日当地时间晚约 11 时 30 分,在印度尼西亚的旅游胜地巴厘岛几乎在同一时间内发生了 3 起爆炸案,其中 2 起发生在库塔的"萨里俱乐部",一起发生在巴厘岛首府巴萨市中心,暴恐现场距美国领事馆仅100米。爆炸使整个"萨里俱乐部"几乎被夷为平地,并造成216人死亡、309人受伤,被毁汽车15辆,半径500米内所有建筑物的玻璃被震碎。2010年3月29日,莫斯科发生连环地铁爆炸案,暴力恐怖分子先后在莫斯科鲁比扬卡地铁站、文化公园地铁站引爆炸弹,造成40多人死亡、多人重伤。

（六）劫持

劫持人质,通常为民族分裂主义、宗教极端主义和恐怖主义组织或反对政府、仇视社会的个人主义极端分子,为达到某种政治、经济、信仰等团体或个人利益的目的,不惜以他(她)人的生命作赌注而采取的暴力恐怖袭击方式。劫持人质自古以来就是暴力恐怖分子惯用的战术手段,主要是因为:一是费用较低,劫持不像其他暴恐手段那样需要购买大量作案工具,也不需要很多人员参与;二是现代化的车队和警察难以对付,不利于暴恐分子组织大规模的恐怖袭击;三是行为较易组织实施;四是目标的范围很大,可以劫持政府官员也可以劫持一般民众;五是暴力恐怖分子自身的危险性较小,劫持有利于他们全身而退。当代,暴力恐怖分子把这一手段运用得出神入化,而且规模趋向大型化。如1995年6月14日,车臣非法武装头目杜达耶夫的战地司令巴萨耶夫,率领百余名武装分子攻入位于车臣以北70千米的布琼诺夫斯克,占领了市医院,劫持1000多人作为人质,以此要挟俄当局停火并从车臣撤军。莫斯科随即调动精锐伞兵部队和防暴特种部队将布琼诺夫斯克包围,并与车臣武装分子发生枪战,双方死伤惨重。在武力解救失败后,18日,俄政府与巴萨耶夫达成协议,俄军停止在车臣领土上的一切军事行动,并安全护送车臣武装分子回到车臣境内,以此换取其释放人质。20日,车臣武装分子安全撤回车臣韦杰诺地区后释放了全部人质。劫机是新兴起的一种常见的恐怖手段。世界上第一起劫机案发生在1931年,直到16年后才发生第二次劫机案。然而20世纪60年代以后,劫机成了暴力恐怖分子惯用的"杀手锏"。仅在1970年到1972年的三年间,全世界就发生了196起劫机案,平均每五天就有一起。2001年的"9·11"恐怖袭击事件也是从劫机开始的。2001年9月11日上午,4架美国国内民航航班几乎同时被劫持。其中美国航空公司的11号航班(波音767)于8时45分左右撞上纽约世贸中心北楼并发生爆炸;9时03分左右,联合航空公司175号航班(波音767)撞上世贸中心南楼并发生爆炸;9时30分许,美国航空公司77号航班(波音757)由华盛顿飞往洛杉矶途中被劫持后,撞向美国国防部所在地五角大楼并发生爆炸;10时许,联合航空公司由纽约飞往旧金山的93号航班(波音757)被劫持后,乘客与匪徒展开搏斗,使恐怖分子企图未能得逞,在距匹兹堡东南80英里处坠毁。同时,美国白宫、国会山、国务院、财政部、司法部等先后收到恐怖威胁。世贸中心两座塔楼于10时30分左右先后倒塌,五角大楼南墙部分倒塌,世贸中心7号楼(47层)也于11日晚倒塌。在"9·11"事件中共有2998人遇难(不包括19名劫机者),其中2974人官方证实已死亡,另外还有24人下落不明。遇难人员有:4架飞机上的全部乘客总共246人,世贸中心2603人,五角大楼125人,411名救援人员在此劫机事件中殉职。

（七）枪击与暗杀

枪击与暗杀,从恐怖袭击的手段和目的看具有共同性,袭击目标时多以枪支为武器,由少数恐怖分子或职业杀手实施,通常有幕后指使,政治色彩较浓厚。但两者也有明显区别,枪击多数是受某一组织指使,以扰乱社会政治与经济秩序,迫使政府让步为目标;暗杀则多数受某个人指使,以清除持不同政见者、竞争对手等,达到保护个人利益的目的。如:1997年11月17日,埃及古城卢克索发生一起袭击外国游客的重大恐怖事件。当天上午8时45分,埃及

6名伊斯兰恐怖分子着警服、乘旅游车冲入卢克索王后谷附近,向一群外国游客开枪,埃及安全警察赶到,并与恐怖分子交火。事件共造成70多人死亡,其中瑞士、日本、德国等国游客共60人,另有25人受伤。6名恐怖分子最后被击毙。该事件是由埃及伊斯兰原教旨主义组织"伊斯兰集团"所为,目的是打击埃及旅游业,破坏社会稳定,颠覆穆巴拉克政权。1999年10月27日,位于亚美尼亚首都埃里温市的亚美尼亚议会大楼发生持枪歹徒袭击事件。当亚美尼亚总理萨尔基相正在议会大厅中答复议员提问时,4名以记者身份进入议会大楼的青年拿出自动手枪向大厅内与会者疯狂扫射。包括亚美尼亚总理萨尔基相、议长杰米尔强以及副议长、能源部长在内的10人被打死,30多人受伤。枪击事件发生后,歹徒还劫持了包括政府官员在内的数十名人质。亚美尼亚总统科恰良亲自指挥内务部队和警察包围了议会大楼,并与枪手进行谈判。在得到人身安全和公平审讯的保证后,4名枪手放下武器,向政府投降。2008年11月26日晚,印度孟买泰姬大酒店等多处发生连环恐怖袭击事件,枪击袭击主要针对英美人士,共造成188人死亡、313人受伤,印度恐怖组织德干圣战组织在事后声称对此负责。

(八)投毒及生化袭击

投毒是一种传统的恐怖袭击手段,自古有之。当今,投放毒物或利用病毒、毒气等生化武器发动恐怖袭击越来越普遍,损害后果也越来越令人防不胜防,其引发的社会恐慌也是最大的。在美国一小城市的商场,恐怖分子释放了炭疽杆菌,致使500多受害者受到了生物恐怖袭击。而现代最臭名昭著的毒气案是以麻原彰晃为首的日本邪教组织"奥姆真理教"在东京地铁内制造的沙林毒气事件,造成12人死亡,5500人中毒。在我国,1998年1月30日至2月18日,"东突解放组织"在新疆喀什市制造了23起系列投毒案,致4人中毒,1人死亡,数以千计的牲畜死亡。

(九)高技术犯罪

高技术犯罪,是现代恐怖主义实施恐怖袭击的新动向,其造成的后果影响面大、破坏性强。目前,恐怖主义正向信息网络领域扩张,其手段和方式是使用针对计算机操作系统的"漏洞"和网络软件的"缺陷"开发出来的黑客程序软件进行攻击。恐怖活动范围包括从实施网络攻击导致经济损失(如银行网络系统崩溃)到引发暴力活动(如实施炸弹爆炸、破坏空中交通管制系统致使飞机相撞等)。并通过威胁、攻击以及破坏和瘫痪某国民用或军用基础设施,制造心理恐慌,造成财富损失,从而达到某种政治或社会目的。在美国已出现了"电脑网络解放阵线"一类的组织,美国连接全球3500万台电脑的国际互联网络,曾因该组织的"虫"病毒遭受极大破坏。2000年2月,在美国境内发生了一系列策划已久的"网络恐怖行动",使一些著名的商业网站受到攻击,或被迫关闭,或中断服务,或相继"死机"。几天内各大网站遭受的直接或间接损失达数十亿美元之多,导致美国股票市场"道－琼斯"指数一度下跌,经济受到重大损失。

第三节　暴力恐怖袭击类型和发展趋势

近年来,境内外势力为了达到进行暴力恐怖破坏活动、制造政治影响的目的,以武力手段袭击我军事设施和执勤目标的企图从未停止,并有愈演愈烈之势。

一、暴力恐怖袭击的主要类型

军事目标历来是暴力恐怖分子关注的空中袭击和地面破坏的主要目标之一,军队要加强对重要军事目标的地面防卫和低空警戒,其任务将随着暴力恐怖活动的日益猖獗而越来越重,要求也越来越高。暴力恐怖袭击的主要类型有以下几种。

(一) 从袭击的方式上来看

暴力恐怖分子对目标发动袭击的方式多种多样。一是武装袭击。当前暴力恐怖分子暗中成立组织,秘密购买武器,隐蔽展开训练,伺机从多个角落袭击军事重要目标,造成我军被动反击。二是化装袭击。暴力恐怖分子化装成普通百姓、党政办事人员或军内工作人员,秘密接近重要执勤目标,突然发动袭击,从而达成破坏企图。三是隐蔽偷袭。有的暴力恐怖分子趁我军疏于防范或哨兵警惕性差、思想麻痹,在不便于我方观察警戒和防范薄弱的地点进行隐蔽偷袭。

(二) 从袭击的手段上看

主要采用行刺、枪杀、人体炸弹、汽车炸弹等袭击手段。其中,对重点目标安全威胁较大的袭击方式,主要是使用爆炸物进行杀伤力巨大的破坏性袭击。比如暴力恐怖分子将制式特种炸药或自制炸弹附着在汽车上,利用汽车和目标相撞或者遥控汽车接近目标引爆,产生巨大的杀伤力以实现攻击效果的最大化。2009 年 9 月 8 日,北约驻阿富汗首都喀布尔军用机场遭塔利班自杀式汽车炸弹袭击,造成 3 名美军死亡,16 人受伤。暴力恐怖分子还利用飞机、轮船等大型交通工具实施自杀式袭击,如"9·11"事件就是恐怖分子劫持飞机进行的攻击,基地组织还曾试图利用轮船对美国军舰进行自杀性攻击,等等。

(三) 从袭击的对象上看

各类执勤人员和执勤目标均可能遭到袭击,尤以重点目标遭袭击的可能性较大。在北京奥运会前夕,"疆独"分子在新疆多次、长时间预谋袭击军事目标,在喀什地区用汽车撞向正在列队早操的武警官兵,制造了举国震惊的"8·4 袭警"事件,造成官兵重大伤亡。2009 年 3 月 19 日,不法分子在重庆袭击正在执勤的部队哨兵,抢夺枪支,制造了"重庆抢枪事件",造成执勤哨兵被害、人民群众恐慌的严重后果。这些都说明军事目标安全防范还存在重大漏洞,使得暴力恐怖分子有机可乘并轻易得手。

二、暴力恐怖活动发展的趋势

在全球共同反恐防暴的形势下,全球的暴力恐怖袭击活动却有增无减。当前暴力恐怖活动呈现出新的发展趋势,这给反恐防暴斗争增添新的难度。暴力恐怖袭击活动新的发展趋势主要表现在以下几个方面。

(一) 袭击目标向规模化、大众化方向发展

目前,暴力恐怖袭击活动已不再是针对个体或独立目标的小规模行动,而逐渐发展为力图震撼全社会的暴力恐怖行为。大规模袭击无辜人群已成为暴力恐怖分子新的活动方式。如"9·11"事件表明暴力恐怖分子已抛弃传统恐怖活动尽量不伤及一般平民的顾忌,而是以大规模伤害平民来向政府施加压力,同时,以此震动社会,产生更大的国际影响。

(二) 组织形式向集团化、基地化方向发展

世界上一些主要恐怖主义组织都拥有巨额资产,他们利用遍布全球的企业和工厂来创造

收益,建立集团或基地,购买武器,训练暴力恐怖分子,发动各种恐怖袭击。如:由恐怖分子本·拉登利用其雄厚财力建立的"基地"恐怖组织,不仅训练国际恐怖分子,而且还支持许多伊斯兰国家的反政府武装力量,帮助"东突"恐怖势力跨地区组建组织、发展成员、发动攻击。

(三)活动范围向国际化、网络化方向发展

恐怖主义组织国际化程度越来越高,恐怖袭击活动几乎遍及世界的每一个角落。许多恐怖组织之间相互勾结、协同动作,已构成一个形散神聚的国际恐怖网络。它们不断进行跨国合作,袭击对象不仅指向本国政要和民众,而且越来越多地指向外国政府、驻外人员、国际组织和跨国集团。随着科技的进步,现代媒介的进一步普及和人口的流动,恐怖分子的活动范围将更加广泛。

(四)作案手段向高技术、高智能化方向发展

暴力恐怖分子作案手段从最早的暗杀、绑架、小规模爆炸,发展为后来的武装袭击、劫持车辆、飞机等交通工具,甚至是特大爆炸、生化武器袭击等。从美国俄克拉荷马城的爆炸事件到纽约世界贸易中心大厦被劫持客机撞毁事件,从日本东京的地铁沙林毒气案到令美国上下恐慌的"炭疽"事件,以及日益频繁的"黑客"攻击政府、银行网络,都进一步表明恐怖分子的专业素质在不断提高,恐怖活动手段越来越高智能,作案的工具、器材更为尖端和先进,行动更加隐蔽。

(胡　博　赵东海　曲海燕　邓英古　刘　明)

>> 第二章
边境地区恐怖组织及其恐怖活动

第一节　边境地区恐怖组织的产生及影响因素

边境地区大多地处西部边疆,是国家的西大门,是少数民族聚居地,边境地区的完整是国家主权和领土完整的重要内容。边境地区在我国政治经济文化中占有重要地位,对全国局势的影响十分重大。目前,我国正全面建设和谐社会,人民需要安全的生产生活环境,需要保障人身安全,而"东突"、"藏独"等恐怖主义组织企图分裂国家,侵害公民生命财产安全,破坏国内安定团结,必然对社会主义建设造成重大影响。我们必须认识到,西部地区的安全稳定不仅关系到局部地区的安全稳定,而且关系到国家的安全稳定;不仅关系到西部人民的生命财产安全,而且关系到全国人民的生命财产安全。采取有效措施坚决打击暴力恐怖分子,遏制暴力恐怖袭击活动,必须首先分析影响西部地区安全稳定的各种因素。

一、主要国际因素

(一)三个全球化浪潮

1. 机遇和挑战并存的经济全球化浪潮　经济全球化的标志是市场经济的全球化以及信息传播的全球化。随着经济生活的一体化,国家之间的政治和文化被逐渐同质化,即全球化,既包括经济的内涵和现象,也包括政治、文化的内涵和现象。全球化给发展中国家带来的挑战和影响有:一是发展中国家主权受到挑战,发展中国家只能通过"减退"或"让渡"主权加入全球化大家庭,而期望建立在平等合理和利益对等的基础上,显然是不现实的;二是道德、文化、价值观念问题更加凸显,发达国家的"繁荣"建立在发展中国家"萎缩"的基础上,竭力把自以为先进的文化和价值观强加于其他国家,不愿意以相互尊重的态度加强对话和交流;三是对世界经济政治产生重大影响,推动世界经济进入一个新的持续发展时期,发展中国家利用这个机遇能够获得经济的较大发展,各国更加重视以经济为纽带,结合成世界性或区域性组织,以保证各自的经济利益和经济安全,并推动各国政治、经济进入新的调整改革时期。

2. 席卷全球的当代世界民族主义浪潮　冷战格局终结以来,民族主义成了世界各国高度关注的问题。民族主义因素引发的领土和资源争端、民族和种族冲突、宗教和教派纷争,使许多国家和地区局势动荡,发展受阻,严重影响了世界的和平与安全。我国是个多民族的社会主义国家,冷战后出现的这股世界性民族主义浪潮对我国的国家安全也造成了冲击。跨国境、跨民族、跨宗教民族主义对我国西部边疆的影响不容忽视。中东的泛伊斯兰主义渗透到新疆境内,国际上的泛伊斯兰主义极端组织也妄图把所谓"伊斯兰革命"输入我国,以金钱和舆论等手段支持民族分裂分子在国内进行各种破坏活动。中亚各国的独立使拥有境外"突厥人"最多的中国成为泛突厥主义者攻击的目标,同时还出现跨国、跨民族、跨宗教联合的倾向,一些分裂组织同本·拉登的伊斯兰原教旨主义者的"基地"恐怖组织勾结起来,由"基地"组织为其提供金钱资助、训练武装分子和进行极端思想教育,使新疆地区的民族分裂活动在20世纪90年代进入了一个活跃期。流亡国外的达赖集团经常上演"西藏独立"的闹剧。达赖集团在美国和某些西方反华势力的精神煽动和物质支持下,借他国讲坛鼓吹"西藏独立",对西藏地区的安定团结和祖国的领土完整造成了很大的威胁。

3. 愈演愈烈的全球恐怖主义浪潮　当代恐怖主义伴随着冷战后国际政治、经济、民族等形势的变化,其活动范围和规模不断蔓延、扩展,并呈现出一些重要特征:冷战结束后民族主义和种族分离主义引发的恐怖活动日趋活跃,特别中东、中亚、南亚及欧洲一些国家的民族、宗教矛盾激化,由此引发的恐怖活动不断增多;极右翼思潮和恐怖活动泛起,特别是所谓现代文明、自由与繁荣的中心欧美地区也难逃恐怖主义的冲击;冷战结束以来,宗教原教旨主义驱动下的恐怖活动大量增加,成为当代恐怖主义的重要特征。20世纪90年代,在西亚、北非和南亚等地区伊斯兰原教旨主义再度崛起,并在中亚、东南亚、撒哈拉以南的非洲和欧洲蔓延。目前,世界恐怖主义已发展到一个前所未有的阶段,它导致国际形势、地区局势动荡加剧,已经渗透到国际政治的各个方面。国际恐怖主义同时也成为世界经济发展的巨大障碍,并且严重毒化了文化交流和文明交往的国际环境,导致不同文化、宗教、民族背景的国家群体及民族群落之间猜忌和疑虑丛生。受国际性互动影响,20世纪30年代初以来,恐怖主义在我国西部边疆地区开始滋生蔓延。其中恶劣影响最为突出的是"东突"势力,它是一种与国际分裂主义和恐怖主义遥相呼应,妄图分裂中国领土、破坏中国主权的恐怖主义和民族分裂主义组织。21世纪之初,达赖集团处心积虑实现其"藏独"图谋,披着民族、宗教外衣,大谈"大藏区高度自治",频频出访,四处游说,博取同情。在世界各地恐怖主义越来越猖獗的国际大背景下,达赖集团针对我国境内实施暴力恐怖活动的趋势凸显。

(二)周边地区的恐怖"双月带"

21世纪之初,国际恐怖与反恐怖斗争主要集中在中国大周边的中亚、南亚、东南亚以及中东。恐怖与反恐怖矛盾,大国地缘与能源矛盾,西方文明与东方文明对立,阿以冲突和印巴冲突,伊斯兰世俗政权与民族主义、极端势力矛盾,相互交织、错综复杂,导致中国大周边地区成为典型的国际动荡带。从阿富汗到车臣,从乌兹别克斯坦到克什米尔,从伊拉克到土耳其,中国周边国家和地区的恐怖主义的政治目标不是民族分裂就是宗教极端,有些既搞民族分裂又搞宗教极端。因此,中国周边国家和地区的三股势力总是错综复杂地纠缠在一起。这三股势力兴风作浪,在临近我国西北地区(主要是新疆和西藏)形成恐怖的"双月带",即车臣—中亚—阿富汗、吉尔吉斯斯坦—乌兹别克斯坦—塔吉克斯坦—阿富汗—克什米尔。这两条月牙形的焦点在阿富汗和乌兹别克斯坦,前沿在我国新疆南部边界正对的费尔干纳谷地。另外,中亚最大的恐怖组织(乌兹别克斯坦伊斯兰运动)的基地加尔姆、吉尔加塔尔、塔维尔达拉,距我国边境伊尔克什坦仅200多公里。由此可见,我国新疆地区已处于中亚和南亚三股势力的第一线。

(三)美国对中国地缘政治的影响

在我国地缘周围,美国屯兵阿富汗和中亚,加强与印度等国的战略合作,对尼泊尔、缅甸、斯里兰卡等施加政治、军事影响,谋求全面控制中亚和南亚。2009年初,奥巴马政府更是增兵阿富汗并加强了美国在亚太地区的军事集结；美对伊战争以及改造、融合伊斯兰世界的战略企图，引起伊斯兰世界强烈的反美浪潮；对巴以冲突持双重标准，其反恐理论令人难以接受；印巴冲突、伊拉克重建、阿富汗局势、朝核危机、"邪恶轴心""先发制人"以及一枝独霸等等。尽管中美关系有所改善，并在一段时间内将趋于相对稳定，但中美关系中仍面临许多挑战和不利因素。例如，台湾问题是美国防范、遏制我国的一张重牌；"中国威胁论"、"中国经济威胁论"始终存在；中国领海争端、"疆独"活动一直得到美国一些势力的支持。

（四）世界性的民族分离主义泛滥

苏联解体标志着冷战结束，随着苏联一分为十五、南斯拉夫一分为五，引发了当代民族分离主义高潮。这是在殖民体系完全瓦解崩溃的国际大背景下，以民族自决为口号，在多民族主权国家里，搞民族分离、分裂、独立的极端民族主义。但从最近几年的国际局势看，凡是民族分离主义闹得越严重的国家和地区，总是有西方大国干涉、插手的复杂背景。

（五）伊斯兰原教旨主义泛滥

1979 年初期，伊朗爆发"伊斯兰革命"，开始了世界性伊斯兰复兴运动。80 年代末，在伊斯兰口号下的暴力恐怖浪潮在北非，经中东至西亚这一月牙形广阔地带展开，伊斯兰复兴运动发展由此进入一个新的高潮。由于苏联的解体和来自西亚的影响，长期受遏制的伊斯兰在中亚出现反弹。90 年代后期，伊斯兰原教旨主义侵入中亚，各种类型的恐怖主义崛起，成为危害许多国家安全和毒化国际关系的严重问题。

（六）"双泛"主义兴起

我国新疆"东突"恐怖活动犯罪为"东突"分裂主义的极端形式，其思想根源为"双泛"——"泛伊斯兰主义"和"泛突厥主义"。泛伊斯兰主义又称为大伊斯兰主义，是一股宗教政治思潮，主张"伊斯兰一体化"，强调坚守信仰，净化伊斯兰社会。泛突厥主义，又称大突厥主义，是一种极端的民族沙文主义思潮。它主张所有操突厥语系语言的民族联成一体，组成一个由奥斯曼土耳其苏丹统治的大突厥帝国。

泛突厥主义和泛伊斯兰主义几乎同时发生在 20 世纪末期，这两个主义相依为命，成为一些极端政治运动同时打出的两面旗帜。泛突厥主义者面对伊斯兰教在突厥语族广大群众中有广泛、深刻基础的现实，始终与在宗教界人士占统治地位的泛伊斯兰主义思想体系紧密联系。

"东突"势力的口号是"我们的祖国是东突厥斯坦，我们的民族是突厥，我们的宗教是伊斯兰"。泛突厥主义始终是"东突"势力搞分裂活动的思想基础和理论根据，披着泛伊斯兰主义外衣，蛊惑人们"如果我们不信仰伊斯兰教的话，就会被同化和消化掉"。宗教极端主义经常与极端民族主义共生一体，如泛伊斯兰主义与泛突厥主义共生，伊斯兰原教旨主义与各种类型的民族分裂主义相互勾结，而这些极端民族主义又不同程度地原教旨主义化或恐怖主义化。

（七）中亚的"三股势力"

中亚地处欧亚大陆的心脏位置，是连接欧洲和亚洲的桥梁和纽带，具有重要的战略地位。新疆与中亚三国相邻，同这一地区有着密切的地缘联系。政治上，区域内政治局势和社会秩序的任何变化都将带来全局性的影响；经济上，新疆同中亚国家存在着一定的互补性，依赖程度较深；民族宗教问题上，居住在新疆和中亚国家的民族大多是跨国界民族，且绝大多数居民信仰伊斯兰教，共同的文化背景和相互间内心深处的认同感使得区域内的民族宗教问题也具有了国际性。20 世纪 90 年代至今，中亚地区面临着"三股势力"（国际恐怖主义、宗教极端主义、民族分裂主义）的严重威胁。"三股势力"在中亚的肆虐冲击着中亚地区非传统安全底线。对中亚各国的政治稳定、社会秩序、经济发展带来了灾难性后果。塔吉克斯坦内战造成6万人丧生,100余万人无家可归,沦为难民,经济损失高达数百亿。"三股势力"疯狂从事贩卖毒品、武器走私等跨国犯罪活动,让中亚国家气氛骤然紧张。同时,中亚的"三股势力"还与周边地区的阿富汗塔利班和"基地"组织、车臣匪帮、新疆"东突"势力、克什米尔分离主义相互勾结里应外合,造成中亚及周边地区动荡不安,对俄罗斯、中国的边界安全和领土主权完整也构成严重威胁。新疆周边是"东突"分裂、恐怖势力最活跃的地区之一。因此,客观评价新疆周边地区的"三股势力"是我们应对非传统安全问题的重要前提。

二、主要国内因素

(一)民族分裂主义和宗教极端主义

我国边境地区是一个多民族并存的地区,民族的差异决定宗教信仰的差异。长期以来,不同的民族、不同的宗教信仰一同在这片土地上生存、发展。然而有一些不法之徒利用民族、宗教问题大做文章,制造民族分裂,导致民族意识膨胀,极端宗教主义盛行,呈现超越国家意识、公民意识的倾向。某些民族的整体分离意识增长,分裂活动已成为新疆和西藏地区的主要危险,暴力恐怖活动日益成为民族分裂势力和极端宗教势力主要的破坏形式,因此,新疆和西藏地区的反民族分裂斗争将是长期的、复杂的、尖锐的。同时,民族分裂势力又与极端宗教势力交织在一起,成为影响我国边境地区安全与稳定的主要因素。

民族分裂主义思潮和宗教极端主义思潮是当代边境地区潜在的不安定因素。民族分裂主义思潮是民族分裂主义的反动政治主张在意识形态领域里的体现,是适应国内外敌对势力政治需要的一种反动的社会思潮,是妨碍新疆稳定与发展的一种潜在的不安定因素。列宁说过:"资产阶级社会的死尸,是不能装进棺材、埋到地下的,被打死的资本主义会在我们中间腐烂发臭,败坏空气,毒化我们的生活。"事实确是这样,在旧中国滋生起来的东"突厥斯坦"思想这一民族分裂主义思潮,并没有因剥削阶级消灭而销声匿迹,相反,随着国内外形势的变化,它时起时伏,不时地在同我们进行较量,加上同新近侵入的宗教极端主义思潮合流,更加加强了这些反动思潮的能量影响,使其成为新疆最大的潜在不安定因素。从新疆解放以来的历史表明,种种民族分裂活动都是在"东突厥斯坦"这面反动旗帜下进行的。加之国际宗教极端主义思潮的渗透,无论是组织"东突厥斯坦伊斯兰党"这类反动组织,或者散发反动传单和书写反动标语、策动反革命武装和实施恐怖活动,以及某些传播民族分裂主义思想的作品,无不是"东突厥斯坦"这一反动思想体系和宗教极端主义反动思想体系结出的恶果。它再一次表明,以"东突厥斯坦独立"为思想体系的民族分裂主义思潮和宗教极端主义思潮,是当今社会主义的新疆潜在的最大的不安定因素。其所以如此,是由这些反动思潮的特点及其社会作用决定的:一是这些反动思潮具有顽固性;二是这些反动思潮具有极大的欺骗性;三是这些反动思潮具有明显的国际性;四是这些思潮具有极大的反动性。

宗教本身并不是爆发恐怖活动的原因,隐藏在宗教极端主义背后的政治属性,才是恐怖活动的社会根源。边境地区长期以来的社会矛盾表现,因当地社会的特殊性而集中体现于宗教方面,宗教成为衡量边境某些地区社会稳定和发展程度的晴雨表,从而使宗教极端主义在危害国家安全体系中显得十分突出,它绝非孤立的表象,而是引发恐怖活动的社会原因的载体。流亡国外的达赖集团在美国和某些西方反华势力的精神煽动和物质支持下,借他国讲坛鼓吹"西藏独立"。西藏一些寺院被达赖集团利用,不守教规和国法,从事分裂活动,扰乱社会秩序,对西藏地区的安定团结和祖国的领土完整造成了很大的威胁。所以,民族分裂主义和宗教极端主义确是影响我国西部地区稳定的主要危险。

边境地区民族问题的重点在新疆和西藏,但甘肃、青海、宁夏和四川等地区的民族和宗教问题也不能忽略。实际上,在这片东连内地、西邻新疆、北接内蒙和外蒙、南邻西藏的辽阔土地上,民族关系异常复杂和特殊,并对目前边境地区的政治稳定、经济文化发展产生越来越重要的影响。因此,边境地区民族关系的重要性和复杂性要引起格外重视。

（二）与经济发展有关的因素

随着西部大开发的逐步深入,我国边境少数民族聚居地区的经济得到了快速的发展,但也存在着许多问题。东西部经济发展不平衡的状况还将长时间存在;人才及资金还会有流向发达地区的现象;由于受资金和科技力量的限制,丰富的资源优势很难短时期内发挥作用;大部分贫困地区和少数民族多分布在老、少、边、穷地区,自然条件艰苦,基础设施差,发展起点低,自我发展的准备和动力不足。经济发展的主要问题是:农村产业结构层次低,特别是农村二、三产业发展严重滞后,农民收入增长缓慢;工业经济结构不合理,支柱产业和产品的市场竞争力不强,部分行业和部分企业生产经营仍比较困难;对外贸易出现较大幅度的下降;非国有经济总体发展水平不高,在经济总量中所占比重小,对经济增长的拉动作用不明显;就业形势依然严峻,农村闲置人员较多。

（三）民族文化认同感因素

半个世纪以来,边境地区的民族文化认同感发生了一些变化,尤其在新疆和西藏地区。这是一个与社会主义国情密切相关的深层次的现实问题,不但新疆、西藏是中国领土的一部分这个政治认同还不够,还有文化认同感的差异。新疆、西藏民族文化认同感有三个方面的动因:一是民族文化属于中华文化的一部分,在中华文明中具有内向力;二是民族文化根植于本土并具有本土性;三是新疆、西藏民族分别以信仰伊斯兰教和佛教为绝大多数,从宗教文化讲,新疆民族文化又与世界伊斯兰文化密切关联,西藏民族文化又与世界佛教文化密切关联,具有鲜明的外向性。

20世纪50～70年代,前两者结合得比较好,对其中的外向性有抵制作用。改革开放以后,民族文化的外向性逐步加大,并与其中的本土性相结合,加之"西化"的影响,形成对民族文化内向性的压力。因此,当前边境地区民族文化内向认同感的下降,是社情状况潜在的危机之一,并直接影响到政治认同。

（四）与国家的民族宗教政策执行有关的因素

边境少数民族聚居地区实行民族区域自治制度。民族区域自治制度就是在国家的统一领导下,以少数民族聚居的地区为基础,建立相应的自治机关,行使自治权,自主地管理本民族、本地区的内部事务,行使当家作主的权利。在这一基本政治制度下,要依法管理民族、宗教事务。事实上,能否正确执行、坚决贯彻国家的民族宗教政策是影响我国边境少数民族聚居地区安全稳定的又一因素。在20世纪80～90年代,就出现过统战、宗教政策在贯彻实施中施之过宽,民族宗教某些政策执行上存在偏差等问题,对有些民族干部的错误,甚至明显的违法事件,过分姑息迁就,唯恐影响"民族团结"或引发"民族情绪",最终导致严重后果。另外,改革开放以来,由于个别地区管理工作失衡,宗教狂热一度膨胀,导致大量非法宗教活动出现,干扰了正常宗教活动的进行;对宗教上层人士管理不力,教育功能发挥不够,思想不稳定的现象比较普遍;宗教场所管理工作不到位,缺乏有效控制;对宗教人士出国、参观和考察期间,与境外"三股势力"频繁接触掌握不清,缺乏有效的应对措施。凡此种种现象,均严重影响着边境地区改革、发展与稳定的大局。

(五)其他因素

上述诸多因素固然是影响边境地区社会稳定的主要问题,但不是全部因素。边境地区同全国一样,存在一些影响稳定的共性问题,诸如分配不公导致的贫富差距拉大、干部廉政、工人下岗、青年待业、人口流动等等,这些问题在不同程度上引发了社会各阶层的不满情绪,进而表现为对现状不满,容易被分裂势力煽动利用,从而威胁西部少数民族聚居地区的安全稳定。

第二节 边境地区恐怖组织及恐怖活动

边境地区的恐怖组织主要有"东突"和"藏独"势力,本节主要介绍"东突"和"藏独"势力的由来、形成过程及其主要恐怖活动,以及这两股势力对我国国家安全的危害。

一、"东突"势力及其主要暴力恐怖活动

(一)"东突"的由来

突厥是公元5、6世纪时游牧于金山(今阿尔泰山)的游牧民族,因金山形似古代的战盔兜鍪,突厥人称其为突厥,故该民族即以此而命名。南北朝时突厥族强大起来,隋唐时分为东西二部,在中亚一带建立了东西两个突厥汗国。8世纪中叶,东突厥被回纥人(即维吾尔族的祖先)所灭,西突厥则被唐朝所灭。西突厥的两个部落迁移到小亚细亚半岛,后来建立了奥斯曼伊斯兰帝国。随着东西突厥汗国的相继灭亡,其后裔逐渐融入到其他民族之中。11世纪以后"突厥"这一概念,已不是原先的突厥人,而是对阿尔泰语系的突厥语族的统称。"斯坦"则是"地方"、"地区"的意思。突厥斯坦原本是泛指中亚古突厥人的发祥地。中国政府从来不曾将新疆称做"东突厥斯坦"。19世纪,欧洲地理学家开始使用这个名词并把所属范围扩大,他们把俄罗斯中亚地区称为"西突厥斯坦",而把中国的新疆(主要是南疆)称为"东突厥斯坦"。

19世纪中叶,阿富汗人扎马丁鲁提出了联合所有伊斯兰教国家,创立统一的伊斯兰教政治实体的主张,开创了泛回教主义运动。泛突厥主义运动源于沙俄统治下受泛斯拉夫主义压迫的鞑靼人,其目的是要联合从小亚细亚到中亚的所有突厥斯坦语系的民族,建立一个统一的突厥帝国,重振当年奥斯曼帝国的雄风,这是两种思潮极端分子的理想。一个世纪以来,这两种思潮在新疆的表现就是"东突厥斯坦独立运动"(以下简称"东突运动")。"东突厥斯坦运动"的产生和发展,是受泛伊斯兰主义和泛突厥主义的双重影响。

泛伊斯兰主义和泛突厥主义思想(简称"双泛主义"),从20世纪初开始传入新疆,到民国初年初具规模。"双泛主义"传入新疆,受到当时中国新疆地方政府的大力压制,"双泛主义"的一些代表人物如土耳其人艾买提·卡马尔和从土耳其留学归来的维吾尔族人麦斯武德被驱逐出境而流亡国外。20世纪30年代初,麦斯武德、穆罕默德·伊敏等"双泛主义"者又陆续回到中国,此时他们已形成了自己的思想体系和政治纲领,这就是所谓的"东突厥斯坦独立运动"(简称"东突")。当时中国正是军阀割据相互混战的时代,动荡的时代背景,给"东突"的发展提供了机会。1933年11月,"东突"分裂分子得到英国的支持在喀什建立了"东突厥斯坦伊斯兰共和国",1934年2月,马仲英抱着武装割据的目的兵进南疆,消灭了这个"共和国"。喀什"伊斯兰共和国"虽然只存在短短3个月,却是第一次公开提出新疆分裂,是新疆分裂运

动的开始,其主张为新疆民族分裂主义分子一直承袭至今。喀什"伊斯兰共和国"被消灭后,"东突"运动的主要人物再次逃亡国外。1944年东突厥斯坦解放组织在前苏联驻伊宁(伊犁地区首府)领事馆的直接领导下起事,在伊犁、塔城和阿尔泰三个地区成立了东突厥斯坦共和国。新疆解放后,麦斯武德被关押,伊敏、艾山等再次闻风而逃,"东突"分裂运动再次受到沉重打击,但并没有因此而绝迹,分裂主义思想并未彻底根除,其影响依旧存在。特别是在中国改革开放以来,新疆内外的形势变化又给东突恐怖分子提供了机会。他们运用投毒、爆炸、暗杀等残忍手段破坏新疆的稳定,成为一股名副其实的恐怖势力。

(二)"东突"势力的形成过程

从新中国成立至今,"东突"势力的形成大体经历了三个阶段。

第一阶段为全面准备阶段(1949—1989年)。新中国成立前夕,"泛突厥主义"和"泛伊斯兰主义"分子伊敏和秘书长艾沙率部分死党逃亡国外,在境外建立了反动组织,成为50多年来新疆不断发生恐怖暴力事件的根源。这一时期,东突势力主要有三股:一是以艾沙为首,盘踞在西亚地区的集团;二是前苏联"克格勃"扶植的"孜牙集团",他们以"救国委员会"为名义进行活动,其主要活动从属于前苏联的对华总体政策;第三个是新疆的"东突"恐怖组织,主要秉承境外两大集团的旨意,在境内从事恐怖活动和非法的宗教宣传鼓动工作。

第二阶段为恶性膨胀阶段(1990—2001年)。由于苏联、东欧剧变和世界民族分离主义浪潮的刺激,东突势力开始进入恶性膨胀期。"艾沙集团"建立了一些更加极端的组织,还在德国、美国等欧美国家设立了分支机构。"孜牙集团"在苏联解体后裂变为十几个组织。这一阶段东突势力开始加强地区和跨地区甚至世界性的联合,在华盛顿和慕尼黑等地还成立了世界性的指挥协调与信息机构。1992年12月,境外各股东突势力在土耳其伊斯坦布尔召开"东突民族代表大会",成立"东突厥斯坦国际民族联合委员会",并确定所谓的"国名、国旗、国歌和国徽"。1998年12月,各股东突势力在土耳其首都安卡拉举行了第三届"东突民族大会",宣布成立"全世界东突厥斯坦解放组织联盟"。受科索沃危机、车臣战争和阿富汗内战等影响,东突势力认定要利用暴力手段进行恐怖主义犯罪活动,制造了多起骇人听闻的暴力案件。以艾山·买合苏木为首的"东突厥伊斯兰运动"在恐怖分子本·拉登的资助培训下建立了一支千余人规模的恐怖武装。同一时期,新疆内部的恐怖组织也频繁开展恐怖活动。20世纪90年代末,东突势力基本形成了以西亚为大本营、以中亚为桥头堡、以南亚为训练基地、以欧美为协调指挥中心、以新疆为主战场的态势,高举"奉行民族自决,争取民族解放"旗号,力争使"新疆问题"国际化。

第三阶段为战略蛰伏阶段(美国"9·11"事件以后)。"9·11"事件后,美国组建了国际反恐战线。中国政府在反恐问题上大力支持美国的同时,还把东突势力历年的恐怖活动公诸于世,并宣布中国是国际反恐怖主义势力的一部分。在全世界强大反恐浪潮压力下,"东突"势力有所收敛,但拒不承认其恐怖行动,极力向国际社会表明其与恐怖势力毫无关系。但是在2007年、2008年两年里,围绕北京奥运会,"东突"势力有所抬头,并积极策划组织实施恐怖主义犯罪活动。

我国已认定的"东突"恐怖组织和恐怖分子,据不完全统计,活动在境内外的"东突"组织有50余个,多分布在中亚、西亚和欧美。2003年12月15日,中国公安部公布了第一批认定的4个"东突"恐怖组织。

一是"东突厥斯坦伊斯兰运动"。又称"东突厥斯坦伊斯兰党"、"真主党"、"东突厥斯坦民族革命阵线"、"东突伊斯兰运动",以下简称"东伊运"。是东突恐怖势力中最具危害性的恐怖组织之一,其宗旨是通过恐怖手段分裂中国,在新疆建立一个政教合一的所谓的"东突厥斯坦伊斯兰国"。1997年,艾山·买合苏木和阿不都卡德尔·亚甫泉纠集一伙东突分子建立"东伊运"。该组织已于2002年9月11日被联合国认定为恐怖组织。

二是"东突厥斯坦解放组织"。"东突厥斯坦解放组织"是东突势力中最具危害性的恐怖组织之一,其宗旨是通过暴力恐怖手段,在新疆建立所谓的"东突厥斯坦"。1996年,"东突解放组织"在土耳其建立,总部设在伊斯坦布尔。其创建人为买买提明·艾孜来提,主要负责人有多里坤·艾沙等。"东突解放组织"建立后,在中国和中亚地区实施了一系列暴力恐怖活动。

三是"世界维吾尔青年代表大会"(The World Uygur Youth Congress),又称"国际维吾尔青年联盟"、"世界维吾尔青年联盟"或"世界东突青年代表大会",由一伙从新疆出境的维吾尔族人为主组建,是一个妄图将新疆从中国分裂出去的恐怖组织,其主要领导成员、下属组织均积极策划和从事暴力恐怖活动。1996年11月,第一届"世界维吾尔青年代表大会"在德国慕尼黑市召开。

四是"东突厥斯坦新闻信息中心"(The East Turkistan Information Center),又称"东土耳其斯坦信息中心"、"东突信息联络中心"或"东突信息中心",于1996年6月在德国慕尼黑市建立,系由一伙旅居德国的新疆籍民族分裂分子纠集建立的,该组织致力于在中国境内外发展恐怖势力网络,进行极端宗教和"圣战"宣传煽动,策划、组织、从事暴力恐怖活动。现已被我国公安部认定为"东突"恐怖分子。为打击"东突"恐怖势力,公安部先后两次认定并公布了19名"东突"恐怖分子。2003年12月15日公安部公布了第一批认定的"东突"恐怖分子为艾山·买合苏木、买买提明·艾孜来提、多里坤·艾沙、阿不都吉力力·卡拉卡西、阿不都卡德尔·亚甫泉、阿不都米吉提·买买提克里木、阿不都拉·卡日阿吉、阿不力米提·吐尔逊、胡达拜尔地·阿西尔白克、亚生·买买提、阿塔汗·阿不都艾尼等11人。2008年10月21日,公安部在掌握"东伊运"部分成员恐怖活动情况和确凿犯罪证据的基础上,依照《中华人民共和国刑法》《中华人民共和国国家安全法》等有关法律,并根据联合国有关反恐决议,经过严格甄别和审核,认定下列8人为恐怖分子:买买提明·买买提、艾买提·亚库甫、买买提吐尔逊·依明、买买提吐尔逊·阿布杜哈力克、夏米斯丁艾合麦提·阿布都米吉提、艾可米来·吾买尔江、牙库甫·麦麦提、吐尔孙·托合提。

(三)"东突"恐怖活动的特点

"东突"恐怖组织长期以来,为了达到其分裂中国的政治目的,在境外建立基地,培训恐怖分子,并不断派人潜入中国境内,策划、指挥和实施一系列暴力恐怖活动,成为严重危害中国各族人民生命财产安全和社会稳定的一个毒瘤,并对其他有关国家和地区的安全与稳定构成了严重威胁。"东突"的恐怖活动不仅具备暴力恐怖袭击政治性、暴力性、组织性、背景复杂的共同特点,还在近两年涌现出一些新的特点。

随着"阿拉伯之春"的蔓延,突尼斯、也门、利比亚、埃及、叙利亚等国的政局动荡,国际恐怖组织借机疯狂活动,培植恐怖队伍、壮大恐怖力量、向各国渗透恐怖人员。新疆的恐怖组织也不例外,从接受恐怖分子本·拉登培训到参加巴基斯坦基地组织以及叙利亚内战,这一系列活动使得新疆暴恐活动呈现新的特点,表现在以下几个方面。

1. **团伙的默契性突出** 新疆的暴力恐怖活动自产生之日就多以团伙形式出现,少则三五人,多则二三十人,至于上百人或数百人的恐怖活动,多以暴乱形式出现。团伙性的这一特点由恐怖组织的本性及宗教的极端性所决定。近几年,新疆恐怖组织受境外恐怖组织的影响,其恐怖活动思路、方法都有明显的变化,尤其是"7·5"事件后,突出表现在:一是恐怖团伙结构严密,这与地下宗教极端活动分不开;二是恐怖团伙配合默契。如 2011 年和田的"7·18",喀什的"7·30"、"7·31"恐怖事件;2013 年和田的"4·25"、巴楚的"4·23",墨玉的"6·20"、鄯善"6·26"等恐怖事件。从发生的时间上可看出,当一个时间段的第一起事件发生后,接着就会发生第二起、第三起,而且时间间隔较近。这些本来较为松散的互不影响的团伙,由于配合默契,使其更具攻击性、危害性,充分说明恐怖分子的目的是在形成合力,企图造成最大程度的破坏。

2. 实施的独立性增强　从近几年发生的"暴恐"事件来看,各犯罪团伙之间在组织实施中并没有密切的联系和统一的组织机构,多以"点状"形式分散在各地。其实质就是流动中的一群职业恐怖分子。他们未形成统一的组织机构,管理松散,以非法宗教活动形式发展成员、串联聚集人员;团伙成员年轻,跟随头目、听从指挥;施暴手段较"专业化",活动预谋性、随意性突出。这种恐怖方式危害严重,防范、打击难度大,应当引起高度警觉。

3. 手段的技能性明显　恐怖组织为了使"暴恐"活动更具危害性,绞尽脑汁获取破坏技能,其途径:一是自学,即通过境内外搜集的有关恐怖活动技能技巧的音像视频等资料模拟训练;二是接受指导,即与其他恐怖组织联系,派遣人员传授技能、经验;三是出境训练,即与境外恐怖组织联系,如基地组织、境外"东伊运"等,参与训练,甚至具体参与恐怖活动、战争等。由于恐怖团伙技能的提高,实施"暴恐"活动的危害也更加严重。从当前恐怖分子作案手段上看,杀人和放火两种技能是"暴恐"的主要手段。一方面他们用长刀斧头快速靠近,近距离或突袭砍杀(割喉),使人猝不及防;另一方面他们采用汽油瓶等纵火汽车、房屋,造成财物损失和人员伤亡。

4. 恐怖做法更具国际性　一是"暴恐"事件发生后,出现了明目张胆的对责任承诺声明,这是国际恐怖组织常表现出的一种特征,也说明恐怖组织迫切希望引起国际社会的关注。二是把政府、军警开始作为攻击目标之一。过去,新疆"暴恐"分子作案后往往是逃避查找与抓捕。近几年来,新疆喀什、和田等地出现了直接袭击基层政府、公安派出所的事件。三是"暴恐"活动更讲究精心策划,如"暴恐"时间地点的选择、手法的采用和目标的选定等。

(四)"东突"恐怖主义犯罪活动的具体表现

20 世纪 90 年代以来,在境内外多方面因素作用下,新疆民族分裂的破坏活动呈上升趋势。据《新疆反恐十年成果展览》资料统计,在整个 20 世纪 90 年代,"东突"分裂势力在新疆实施暴力恐怖案件 250 多起,造成 600 多人伤亡,其实施的主要恐怖主义犯罪活动有以下几种形式。

1. 制造爆炸　其中,造成死亡的重大恶性爆炸案件有:1992 年乌鲁木齐市"公共汽车爆炸案";1993 年喀什市"6·17"地区农机公司办公楼爆炸案;1997 年乌鲁木齐市"2·25"系列汽车爆炸案等。这些都是袭击无辜平民的重大恶性爆炸案件,以乌鲁木齐市"2·25"系列公共汽车爆炸案最为严重,此次事件共造成包括汉、维吾尔、回、柯尔克孜 4 个民族的多名妇女、老人和儿童伤亡,其中 3 人当场死亡,6 人重伤在抢救中死亡,余者大多为重伤。

2. 实施暗害　为破坏民族团结,制造恐怖气氛,恐怖势力不但把矛头对准汉族群众,还对准维吾尔族干部群众和爱国宗教人士,把他们当作"异教徒"杀害。据统计,自 1993 年至今,具有重大影响的恐怖分子暗害事件,有 1993 年 8 月 24 日将新疆叶城县政协常委、大清真寺主持阿不力孜大毛拉刺杀成重伤;1996 年 3 月 22 日新疆新和县伊斯兰协会副主席、清真寺副主持阿克司地克被枪杀家中。

3. 投毒纵火　1998 年 1 月 30 日至 2 月 18 日,"东突"恐怖分子制造了一系列向水中投放毒剂事件,致使 4 人中毒、1 人死亡,造成数以千计的牲畜中毒死亡。同年 5 月 23 日,由境外恐怖分子策划指挥,在乌鲁木齐商场、商厦、批发市场、旅社等人群密集区,先后投放 40 多枚化学自燃装置,制造了 15 起纵火案。

4. 袭击警察和政府机关　1996 年 8 月,6 名恐怖分子到新疆叶城县江格勒斯乡政府,杀死副乡长和值班的一名警察,随后又闯入村里将 3 名治安员和 1 名水管员杀害。1999 年 10 月,恐怖分子袭击了泽普县赛力乡公安派出所,枪杀了 1 名联防队员和 1 名留置审查的犯罪嫌疑人,尔后将派出所 10 间房屋、1 辆吉普车和 3 辆摩托车烧毁。

5. 建立训练基地、筹集制造武器弹药　1990 年"伊斯兰改革者党突击队"在叶城县伯西热克乡偏僻地建立了训练恐怖分子的基地,先后办了 3 期训练班,共培训 60 余名恐怖分子。这些恐怖分子多数参与了 1991 年至 1993 年发生在新疆各地的爆炸、暗杀、抢劫等重大恐怖活动。1998 年 2 月,境外"东突厥斯坦伊斯兰运动"头目艾山·买合苏木派遣 10 名恐怖分子入境,在新疆和内地一些地方建立了 15 处恐怖训练点,培训了 150 多名恐怖骨干分子,制造了一批爆炸装置。1999 年至 2001 年新疆警方查获恐怖分子有地道、地下室等制爆窝点数十处,境外东突恐怖组织还不断向新疆偷运武器,仅 1998 年新疆警方从霍尔果斯、吐尔孕特、巴克图口岸就查获枪支 7 支、子弹 1.8 万发、火箭弹 47 枚、军用生化毒剂 68 支、毒剂喷雾器 2 套。2007 年 1 月,新疆政法、公安部门捣毁了一处"东突"恐怖基地。在 1 月 5 日的搜捕过程中,这伙恐怖分子进行武装反抗,致使公安民警一死一伤。公安民警进行还击,击毙恐怖分子 18 名,捕获 17 名,缴获自制手雷 22 枚,半成品手雷 1500 多枚。2008 年 1 月 27 日,新疆警方在乌鲁木齐捣毁一"东突"恐怖团伙,击毙恐怖分子 2 名,逮捕 15 名。警方在现场搜查到一批枪支、自制爆炸物、恐怖活动的训练装备及宗教极端思想的宣传资料。据调查,他们受到境外恐怖组织的指使,预谋在境内进行暴力恐怖活动,策划组织骚乱、暴乱,制造恐怖气氛。1990 年 4 月,在"东突伊斯兰党"的组织策划下,一伙恐怖分子在阿克陶县巴仁乡制造恶性恐怖事件,劫持 10 名人质要挟政府,并在交通要道炸毁 2 辆汽车,残杀 6 名武警官兵,用冲锋枪、手枪等武器向被围困的政府人员射击,投掷炸药包、手榴弹。1997 年 2 月,"东突伊斯兰真主党"等恐怖组织策划制造了伊宁打砸抢骚乱事件,恐怖分子高喊"建立伊斯兰王国"等口号,袭击平民,捣毁商店,烧砸汽车,杀死 7 名无辜群众,使 200 多人受伤,30 多辆汽车被毁坏。2008 年 3 月 23 日,新疆和田市大巴扎的极少数"三股势力"分子趁当天中午这里有多达 10 万群众前来赶集,在市场内聚集闹事,并企图欺骗煽动群众挑起事端,制造影响。和田市值勤民警在现场群众的协助下,依法处置,迅速制止了这一事件。

6. 实施跨国暴力犯罪　1997 年 3 月,"东突"恐怖分子开枪袭击中国驻土耳其使馆,冲击中国驻伊斯坦布尔总领馆,焚烧中国总领馆悬挂的国旗;1998 年 3 月,东突恐怖组织策划制造了用炸弹袭击中国驻伊斯坦布尔总领馆的恐怖事件;1999 年 8 月,东突恐怖分子参与了入侵吉尔吉斯斯坦南部,劫持 4 名日本科学家和吉尔吉斯斯坦内务部高级军官为人质的恐怖事件,同月又参与了入侵乌兹别克斯坦和吉尔吉斯斯坦南部山区,袭击当地政府军的恐怖活动;2000 年 3 月,"东突解放组织"以拒绝与其合作为由,枪杀了吉尔吉斯斯坦"维吾尔青年联盟"

主席尼合买提·波萨科夫;2003 年 3 月,"东伊运"武装分子袭击了一辆来往于中国与吉尔吉斯斯坦间的国际班车,恐怖分子杀害了全部 21 名乘客,其中中国公民 18 人,包括 15 名维吾尔族同胞。

7. 策划针对北京奥运会的恐怖事件 2008 年,境内外的"东突"势力不断调整策略,以干扰破坏奥运会为重点目标,境外指挥策划、境内实施破坏的格局更加明显。早在 2007 年,"东伊运"恐怖组织就研究制定了北京奥运会之前的破坏计划。该组织要求恐怖团伙成员对北京和上海两地的涉外宾馆、政府大楼、军事基地等设施进行详细勘察,尽快对"毒肉""毒气"和遥控爆炸装置进行试验,并明确了实施破坏活动的具体时间、目标和方式。此外,还要求恐怖团伙成员如遇抓捕就与警察"同归于尽"。2008 年,"东伊运"不断派遣人员入境,企图策划制造暴力恐怖事件,公安部门粉碎了多起"东伊运"基地恐怖组织的密谋行动。2008 年 1 月 4 日至11 日,新疆公安机关成功破获"东伊运"恐怖组织派遣人员入境,预谋针对北京奥运会实施暴力恐怖活动的案件,并抓获以阿吉买买提为首的 10 名恐怖团伙头目及骨干成员。2008 年 3 月 7 日上午,"东突"分子又企图在一架由乌鲁木齐飞往北京的民航客机上制造针对北京奥运会的空难,幸亏机组人员及时察觉,依法拘留了涉案的 19 岁新疆维吾尔族女青年。

二、"藏独"势力及其主要暴力恐怖活动

(一)"藏独"问题的由来

西藏自古以来就是中国领土的一部分,藏族与我国的汉族和其他少数民族一样,是中华民族大家庭中的成员。13 世纪中叶元朝统一中国,整个藏族地区纳入中央王朝的直接管辖之下。以后的明朝、清朝、中华民国直到中华人民共和国,西藏都是中国的一个行政区域。所谓"西藏独立问题"完全是新老帝国主义者出于侵略西藏的野心而一手策划制造的,西藏反动统治者及其追随者是外国侵略势力的内应力量。英国是近代侵略我国西藏的元凶,而美国反华势力是新中国成立以来所谓"西藏独立"(以下简称"藏独")的主导者。

为了打开西藏大门,英国于 1888 年和 1904 年接连发动了两次侵藏战争。在用武装侵略变西藏为其殖民地的目的没有达到的情况下,英国改变策略,力图利用清政府内忧外患的处境,拉拢西藏农奴主上层的一部分人,挑拨他们与清政府的关系,鼓动和支持他们搞"西藏独立",妄图把西藏从中国分裂出去,变成印度和中国以及沙俄势力范围之间的缓冲地区,以确保它在印度的殖民统治。到 1947 年印度独立时,大英帝国长期精心设计的"西藏独立"阴谋终成泡影。

第二次世界大战结束后,英国的"西藏独立"活动,转由美国主要承担起来。1958 年4 月 20 日,5000 多名西藏武装的首领,加上哲蚌、色拉、甘丹三大佛寺的代表秘密会商并签盟在山南地区建立游击基地。6 月 24 日,以恩珠仓·贡布扎西为司令的"卫教军"成立,"卫教军"获得美方空投的大量粮食和武器弹药。1959 年 3 月 10 日早上,叛乱分子组织游行队伍,高喊"西藏独立"、"赶走汉人"等口号,有 2000 多名叛乱分子占据大昭寺,下午在布达拉宫内举行"西藏独立"会议。3 月 17 日,24 岁的达赖喇嘛出逃。达赖喇嘛出逃后,叛军正式进攻解放军军营及中央驻守机关,有 7000 多名武装叛军猛攻在拉萨的解放军军营和党政机关。经过两天的战斗,解放军控制了拉萨,西藏上层反动分子发动的武装叛乱以失败而告终。拉萨暴乱失败后,中情局纠集 2100 多名残余武装叛乱分子到尼泊尔境内的木斯塘建立游击基地。中情局训练他们,供给武器粮食,再派潜回藏境,进行破坏活动和收集情报。1959 年 5 ～ 6 月间,逃

亡到印度的达赖喇嘛设立"西藏流亡政府",召开"西藏人民代表大会",颁布"宪法",规定"大臣由达赖任命"、"政府一切工作须经达赖喇嘛认可"。达赖喇嘛俨然仍是政教合一的首领。但是,世界上没有一个国家承认"西藏流亡政府"。然而,美国指使一些国家的代表于1959年、1960年、1961年和1965年在联合国大会上提出"西藏问题",将其列入联大议程,并于1961年通过了关于"西藏问题"的反华提案。20世纪60年代中情局每年提供170万美元支持"藏独"势力活动。80年代中期后,达赖集团积极把"西藏独立"国际化,寻求外国支持,同时到西藏境内趁机策动暴乱,目的在于引起国际视听,推广宣传。他们以各种组织名义派员出访,拉拢西方媒体,游说或鼓吹西藏是一个"独立国家"。同时以"民主、人权"为幌子攻击中国。1987年到1989年,达赖集团连续在拉萨制造暴乱,中国发生政治风波,达赖喇嘛获得了"诺贝尔和平奖",实际上就是那些企图分裂中国的势力授予达赖喇嘛的奖状。从此达赖喇嘛先后走访过50多个国家和地区,进行民族分裂活动。

以上历史说明,"西藏问题"是西方帝国主义侵略瓜分中国造成的。英帝国主义挑拨离间,培植西藏的分裂主义势力,是"西藏问题"早期的根源。二次世界大战以后,美国为了它的全球战略利益,把"西藏问题"作为其反华反共的一个棋子。直到今天,西方一些反华势力为了遏制和分化中国,仍然把"西藏问题"作为自己手中的一张牌,而流亡在外的达赖集团顽固分子仍坚持分裂祖国的立场,甘愿充当西方反华势力的工具,企图依靠反华势力的支持和帮助,实现他们"西藏独立"的幻想。这是造成"西藏问题"的长期性、复杂性和尖锐性的根本原因。

(二)当今国际恐怖主义思潮对"藏独"势力的影响

作为影响世界和平与安全的不稳定因素,当今的恐怖主义对人类的危害是巨大的。在世界各地发生的暴力恐怖事件中,相同的作案手段让人们看到恐怖分子在制造这些悲剧的时候采取了相互借鉴的作案手法,而绝大部分暴力恐怖事件都表现了极大的模仿性。也就是说,在今天各国、各地区的恐怖主义有所抬头并非常猖獗的时期,他们的思想和行为是相互影响着的。其中打着民族解放和宗教信仰的旗号进行暴力恐怖活动,成为当今国际恐怖主义一致首选的方式。

在这种特殊的时代背景下,达赖集团今天的暴力指导思想同样受到了国际恐怖主义思潮的影响。从20世纪80年代开始,达赖集团便以这种方法同"东突"恐怖组织等境外分裂势力勾结,成立恐怖主义联盟,并宣称"与受到中国政府迫害的不同政见者、台湾人和内蒙人合作,向中国政府直接挑战。"一方面,他和"台独分子"狼狈为奸,1997年、2000年、2005年他三次访问台湾,台湾方面还成立所谓"台湾西藏交流基金会"以支持"藏独"势力。与此同时,达赖还和"东突"分子热比娅打得火热。2007年在八国峰会开幕之际,达赖又在欧洲会晤流亡海外的"东突"分子热比娅。达赖集团中的多名高层人士经常与"东突"恐怖组织密谋,妄图加大对我国的骚扰和破坏活动。此外,达赖集团还加紧同国际恐怖组织勾结,并借此来扩大支持他们的分裂阵营,使更多打着民族和宗教旗号的恐怖组织承认达赖集团。达赖集团曾派要员同西班牙"巴斯克"(即"埃塔")恐怖组织签定了相互承认的秘密协议,而"埃塔"则是一个具有武装性质的恐怖组织。1997年下半年,达赖集团"藏青会"的两名中执委核心成员频繁与尼泊尔反政府武装和克什米尔、斯里兰卡的泰米尔等恐怖组织接触,寻求相互支持,并在尼泊尔首都加德满都建立了联络点。尼泊尔反政府武装还与激进组织"藏青会"达成向"藏青会"提供粮食、而"藏青会"向尼反政府武装提供武器的协议。他们还与克什米尔恐怖组织和泰米尔恐怖组织在印度卡纳塔克、泰米尔纳杜和马德拉斯建立秘密接触点,以及在印度、尼泊尔和中国交界的戈帕坦建立了联络点,并制定了入藏路线,企图把武器等运往我国境内。另根据情报显示,阿富汗的"圣战"组织也曾有与达赖集团勾结的迹象。

近年来,国际恐怖主义活动相当猖獗,各种类型的暴力恐怖事件频繁发生,无数无辜的生命在爆炸声中倏然消逝。然而,声称进行非暴力的达赖集团却在人们的哭泣声中不仅高喊"9·11"事件中有许多他们可以借鉴的东西,而且还在其主办的《西藏评论》上公然疯狂地叫嚣"要像那些巴勒斯坦人一样,在争取自由的斗争中携带自杀性炸弹"。在达赖集团内部,特别是在激进组织"藏青会"、"藏妇会"中,提倡暴力的思想和倾向越来越明显,并且已在境内外制造过多起暴力事件。由此可见,在国际恐怖主义思潮的影响下,实施暴力恐怖主义犯罪活动已成为"藏独"势力分裂国家的重要手段。

(三)"藏独"势力的主要恐怖犯罪活动

自英国侵略者发动了两次侵略西藏的战争后,由于国际敌对势力的纵容和支持,"藏独"势力分裂国家的犯罪活动一直没有停止过。1956年西康地区发生局部叛乱,由于西藏地方政府的纵容,西藏一些上层反动分子与康区叛乱分子勾结,不断挑起事端。1958年,局部叛乱逐步向整个西藏蔓延并有所升级。1959年1月上旬,恩珠仓·贡布扎西组织160多名叛乱分子向札木县委发起进攻,县委率军民奋战10昼夜,直至解放军增援部队赶到才击退叛乱武装。此后,叛乱武装又围攻驻军、伏击军车、破坏公路,甚至残忍杀害解放军军官、战士和各族工作人员。叛乱分子还把魔爪伸向西藏广大农牧民群众,烧杀掠抢,杀戮无辜。

1957年,西藏、甘肃、青海三省区少数分裂分子聚集拉萨,与哲蚌、色拉、甘丹三大寺的代表秘密聚会,签订正式盟书,密谋叛乱。他们决定把叛乱的武装力量统一在"曲细岗珠"("四水六岗")组织之内,并分配了将来叛乱时各自承担的任务。

1959年3月10日,西藏上层反动集团,在外国势力的支持下发动武装叛乱,试图阻挠《十七条协议》的贯彻实施,继续维护其政教合一的封建农奴制统治。叛逃国外的达赖集团成立所谓"流亡政府",制定了伪宪法,同时组织武装,进行恐怖主义犯罪活动。20世纪80年代成立的"四水六岗"组织和70年代成立的"藏青会",都将武装暴力活动作为其图谋"西藏独立"的主要手段。1988年、1989年拉萨发生的骚乱事件,都与"藏独"势力有着密切的关系。

1959年达赖集团叛乱失败逃亡印度之后,叛乱中"四水六岗卫教军"成为达赖集团重要的武装组织。1960年,"卫教军"在尼泊尔木斯塘秘密建立了游击基地。在此后的十多年时间里,"卫教军"频繁向西藏派遣人员,骚扰边界,破坏中尼交界地区藏族百姓的生产和生活。同时,在尼泊尔、不丹等国烧杀抢掠,颠覆当地政府,引起当地人民的极大愤慨。直到1972年,尼政府军派兵取缔木斯塘基地,"卫教军"才暂时瓦解。但20世纪80年代以后,"卫教军"又重新活动。

1987年9月21日,达赖在美国发表演讲,宣称"西藏不是中国领土的一部分,西藏是一个独立国家"。短短不到一周的时间,9月27日,在"藏青会"策动下,拉萨就发生了严重的骚乱事件。暴徒高喊"西藏独立"的口号,冲击政府机关、砸毁汽车、抢劫财物、焚烧商店和公共建筑,并打伤值勤干警多人。1989年,在达赖集团的煽动和蛊惑下,少数僧人和不法分子又在拉萨制造了严重骚乱,他们不但冲击政府机关还打伤无辜群众、焚烧商店,用暴力手段破坏西藏的和平局面,操纵"西藏人民大起义运动"。为实施"西藏人民大起义运动","藏青会"等组织举办了两期培训班,由"西藏人民议会"副议长嘉日多玛、"藏青会"主席次旺仁增等授课,宣讲

"西藏人民大起义运动"的宗旨和目的,传授实施暴力恐怖活动的具体方法,"3·14"事件就是"西藏人民大起义运动"一个重要组成部分。

2008 年 3 月 14 日,达赖集团组织、策划"3·14"拉萨恐怖犯罪活动。达赖在 2007 年窜访欧美时多次声称"2008 年是关键的一年,奥运会也许是藏人的最后机会",他呼吁有关国家在和中国打交道时,把"西藏问题"与北京奥运会联系起来。"西藏青年大会"、"西藏妇女协会"、"西藏全国民主党"和"自由西藏学生运动"等藏独组织,为落实达赖的要求,决定利用 2008 年北京举办奥运会之机联合发动大规模的抗议、破坏活动。2008 年 1 月 4 日,这些藏独组织在印度新德里举行新闻发布会,宣布将于同年 3 月 10 日为流亡藏人举行"纪念"活动。1959 年西藏叛乱分子展开从印度北部达兰萨拉至西藏拉萨的徒步游行活动,活动提出四条明确目标:一是"中国邀请达赖喇嘛返回西藏";二是"所有汉人必须离开西藏";三是"释放所有西藏政治犯";四是"在'西藏问题'未获得解决前,中国没有资格举办奥运会"。

从 3 月 10 日开始,境外达赖集团"藏青会"等组织开始举行从印度到西藏拉萨的所谓"挺进西藏运动",并宣称,一旦活动在境外受阻,将发动各种抗议活动,并煽动境内藏区僧俗群众闹事,内外配合、统一行动。3 月 14 日,滋事活动进一步升级,一些暴徒开始在拉萨八廓街聚集,呼喊分裂口号,大肆进行打砸抢烧活动,并暴力冲击派出所、政府机关,抢劫银行商铺、加油站、市场等。据初步统计,仅在 3 月 14 日这天,不法分子纵火 300 余处,拉萨 908 户商铺、7 所学校、5 家医院受损,至少 20 处建筑物被烧成废墟,10 个金融网点被砸毁,84 辆汽车被毁,有 18 名无辜群众被烧死或砍死,受伤群众达 382 人,其中重伤 58 人,242 名公安民警、武警官兵在值勤中伤亡,其中牺牲 1 人、重伤 234 人。此次事件造成拉萨市直接财产损失超过 2.4 亿元。接着,少数"藏独"恐怖分子又在四川甘孜、甘肃南部和青海等地区制造打砸抢烧暴力事件。甘肃省甘南藏族自治州在这次事件中共造成 2.3 亿元的公私财产损失,公安民警、武警官兵、干部群众等也遭受了人身攻击,共有 94 人受伤,其中受伤公安民警 64 人、重伤 6 人。另外,从 2008 年 3 月 10 日起,中国驻美、加、印、英、法、德、比、荷、瑞士、澳等国的 18 个外交和领事机构接连遭到境外"藏独"分子的暴力冲击。

2008 年 4 月 3 日,西藏芒康县维色寺的曲加、登培等五名僧人密谋对县城变压器等设施实施爆炸;4 月 5 日晚 11 时 25 分,登培等四人携带曲加提供的炸药、雷管、导火索,对芒康县一变压器实施爆炸;4 月 7 日 21 时,芒康县嘎托镇克巴龙寺僧人扎西次仁等四人,携带自制炸弹到县城加油站、公安机关 110 执勤点伺机实施爆炸未果;4 月 8 日凌晨,在途经武警交通筑路部队驻地时,扎西次仁将炸弹点燃后逃离现场。4 月 15 日晚,芒康县克巴龙寺四名僧人在邓巴江措、加巴顿珠的指使下,将自制爆炸装置放到村民巴塔益家的后墙角处实施爆炸。后来西藏公安机关先后将 16 名涉案"藏独分子"抓获。

这些恐怖主义犯罪活动严重危害了我国的主权和领土完整,威胁人民群众的生命财产安全。事实证明,达赖集团不是"非暴力"的主张者与"和平"的维护者,而是暴乱分子,他们的行为不是"和平"和"非暴力",而是暴力恐怖犯罪。

(四)达赖集团的暴力恐怖实质

达赖集团作为我国境外的一股主要分裂势力,长期以来一直在利用各种手段进行"西藏独立"的活动,而其最基本的思想和最典型的手段是"以武装暴力实现西藏独立"。虽然,近年来达赖集团为了应和国际形势而从表面上减少了"暴力主张"的论调,但其基本的"以暴力实现藏独"的主张和思想不但没有改变,反而在今天暴力恐怖活动猖獗的国际大气候下变得更加顽固、更加危险。当今世界的暴力恐怖思想对达赖集团的影响是深刻的,如果我们看不到这一点,或者认识不够清醒,我们就可能在突然爆发的暴力恐怖事件中束手无策。

极力实现"藏独"是达赖集团的基本思想。达赖集团的暴力意识是根深蒂固的,而它的基本思想是西藏反动势力反抗人民的思想的延续,也是封建农奴制度毒瘤的再生体。从1950年阻止人民解放军和平进军西藏到1956年底开始进行的武装叛乱,从1959年叛乱失败逃亡国外到建立尼泊尔"木斯塘基地",从进行边境武装骚扰到在印度建立"印藏边境特种部队",无不反映出作为封建农奴制度利益代表的达赖集团一直妄图通过暴力恐怖活动达到"藏独"的本质特征。应该说,1956年至1959年发生在各藏区的武装叛乱是达赖集团暴力思想的雏形。暴力恐怖事件给了达赖集团错误的信号,他们以为凭借武装暴力就可以实现"西藏独立"。1960年,达赖集团不仅搜罗叛乱残部在尼泊尔木斯塘重新建立"卫教军",并频频在我国边境上进行挑衅和骚扰,而且还在美国的支持下在科罗拉多训练武装人员和情报人员,在美国受过训练的达赖集团敌特人员也在不同时期多次潜入我国境内进行破坏活动。达赖集团为了在美国和印度的支持下建立一支势力强大的武装力量,伺机用武力打回西藏,实现西藏独立,在印度政府和美国中央情报局、达赖集团三方的密谋下,于1962年在印度北方邦的达拉顿正式组建了"印藏特种边境部队"。表面上看,印藏特种边境部队归属于印度军方领导,其实这支武装是达赖集团伪装起来的一支"武装实现藏独"的暴力先锋和后备军。在达赖标榜的"非暴力"背后,隐藏着一个在40余年里不断为"藏独"训练武装人员的军事基地。

多年来,不管达赖集团怎样高喊"非暴力"口号,他们以暴力实现西藏独立的基本思想没有改变,他们的活动也属于暴力恐怖犯罪行为。1987年和1989年间发生的"拉萨骚乱",就是自1959年达赖外逃后,达赖集团一手策划在国内藏区发生的最大规模恐怖暴力事件。从有组织地围攻自治区政府、冲击公安机关到群体性地抢劫商店、火烧房屋等暴力事件,均暴露出达赖集团的暴力指导思想。通过"拉萨骚乱"让人们看到达赖集团中以暴力恐怖为指导思想的"藏独"极端分子和以"藏青会""藏妇会"等为代表的激进势力正在演变为暴力恐怖组织。

近年来,达赖集团为实现"藏独分三步走"的阴谋,打出了"和谈"的旗帜。为了伪装自己并迎合达赖所谓的"非暴力"和"中间道路"思想,他们的头面人物也在一些公开场合声称不赞同暴力方式。但同时,为了达到"藏独"的目的,达赖集团派出敌特人员对我国西藏地区进行渗透和破坏活动,并千方百计地搜集我国情报,伺机策划和制造骚乱。在达赖集团外逃的四十多年中,他们一直采取诱惑和煽动境内信教群众非法出境,并对这些非法出境人员进行极端民族主义思想和"藏独"思想的教育,使之成为达赖集团利用的工具。他们唆使非法出入境人员在我国境内进行探听搜集情报和携带并散发"藏独"宣传品等危害我国安全的活动,甚至发展到派遣非法携带武器弹药的人员入境,妄图在我国境内从事暴力恐怖活动。据资料表明,1989年9月到1995年底,西藏共发生暴乱120起,其中接连发生了一系列具有暴力恐怖性质的爆炸案。而每当我国藏区发生骚乱或暴力事件时,达赖集团都要歇斯底里地叫嚣"藏人已经觉醒"。达赖集团中的暴力分子还声称:"我们应该永远使用暴力。"2008年发生的"3·14"事件,暴徒冲击我国驻外使馆、阻挠火炬传递等种种行径都充分暴露了达赖集团推崇暴力和使用暴力的本质。

（五）"藏青会"是恐怖主义组织

被视为"藏独"势力急先锋的"藏青会"是流亡藏人社团组织中势力最大、最活跃的一支力量。"藏青会"成立于1970年，自成立起就公开主张"西藏完全独立"，并长期从事分裂祖国的活动。"藏青会"部分成员宣称"将永远使用暴力"，当时的"藏青会"主席才旦诺布也宣称："'藏青会'只考虑藏人的利益，为使西藏独立，将使用包括暴力恐怖活动在内的任何手段。"为此他们直接策划了1987年、1988年、1989年的拉萨骚乱事件。

"藏青会"成立不久就露出暴力色彩。1974年达赖集团为使不丹成为反攻西藏的阵地，策动了颠覆不丹政府的活动。以达赖集团驻不丹代表拉丁为首的一帮流亡藏人，准备烧毁不丹王宫、暗杀国王时，被不丹警察侦破，28名嫌犯被抓。事后，"藏青会"还组织人员到不丹驻印度德里使馆门前进行绝食活动。1977年1月，"藏青会"组织其会员上街游行，抗议尼泊尔政府，27日，尼泊尔警察逮捕了包括其主席赤列维色在内的7名"藏青会"成员。1985年10月，"藏青会"在第五届"中执委"16次会议上，做出了"发动一次大规模藏人与中国人之间对抗的不合作运动的决议"。接着就出现了1981年到1989年的拉萨骚乱。1989年"藏青会"在印度达兰萨拉召开秘密执委会，决定以武力解决"西藏问题"，并要求全体会员"要重视暴力行动在解决西藏问题上的重要性，在武装反抗中发挥中坚作用"。

2005年，"藏青会"在发表"3·10"声明中宣称，"毫无争议，西藏独立的斗争仍然是团结境内外藏人的唯一因素，表达了年轻藏人的归属感和对在自己自由的国家生活的渴望……在西藏民族起义46周年的纪念日，让我们为独立的承诺和牺牲而奋斗。"2008年3月在西藏及其他藏区发生的打砸抢烧严重暴力事件，以及冲击中国18个驻外使领馆的事件都是"藏青会"策划的。"藏青会"甚至与国际上的恐怖组织有往来。他们的负责人多次表示："武装斗争和使用暴力是西藏获得完全独立的必由之路。恐怖活动可以获得广泛的影响，吸引国际社会对'西藏问题'的关注。"为此，他们在达兰萨拉建立武装训练基地，组建"西藏自由战士协会"进行武装破坏活动。

由此可见，"藏青会"是以暴力恐怖为手段，从事危害国家安全，破坏社会稳定，危害人民群众生命财产安全的恐怖主义组织。"藏青会"组织内部具有一定的组织领导分工体系，从招募、训练恐怖分子，到组织、策划实施恐怖活动，从组织内部单独行动到与其他国际恐怖组织相勾结等行径来看，"藏青会"是典型的恐怖主义组织。

三、边境恐怖活动对我国国家安全的危害

（一）对我国政治安全的危害

1. 影响我国的政治外交关系　中国是世界上最大的发展中国家，同时又是亚太地缘政治格局中具有重要影响力的国家。"东突"和"藏独"恐怖势力严重威胁着我国的主权和领土完整、周边国家的安全以及西部边境地区的安全和稳定。"东突"和"藏独"恐怖势力本质上都是民族分裂势力，妄图分裂中国以谋求新疆和西藏的独立是其最终目标，他们分别要建立"东突厥斯坦共和国"和实现"大藏区"的"高度自治"，因此，"东突"和"藏独"恐怖势力从事的一切活动都是对中国主权和领土的侵犯。另外，针对"东突"和"藏独"分子的分裂图谋，有关国家为应付种种现实和潜在的威胁，势必在内政和外交上采取种种措施，以控制局势，清除威胁，从而对相关国家的关系产生影响。一方面，美国及欧盟的有些国家一直认为中国政府对于"东突"和"藏独"势力的打击是违背宗教信仰自由政策的，而且这一做法是对少数民族的歧视和

压迫。他们在每年的联合国人权大会上都指责中国侵犯了少数民族的"人权"并遏制中国。另一方面,土耳其、印度等国家或明或暗地支持"东突"和"藏独"的种种活动,从而影响了与中国的政治外交关系。

2. 威胁社会稳定　中国正处在由传统社会向现代社会转型的重要时期,社会稳定与否是中国能否成功实现现代转型的关键,所以,邓小平同志多次强调:"中国的问题,压倒一切的是需要稳定。没有稳定的环境,什么都搞不成,已经取得的成果也会失掉。"改革开放以来,中国的社会稳定总体上处于良性运行状态。"东突"和"藏独"势力为了达到分裂祖国的目的,他们不惜运用爆炸、纵火、制造暴乱等极端暴力手段,在我国新疆和西藏地区频频制造暴力恐怖事件,破坏西部地区各民族间良好的关系,严重威胁边疆地区的稳定和国家安全,造成非常恶劣的影响。

3. 威胁新疆和西藏周边的安全与稳定　中国是世界上地缘环境最复杂的国家,毗邻的国家众多,且政治、经济情况各异,特别是在西线,与我国新疆和西藏接壤的都是多民族、多宗教的国家。这些国家错综复杂的民族宗教问题和近年来泛滥成灾的"双泛"主义、"三股势力",不仅严重影响了我国社会政治、经济的稳定,也给新疆、西藏的安全稳定造成了极大的负面影响,与此同时,"东突"和"藏独"势力还与国际恐怖组织相互勾结,参与、策划危害中亚南亚地区和平与稳定的多起恐怖袭击事件,对局部地区和世界安全构成了严重的威胁。边境地区恐怖组织是国际恐怖主义活动的重要组成部分,因此,维护和保持边境地区非传统安全就成了中国安全利益的重要方面。

(二)对我国经济安全的危害

首先,"东突"和"藏独"恐怖势力的暴力事件造成大量的人员伤亡和财产损失,破坏经济建设成果,对我国边境地区的经济发展影响比较突出。自1990年至2001年,"东突"恐怖势力给国家造成的直接经济损失达数亿元;"3·14"事件对西藏经济带来的直接损失非常严重,暴力事件直接导致一批商户停业、部分企业停产、旅游发展停滞,市场消费大幅下滑,严重破坏西藏市场信心,使消费预期、民间投资预期、旅游意向下滑,影响增长潜力发挥,严重阻碍民众就业、增收等全年各项目标的完成。同时,恐怖主义犯罪活动还恶化了边境地区的投资环境,影响了我国边境地区引进外资的有利形势和良好的开端,还加大了我国吸纳国际资本的风险。

其次,"东突"、"藏独"恐怖主义犯罪活动影响我国西部大开发进程。历来,我国社会稳定与经济发展离不开各民族的大团结。当前党和国家正在实施的西部大开发战略,更需要西部地区各少数民族的积极参与,特别是需要保持新疆和西藏地区的安定团结。但近年来,受到两大恐怖势力以及中亚地区极端伊斯兰主义的影响,我国新疆和西藏地区的民族分裂主义和宗教极端主义泛起,势必影响我国信仰伊斯兰教的民族参与西部大开发的热情,同时反恐重任分流了西部大开发资金等方面的投入。

最后,"东突"恐怖分裂活动的长期性,意味着中国反恐斗争也需要较长的过程,中国需要加强对恐怖犯罪活动的防范,而采取防范措施实际上就是增加非生产性的支出,这必然加重国家的财政负担。

(三)对我国文化安全的危害

文化是一个民族和国家生存与发展所必需的精神营养和心理支撑,是人们确立民族认同和国家认同的主要参照系。我国是一个多民族国家,各民族共同塑造了国家的历史和中华民族灿烂的文化,共同的文化渊源是维系多民族统一的精神纽带。"东突"和"藏独"民族分裂主义、宗教极端主义和暴力恐怖主义的肆虐横行,给中国的文化带来了严重的威胁和冲击,使反对分裂、维护中华民族团结统一的观念受到分裂思想的腐蚀。

（胡　博　赵东海　曲海燕　陈伯成　周毅明）

>> 第三章
反暴恐军事行动

第一节　反暴恐军事行动的概念、类型和样式

由于暴力恐怖袭击活动的复杂性,决定反暴恐行动的多样性,既有反袭击、搜剿战斗等样式的战斗行动,又有反爆炸、处置核化生袭击中的救援行动。而且,反暴恐军事行动具有"战略筹划、战役指挥、战术行动"的显著特点,要求分队指挥员必须深入研究和掌握组织实施反暴恐军事行动的概念、类型和样式。

一、概念

反暴恐军事行动,是指为了防范和制止暴力恐怖袭击活动而进行的防卫、打击和救援等军事活动。目的是遏止暴力恐怖活动,消灭暴力恐怖分子,打击暴力恐怖势力,减轻和消除暴力恐怖袭击活动危害,确保重要目标安全,确保大型活动安全顺利进行,确保人民群众生命财产安全。其行动主体是军队,战斗对象主要是暴力恐怖分子及实施暴力恐怖袭击活动的严重暴力犯罪分子。战斗行动包括防、打、救三个方面,不仅强调武力打击的坚决性,而且强调通过武力威慑、防范暴恐活动发生,力争不战而胜,同时还要对相关人员进行救援。

二、类型

反暴恐军事类型,是按照反暴恐行动的性质、任务和特点,对武警部队遂行反暴恐行动所作的分类。按照可能遂行的任务可分为攻击、防守和救援三种类型。

(一)攻击型

攻击型反暴恐行动是分队在处置暴恐事件中,利用现代化武器装备隐蔽灵活、机动快速和打击准确的特长,在暴力恐怖分子意想不到的时间和地点,突然迅猛地实施武力打击,控制局势,平息事态的军事行动。

(二)防守型

防守型反暴恐军事行动是分队灵活运用不同战法和手段,加强对重要目标、重点部位、重大活动现场和各类标志性建筑物的警戒和监控,严防暴力恐怖势力破坏袭扰的军事活动。

(三)救援型

救援型反暴恐军事行动是在暴力恐怖分子实施核化生袭击、爆炸等恐怖破坏活动时,武警侦察、工兵、防化、医疗等力量,监测、检测、控制和消除沾染,排除爆炸装置,救援人员、装备与物资的军事活动。

三、样式

反暴恐军事行动样式,是按照暴力恐怖袭击活动情况、地形、气候、气象和反暴恐战法运用等不同要素,对不同类型的反暴恐行动进行的划分。

(一)划分依据和方法

划分反暴恐行动样式的主要依据和方法如下。

1. **按照暴力恐怖袭击活动的性质划分**　暴力恐怖袭击活动的性质是反暴恐行动样式划分的关键因素。暴力恐怖分子为了达成其政治和社会目的,通常采用隐蔽游击性活动方式。根据暴力恐怖袭击活动的性质,武警部队反暴恐行动样式可分为防范恐怖袭击、打击暴力活动和现场救援等。根据暴力恐怖组织形态和行动方式,可分为处置团伙型破坏暴力恐怖事件和处置个体型破坏暴力恐怖事件等。根据暴力恐怖事件的规模和影响,可分为处置中、小规模暴恐事件和处置大规模暴恐事件等。

2. **按照行动方法划分**　暴力恐怖袭击活动的主要方式有:恐怖劫持、暴力袭击、恐怖爆炸、恐怖劫狱和恐怖骚(暴)乱,以及生物、化学、核辐射恐怖袭击和复合式暴力恐怖袭击等。处置不同的暴恐事件应采取不同的战法,而不同战法所反映出不同的战斗特点和规律,形成了彼此相互区别的行动样式。反袭击战斗,可分为防袭击哨兵、执勤目标反袭击和营区反袭击,以及反伏击、反狙击等战斗行动;反劫持战斗,可分为反劫持人质、反劫持交通工具等;反爆炸行动,可分为执勤目标反爆炸、重要活动现场反爆炸和爆炸现场救援行动等。

3. **按照地形特征划分**　地形是影响反暴恐行动的重要因素,不同的地形环境,有着不同的组织实施方法。根据不同的地形特征可划分为山地反暴恐行动、沙漠戈壁反暴恐行动、城市反暴恐行动、村镇反暴恐行动等样式。

4. **按照气象、天候条件划分**　气象、天候条件对反暴恐行动有着直接影响,是划分反暴恐行动样式不可或缺的因素。根据不同的气象、天候情况,可划分为高原严寒条件下反暴恐行动、热带酷暑条件反暴恐行动、夜间反暴恐行动等样式。

(二)基本样式

按照暴力恐怖袭击活动方式划分,主要包括反劫持、反爆炸和反袭击三种基本样式;同时,搜剿战斗是反暴恐行动的特殊样式。

1. **反劫持**　是以武力打击与政治攻势相结合的手段,震慑、制服或消灭暴力恐怖分子,解救人质、保护重要目标安全的行动样式。反劫持是反暴恐行动中最具典型性的行动样式,可划分为:反劫持人质、反劫持交通工具等具体样式。

2. **反爆炸**　是采用防范、拦截、阻隔、打击和救援等手段,坚决制止和消除爆炸恐怖袭击,保护重要目标及人员安全和排险救援的行动样式。爆炸袭击的种类可分为自杀性与非自杀性爆炸、定时与遥控炸弹爆炸、一点与多点连环爆炸等。具体行动样式包括:重要目标反爆炸、重要活动现场反爆炸和爆炸现场抢险救援等。

3. **反袭击**　采用各种方法坚决遏制以暴力手段攻击执勤人员、执勤目标、警卫对象和部队驻地的暴力恐怖分子,确保人员、设施和目标安全的行动样式。具体包括:重要目标反袭击、人员聚集场所反袭击、部队营区(临时驻地)反袭击和执勤人员反袭击等。此外,反暗杀、反枪击、反冲撞、反破坏、民生目标反袭击等也属于反袭击的具体样式。

4. **搜剿战斗**　是指围困、搜索、追击和捕歼逃跑、流窜、负隅顽抗暴力恐怖分子的行动样式。它是常见的反暴恐行动样式之一。此种样式除了具备一般捕歼战斗的特点外，还由于暴力恐怖分子思想偏激、攻击性强、危险性大，具有其独特的特点和规律。具体行动样式包括：居民地"掏窝点"战斗、清剿行动和捣毁恐怖组织营地等。

第二节　反暴恐行动任务、特点和原则

随着国际恐怖主义蔓延及国内暴力恐怖袭击活动威胁日趋严峻，反暴恐行动已经成为军队履行职能使命的重要组成部分。因此，只有了解任务，把握其特点规律，明确行动原则，才能掌握反暴恐斗争的主动权，切实履行维护国家安全和社会稳定的神圣使命，确保国家长治久安和人民生命安全。

一、反暴恐任务

国家突发事件应对法规定："中国人民解放军、中国人民武装警察部队和民兵依照本法和其他有关法律、行政法规、军事法规的规定以及国务院、中央军事委员会的命令，参加突发事件的应急救援和处置工作。"《中华人民共和国人民武装警察法》规定人民武装警察执行安全保卫任务的第七项是"参加处置暴乱、骚乱、严重暴力犯罪事件、恐怖袭击事件和其他社会安全事件。"国家反恐怖文件进一步规定："武警部队平时配合公安机关处置一般规模的恐怖袭击事件和带有恐怖色彩的刑事案件；处置大规模劫持人质事件时，主要担负中心区武力突击任务。"同时，"担负反劫机任务"。

武警部队颁布《贯彻国家反恐怖工作协调小组三个文件的通知》规定，武警部队反暴恐行动的三项任务，即：一是主要任务，担负对大规模劫持人质事件中心区域武力攻击任务；二是协同任务，武警部队与公安民警密切协同，对事发现场及其周边一定范围实施全方位封锁、管控和警戒任务；三是支援任务，就是对处置现场实施常规救援，主要包括疏散营救人质、救护伤员、搜爆排爆、扑灭火灾和消除沾染等支援任务。

《中国人民武装警察部队反恐怖行动指挥规范（试行）》规定，武警部队在反恐怖行动中的主要任务有：一是处置劫持事件，主要担负现场及外围封控、中心区武力突击、抢险救援及维护社会秩序任务；二是处置武装袭击事件，主要担负现场及外围封控、捕歼暴力恐怖分子、抢险救援及维护社会秩序任务；三是处置爆炸事件，主要配合公安民警担负外围封控、抢险救援、搜爆排爆、捕歼暴力恐怖分子及维护社会秩序任务；四是处置生物、化学、核辐射袭击事件。

二、反暴恐任务特点

反暴恐是一种特殊的军事行动，有其自身特点。把握反暴恐行动特点，是加强反暴恐准备工作，开展针对性军事训练，提高反暴恐实战能力，圆满完成反暴恐任务的前提和基础。反暴恐任务特点有以下五种。

（一）影响巨大，决策层次高

反暴恐行动的成败，事关国家形象、民族尊严和国家安全稳定。尤其在信息交流高度透明、迅捷和广泛的今天，反暴恐行动必然成为国内外关注的焦点。同时具有"战略决策、战役指挥、战术行动"鲜明特点。通常情况下，处置重大暴力恐怖袭击事件，国家反恐总指挥部实施高层决策，实时控制，一线组织指挥；处置中小规模暴力恐怖袭击事件，当地党委、政府一线指挥控制,公安和武警部队依法行动。

(二)事发突然,时效性强

暴力恐怖袭击活动的筹划、组织和准备极为诡秘,一旦付诸实施,就会突如其来,且其方式、手段、规模、时间和地点等都难以预先掌握。通常情况下,分队受领任务紧急,准备时限短促。在处置过程中,时效性强,一旦实施行动,往往在分秒之间就决定了反暴恐行动的胜负。因此,必须集中精锐、高效指挥、果断处置,力求在尽可能短的时间内、以最小的代价赢得战斗胜利。

(三)情况复杂,处置难度大

由于暴恐事件发生的背景扑朔迷离,同时暴力恐怖分子狡猾凶残,袭击目标飘忽游离,袭击手段不断翻新,现场态势变化急剧,武力对抗十分激烈,战斗样式转换频繁,战机稍纵即逝,加之暴力恐怖分子往往混迹于群众之中,蒙骗、裹挟一些群众参与活动,短时间内会呈现出非常复杂的局面,而且现有侦察器材及侦察手段还存在一定局限性,获取第一手情报信息任务较为艰巨,从而增加了反暴恐行动的难度。

(四)力量多元,协同关系复杂

反暴恐行动,往往是公安、武警、消防、医疗和军队以及地方相关部门共同参与,社会各力量协同配合来完成,由此造成指挥环节多、程序复杂,容易产生职责不清、分工不明、协调不畅等问题,从而影响行动的顺利实施。参战的武警各分队往往来自不同单位、不同警种、不同专业,行动中不仅要搞好执勤与机动分队之间的协同,还要搞好化工、火炮、装甲、直升机等专业分队的协同,以此提高整体作战能力。

(五)涉及面广,政策法律性强

由于暴力恐怖袭击活动诱因复杂,反恐怖行动可能会涉及政治、经济、民族、宗教、外交、生产、生活等诸多因素,所以,反暴恐行动不仅是一项长期的军事斗争,而且也是严肃的政治斗争,处置稍有不慎,就会被敌对势力所利用,成为攻击我国政府的把柄,甚至造成国家政治、外交上的被动。因此,反暴恐行动必须严格遵守国家有关法律法规和政策要求,将行动严格限定在国家法律的框架内,确保依法处置。

三、反暴恐行动原则

反暴恐行动原则,是指分队在遂行反暴恐任务时必须遵循的行动准则,是反暴恐行动规律、指导思想和方针的具体体现,是保障处置行动正确性和有效性提出的要求。依据"国家至上、积极防范、控制局势、高效处置"的指导方针,反暴恐行动应遵循以下原则。

(一)情报先导

情报是实施有效防范和处置的前提,是保持行动主动的基础。必须充分发挥各级侦察情报力量的作用,拓宽情报搜集渠道,密切与军队、地方有关部门的联系,加强情报合作,实现反暴恐信息共享,适时开展群众性侦察活动,获取深层次、内幕性、预警性情报信息,提前准确掌握暴力恐怖袭击活动动向,为反暴恐行动争取主动提供支撑。展开行动前,要适时组织侦察,重点查明暴恐事件发生的背景、恐怖袭击企图、暴力恐怖分子人员数量、武(凶)器装备、被袭击目标情况,以及可能造成的毁伤、破坏程度等情况,在此基础上进行筛选、甄别和研判,为正确决策提供第一手资料。

（二）应急为重

良好的战备能力是确保部队高效处置的保证。要时刻保持高度警惕,以应急主动为着眼点,提高快速反应和制胜能力。为此,要强化战备秩序,落实各级各类战备值班制度;针对暴力恐怖袭击活动的新情况、新特点,周密制定和完善反暴恐预案;严格落实"三分四定"(详见P72),确保装备、物资充实,性能完好;加强战斗精神教育,确保人员政治合格、信念坚定、英勇顽强;一旦发生暴恐事件,优化组织程序,立足就地就近用兵,快速投入,迅速到位,根据现场情况灵活处置,有效遏制危害的扩散和蔓延,为后续行动创造有利条件。

（三）高效指挥

在地方政府和反暴恐工作协调小组的统一领导下实施反暴恐行动,建立健全指挥体系,明确指挥关系;武警部队主要指挥员迅速加入联合指挥机构,自觉服从和接受联合机构的领导和指挥,围绕地方党委、政府的决策意图,充分发挥主观能动性,向联合指挥机构提出合理使用部队的意见和建议,避免处置行动出现失误和偏差;部队内部实施独立垂直指挥,围绕重点关节,严密协调控制,确保指挥顺畅。

（四）密切协同

牢固树立全局意识和整体作战观念,积极与公安、安全、民航、消防、卫生和军队等参与处置行动的各力量搞好协同,建立军警民协同机制,增强整体合力;分队指挥员到一线直接观察和掌握敌情动态,直接不间断地指挥控制所属分队行动;建立和保持顺畅的通信联络,规定明确协同纪律;根据现场事态变化和转换,及时协调所属分队之间的协同动作,保持密切配合;确保处置行动协调一致。

（五）减少损失

保护重要人物、人质生命安全和防止重要设施遭受破坏是反暴恐行动基本目标。反暴恐行动中,必须以保护人质生命和重要设施安全为首要着眼点,科学制定行动方案,针对特定对象、特定手段、特定环境,不拘一格,善于谋局造势,活用战法,尽最大努力避免或减少人员伤亡,保卫重要目标安全。同时配合有关部门做好抢救伤员、救助人质、排爆除险等抢险救援工作,把暴力恐怖袭击活动可能造成的损失降到最低限度。

（六）依法处置

反暴恐行动是武警部队的执法护法行动,必须以国家政策、法律为准绳,确保行动的合法性。要严格遵守国家有关方针政策和法律法规,特别是民族宗教政策。充分尊重少数民族地区的风俗习惯,依据不同性质和情况,合理选择行动方式和手段,正确处理各种敏感事宜。在带有国际背景的反暴恐行动中,要遵循国际惯例,信守我国缔结或加入的双边、多边条约,按照双边、多边条约等展开行动,为国家营造良好的外交氛围,争取外交主动。

第三节 反暴恐力量与运用

反暴恐力量是反暴恐行动所使用各种力量的统称,是夺取反暴恐行动胜利的先决条件。武警部队反暴恐力量的构建,按照"规模适度、布局合理、重点突出、系统配套"的原则,形成了较为完善的力量布局和配置。反暴恐力量主要有:特战分队、机动分队、执勤分队和专业分队等。

一、特战分队

特战分队是遂行反暴恐任务的主要突击力量,主要包括反劫机、特战和特勤等力量。

(一)任务

特战分队主要担负处置大规模暴力恐怖事件以及上级赋予的其他任务。可与其他分队配合遂行反暴恐任务,有时也可以独立遂行反暴恐任务。通常情况下,特战分队担负先期侦察、快速封控现场和先期处置任务;在处置重大暴恐事件中,担负中心区武力突击任务;担负地面反劫机,反劫持车、船等交通工具,营救人质任务;担负上级赋予的其他反暴恐行动任务。

(二)运用

使用特战分队通常是在处置大规模暴恐事件中心区域的封控、侦察、突击等时节。运用时,必须注重与其他力量密切协同和加强特种装备器材保障。

特勤分队主要担负所在省(直辖市、自治区)省会(首府)处置恐怖事件任务,还担负所在省(直辖市、自治区)其他地区的反暴恐增援任务。

反劫机分队主要担负相应任务区域的反劫机任务,并根据需要随时增援所在省(直辖市、自治区)反暴恐任务。

暴恐事件发生后,特战分队要在第一时间迅速到位、先期抗击、先期控制局面、先期组织群众疏散和封控现场。力量允许时,可果断采取措施平息事件。行动中,应当把特战分队作为突击攻坚力量运用,投入到决定行动成败的重点方向和关键部位,发挥特战分队"快"、"准"、"狠"的威力,确保达到战斗目的。

二、机动分队

(一)任务

机动分队通常配合其他分队遂行反暴恐任务,有时也可以独立遂行反暴恐任务。实施快速增援、封控现场、疏散群众、排险救援、搜索、捕歼及控制社会面等具体任务。

(二)运用

暴恐事件发生后,机动分队首先及时向事发现场投入兵力,通常运用于快速增援、封控现场等时节。必要时,可以担负中心区域武力突击任务。担负支援任务时,必须主动加强与被支援分队的协同。担负实施跨地域或跨区增援任务时,根据联合指挥机构的统一部署,启动应急反应程序,快速做出反应、快速开进到位、快速展开封控、快速实施处置。

三、执勤分队

执勤分队是遂行执勤目标反暴恐任务的主要力量,主要担负警卫、守卫、守护、看押、看守和巡逻勤务等任务。

(一)任务

通常担负执勤目标的安全防范和先期处置以及就近支援任务。必要时,支援其他执勤分队遂行反暴恐任务。

(二)运用

执勤分队通常运用于抗击、反击、警戒、封控、搜剿、抢险和救援等时节。执勤分队应积极防范,立足于独立战斗。有其他分队支援时,应主动协同配合。当遭到暴力恐怖袭击时,执勤分队快速组织先期处置,并及时向上级报告和向友邻单位通报情况。邻近执勤分队、机动分队或应急小分队,根据联合指挥机构的统一部署和邻近增援方案,快速反应,对受袭目标和友邻实施有效增援,以反击、围歼和搜剿行动,消灭恐怖分子,确保执勤目标和营区安全。

四、专业分队

专业分队,是遂行反暴恐任务的专门力量,依据自身专业特长,担负机动支援任务或独立遂行任务。主要包括火炮分队、喷火分队、装甲防暴分队、直升机分队、侦察分队、工兵分队、防化分队和警犬分队。

(一)火炮分队

火炮分队主要担负摧毁据点、火力压制、火力遮断等支援任务。通常配合其他分队遂行任务。运用火炮分队时,应当根据火炮的性能和火炮分队的战斗能力科学编组,要加强与其他分队的协同,充分考虑环境因素,正确使用火力,发挥火炮的最佳战斗效能。摧毁坚固目标、火力点和消灭暴力恐怖分子。根据战斗需要,火炮分队应当与突击分队同时前进,适时占领阵地,以突然、准确的火力消灭目标,力争首发命中,支援突击分队行动。对静止目标射击时,应当选择能构成良好射角的地形,摧毁目标。对运动目标射击时,应当待其进至直射距离或迅速前出到恐怖分子运动方向的翼侧,抓住有利时机,将其击毁。对数个目标射击时,应当集中火力首先击毁其对我方威胁最大的目标,然后按照任务区分转移火力。转移阵地时,通常采取交替转移的方法前进。

(二)喷火分队

根据战斗需要,喷火分队通常伴随突击分队行动,对隐藏在洞穴、坑道或建筑物内之敌实施喷火,烧毁其物资器材,震慑和消灭暴力恐怖分子。喷火分队应根据分队指挥员的命令在火力掩护下,隐蔽接近指定目标实施喷射。行动中,分队指挥员应当充分考虑各种特殊环境因素,避开人员居住区和堆放易燃易爆物品等场所,避免间接伤害。

(三)装甲防暴分队

装甲防暴分队主要担负攻击、防暴和支援任务。通常运用于火力突击、封控、输送、破障、驱散、护卫等。根据任务需要,装甲防暴分队可担负为突击分队开辟通路、配合突击分队向暴力恐怖分子坚守的重要目标和坚固据点实施攻击,以及担负迷盲射击、输送、护卫和追击等任务。通常集中使用,配置在便于支援、便于机动的地域。充分发挥装甲车的突击力和机动力,灵活采取引导、支援、搭载的方法,以直接引导、火力掩护攻击分队接敌,或独立向指定目标突击,一举达到战斗目的。运用装甲防暴分队时,应与其他分队加强协同配合,注重扬长避短,加强油料、维修等保障,确保其战斗性能发挥。

(四)直升机分队

直升机分队根据反暴恐任务需要,主要实施空中突击,支援地面部队战斗;进行人员投送和兵力、兵器机动,遂行空投、机降和营救人质,开展空中搜索和侦察等行动;必要时可实施空中宣传、空中指挥和空中保障等行动。

(五)侦察分队

侦察分队是负责侦察、收集、分析、处理和传递反暴恐情报信息的骨干力量,主要担负侦察和情报保障任务。侦察分队既可独立遂行侦察任务,又可与其他分队、兵种及专业分队协同执行任务。侦察目的是为指挥员正确决策和分队反暴恐行动提供及时、准确、翔实、可靠的情报保障,从而具备"敌动我知、敌未动我先知"的能力,确保信息灵、情报准、反应快。要全面而有重点地部署侦察力量,运用各种侦察手段,特别是发挥技术侦察手段的优势,实时掌握情况。同时,应注重与其他情报侦察力量协同,加强侦察器材保障。

(六)工兵分队

工兵分队主要担负搜爆排爆、搜索救援、设障排障等任务,通常集中使用。运用工兵分队时,应加强与公安等部门的配合,充分发挥专业技术保障作用;集中主要力量,保障重点;合理编组,科学处置。破障和搜爆分队,通常由爆破专家和骨干力量编成,配合突击分队(组)在障碍和建筑物上打开通道;或排除现场爆炸物,当发现有爆炸物或可疑物品时,采用人工检查、警犬搜爆、技术器材探测等办法,对爆炸现场及周围区域实施排查,借助电子听音器、X线机等技术器材进行细致检查,重点查清爆炸物的性质、种类和结构,尔后进行处置。对电子遥控类爆炸装置,应在有效实施电磁干扰的前提下,采取人工排除和机器人清除等方法,就地排除或转移销毁。

(七)防化分队

防化分队主要担负对核化生袭击现场实施封控、隔离、侦察、监测、洗消、救护、指导防护等任务。必要时,可担负上级赋予的其他防化任务。运用防化分队时,坚持就近、就地用兵的原则,做到快速到位、快速处置,并善于针对恐怖袭击特点、气象条件、分队能力和不同处置时节等情况,合理部署,科学编组,充分发挥其技术优势,严格按照技术规程,有针对性地展开处置。同时,应积极加强与卫生、防疫等部门的协同配合。

(八)警犬分队

警犬分队是反暴恐行动的重要支援力量,其任务主要有:直接攻击暴力恐怖分子,搜索爆炸物,鉴别暴力恐怖分子的气味,协助突击和搜剿分队搜索、追踪暴力恐怖分子,以及担负巡逻、警戒和搜救等任务。分队指挥员应根据反暴恐任务需要,结合具体情况,科学运用警犬力量,最大限度地发挥其作用。

第四节　反暴恐装备与运用

反暴恐装备作为分队遂行反暴恐任务的物质基础,是战斗力的基本构成要素,对反暴恐行动的成败起着至关重要的作用。在反暴恐行动中,精良的装备是最大限度地保护人民群众、打击暴力恐怖犯罪的重要保证。因此,武警部队必须建设信息化作战系统,提高指挥控制、现场感知、高效破障、精确打击、快速制胜的能力,达到国际一流的精良装备标准,以有效履行保卫国家安全、维护社会稳定、保障人民群众安居乐业的职能使命。反暴恐装备有多种分类方法,通常按照其用途进行分类,主要包括:侦察装备、破障装备、攻击装备、防护装备和排爆装备等。

一、侦察装备

侦察装备就是利用声、光、电等技术手段,完成侦察、探测、搜索、观测等任务的装备器材。根据性能、用途和使用场合,可分为侦听(视)器材、探测器材等。

(一)侦听(视)器材

侦听(视)器材可分为侦听器材、侦视器材等,主要有望远镜、红外(微光)夜视仪、爬墙机器人、软管窥镜、旋转棱镜和潜望镜及有线窃听、隔墙听、数字加密窃听器,领带、纽扣式微型摄像机,伪装手机、袖珍侦察包和手机侦听系统等。望远镜、红外(微光)夜视仪等可采取定点观察和区域观察、固定观察和机动观察、抵近观察和远距离监视相结合的方法,对暴力恐怖活动现场情况进行不间断的观察、监视;爬墙机器人、软管窥镜、旋转棱镜、门下观察镜、红外伸缩观察镜、穿墙观察镜、热成像仪、猫眼反馈镜、潜望镜及有线窃听、隔墙听、数字加密窃听器等监视、窃听侦察器材等主要用于抵近侦察时采用;针式软管窥镜可通过微小空隙对目标进行窥视,并能对观察到的情况进行抓拍、储存和测距;爬墙机器人主要用于对高层建筑和侦察人员不便接近的位置实施侦察;领带、纽扣式微型摄像机,伪装手机,袖珍侦察包和数字加密窃听器等隐蔽摄录装备主要用于化装侦察时;刀片式监听器,主要隐藏在恐怖分子所需的食品、饮料、药品等包装箱体中,对现场实施秘密语音侦听;手机侦听系统,可截获 GSM 手机、CDMA 手机的可疑短信息,并对现场语音通信进行侦听。无人直升机、手抛无人机等主要对恐怖活动现场实施空中侦察,用于查明恐怖活动现场建筑群的位置关系、建筑物顶部结构、敌情等,并对暴力恐怖分子实施不间断的空中侦察、监视。

(二)探测器材

探测器材主要有隔墙探测雷达、地道探测仪、X 线背散射透视侦察车等;隔墙探测雷达主要用于对建筑物内进行搜索,可对人体具有概略成像功能;地道探测仪主要用于查明地道情况时使用;X 线背散射透视侦察车,利用 X 线成像和广域扫描技术,用于对交通工具、非砖混结构建筑物等大型目标进行非侵入性移动成像侦察;红外成像单兵雷达,主要用于对隐蔽的移动人体进行跟踪、识别。

二、破障装备

破障装备就是在建筑物和交通工具的门窗等相关部位打开缺口,以及破除暴力恐怖分子设置的障碍物,确保突击分队突入现场的装备器材。破障装备主要有:攀登突击车、升降平台车、套装破拆工具、液压破门器、柔性聚能爆破切割器和破门弹等。

(一)破拆装备

液压破门器主要用于突击时快速破门、开启门等;套装破拆工具主要用于突击时快速破拆各种门窗等;玻璃聚能爆破切割器,主要用于对交通工具和建筑物的各类型玻璃整体爆破切割;交通工具门窗玻璃破碎装置,装配在防弹运兵车上,用于对公共汽车挡风和侧窗玻璃实现一次性完全破拆;击发式破拆倒刺梯,用于破拆普通钢化玻璃;破拆切割锤,主要用于破拆夹层、贴膜、钢化等各种常用玻璃;破拆倒刺耙,主要用于破拆普通钢化玻璃,通常与破拆切割锤配合使用;车载式撞击倒刺耙,主要针对汽车前风挡等夹层玻璃破拆。

(二)攀登装备

攀登突击车和升降平台车主要用于反恐怖行动中运送投放兵力到指定地点(楼房、飞机等)并为攻击行动提供支援,主要具有辅助攀登和跨越障碍等作用。

三、攻击装备

攻击装备就是对暴力恐怖分子实施打击和抓捕的武器装备。主要包括非致命性武器和杀伤性武器装备。

(一)非致命性武器

非致命性武器是指使暴力恐怖分子暂时失去抵抗能力的武器,主要有催泪弹、低侵彻弹、爆震弹、强光致盲弹等。催泪弹在反暴恐行动中通常用于对付藏身于封闭或半封闭空间中的目标,使其暂时失去抵抗能力;爆震弹主要用于对付劫持人质、飞机等的暴力恐怖分子,利用爆炸产生的震荡效应,可使暴力恐怖分子产生眩晕、惊恐的感觉,使其暂时失去抵抗能力,为突击队员行动提供有利战机;闪光致盲弹主要适宜在黑暗处和房间内使用,可立即使人眼暂时性致盲,头脑发晕,从而为突击行动创造条件。

(二)杀伤性武器

杀伤性武器是指用于反暴恐行动中对暴力恐怖分子进行杀伤性致命打击的武器,主要有手枪、突击步枪、狙击步枪和弓弩等。手枪主要用于近战或在狭小空间内使用,可配用低侵彻弹,在飞机等特殊空间作战时使用;自动步枪可配用低侵彻杀伤步枪弹,主要用于人员密集场所的反劫持作战行动,由于其侵彻力低,不会造成穿透杀伤;狙击步枪主要用于精确打击单个暴露的暴力恐怖分子;配用穿障狙击弹时,主要用于狙击交通工具、建筑物内的暴力恐怖分子;微光瞄准镜,主要配备在狙击步枪上,在夜间射击时使用;双束激光瞄准指示器,用于迅速指向射击目标;激光测距仪,主要装备在狙击组,用于精确测定目标距离。

四、防护装备

防护装备就是防范暴力恐怖袭击,保护自身安全的装备器材。分队反暴恐行动中所使用的防护装备大致分为防弹装备、防护装具和防化装备三大类。

(一)防弹装备

防弹装备是指防御直射武器所发射的弹丸和小口径曲射武器所发射的弹丸碎片的装备的总称。主要包括装甲防暴车、防弹运兵车、防弹衣、防弹盾牌、防弹头盔、防弹面罩等。防弹头盔及面罩是有效保护战斗人员的头部、面部和眼睛的单兵防护装具;防弹衣是用于战斗人员躯干免受枪弹、弹片及非贯穿性伤害的单兵防护装具;防弹盾牌主要作为担负武力攻击任务突击队员的单兵防护装具,可有效增强突击队员的防护能力,提升战斗力;防弹运兵车主要用于在武力对抗比较激烈的场合中机动兵力。

(二)防护装具

防护装具是指用于防御和抵挡棍棒、石块、刀斧、针刺等袭击以及具有防火、隔热功能的防护装备的总称。主要包括作战面罩、护目镜、护肘、护膝、护腿、作战靴、防割刺手套、防火隔热装具等。作战面罩主要用于突击队员的伪装;护目镜主要用于保护战斗人员的眼睛,用于防风沙、防碎片、防灰尘及防雾;防火隔热装具主要用于战斗人员在相应条件下执行反恐任务时穿着,可有效阻燃、隔热、抗静电等。

(三)防化装备

防化装备是指执行核化生战剂预防、侦检、消毒等任务时,单兵所穿用的防护服、防护面罩以及侦检、洗消等装备的总称。主要包括防化侦察车、喷洒车、淋浴车、侦毒器、化学事故应急检测箱、防毒面具、防毒衣、正压式空气呼吸器等。防毒衣是战斗人员在染毒地域执行任务时穿着,与防毒面具、防毒手套、防毒靴等配套使用;正压式空气呼吸器主要是战斗人员在浓烟、毒气或缺氧等环境下作战时使用;防化侦察车主要用于快速抵达污染现场实施侦察,化验化学毒剂、有毒有害物质,确定其种类和概略浓度等;侦毒器主要用于查明染毒空气、地面、技术装备及其他物体表面上的各种毒剂种类,并概略测定染毒空气的毒剂浓度,收取染毒的土壤、植物、空气、水和毒烟等样品;喷洒车主要用于对染毒地面实施消毒,对装备实施洗消等;淋浴车主要是对遭受核或化学袭击人员实施消除和消毒后的卫生处理。

五、排爆装备

排爆装备就是利用搜寻、识别、排除和销毁爆炸的装置,或减轻爆炸破坏危害的装备器材。主要包括爆炸防护器材、储存转运器材、处置器材和综合器材等。

(一) 爆炸防护器材

爆炸防护器材是指排爆人员在爆炸现场对人和物进行防护的专用器材。主要包括排爆服、搜爆服、防爆毯和频率干扰仪等。排爆服主要是排爆专业人员在爆炸现场排除爆炸物时使用,能够对人体进行最大范围和最有效的防护;搜爆服用于排爆专业人员搜寻爆炸物,能够对人体进行有效防护,避免爆炸时碎片对人体产生伤害;防爆毯主要用于覆盖爆炸装置,以削弱和减轻爆炸冲击波、碎片对周围的破坏及杀伤作用;频率干扰仪主要用于排爆现场和重要目标保卫现场干扰无线窃听、窃视和遥控爆炸装置等,使恐怖分子无法窃听、窃视及遥控起爆。

(二) 储存转运器材

储存转动器材是指专门用来储存和运输危险爆炸物的器材。主要有固定和车载式两种。固定式防爆罐主要用于重要场所应急存放爆炸物;车载式防爆罐(球)主要供排爆人员将爆炸物或可疑物临时存放并运至安全地点。

(三) 处置器材

处置器材是指排爆人员在现场处理或排除爆炸装置时使用的专用器材。主要有排爆专用工具组、排爆杆、爆炸物销毁器等。排爆专用工具组既有用于远距离移动及开启可疑物的绳、钩、线,又有用于剪线割包的刀、剪、钳等;排爆杆主要用于排爆人员短距离转移爆炸装置;爆炸物销毁器俗称"水枪",主要用于销毁爆炸危险物品及不明可疑危险品。

(四) 综合器材

综合器材主要用于运送排爆人员、携运排爆器材和储运爆炸物品等工具,主要是指排爆车。排爆车内装有各种供防爆安全检查和排爆使用的器材,主要携运处置涉爆事件所需的安全检查、爆炸装置探测、爆炸装置处置及防护等器材。

(胡　博　赵东海　曲海燕　李全岳　胡　赟)

第二篇

反暴恐医学救援管理

>> 第一章
反暴恐医学救援体制

反暴恐医学救援体制是指在反暴恐医学救援工作中,卫勤机构设置、隶属关系、权力及职责划分等方面的组织体系。反暴恐医学救援组织实施要快,要以最快的速度将医疗物资运送到位、医疗救援力量调集到位,确保能以最快的速度对伤病员进行医疗救护。因此,卫勤指挥员必须要及时准确掌握反暴恐行动的最新动态,并进行信息综合分析判断,迅速做出决断,安排部署工作。然而,当前体制下在应对暴恐事件时,由于救援行动涉及范围广,参与部门多,指挥机构与保障机构之间的数据信息也没能实现实时互通共享,信息传递不够快速、准确,工作部署不到位,人员调集不够及时,造成医学救援工作不够顺畅。

根据反暴恐医学救援行动的特点和难点,提出反暴恐医学救援组织指挥体系,确立反暴恐医学救援救治体系,进行医学救援队的抽组、工作部署等是保障反暴恐医学救援工作顺利完成的前提。

第一节　反暴恐医学救援主要特点

反暴恐医学救援是指为保障执行反暴恐任务的官兵及地区群众身心健康、维持反暴恐任务地区良好卫生状况而采取的一系列卫生救护措施。构建反暴恐医学救援体制和应急救援队受内部环境和外部环境等诸多因素影响,其中反暴恐医学救援的特点就是其约束因素之一,现分析如下。

一、对军事行动的从属性

反暴恐医学救援的地位和作用不容忽视,但它毕竟只是一种保障性和服务性的工作,必须服从于反恐军事行动,服务于反恐部队官兵和受害人群。反暴恐医学救援的原则、实施方案及保障模式等都是由反恐军事行动决定的。医学救援分队要与救援官兵一起奔赴反恐怖袭击的最前线,深入恐怖袭击现场进行伴随医疗保障。因此,反恐军事行动的方式、持续时间也决定着医学救援的方式和持续时间。

二、时间上的应急性

由于恐怖组织在实施暴恐活动前均严密组织,周密计划,且行动突然,变幻莫测,十分隐蔽,时间、地点都难以预料,这就要求反恐部队快速反应、快速机动、快速展开,立即投入战斗。反暴恐医学救援队要随部队一起行动,医学救援常处于被动状态,没有专门的准备时间。因此,反恐行动的紧迫性和复杂性决定了反暴恐医学救援工作的应急性。

三、救援力量的多元性

随着恐怖袭击的国际化加剧,并逐渐成为全球化公害,反暴恐医学救援力量的多元性会更加突出。恐怖分子大多选择在繁华地区、人员密集、流动性大的地段发动暴恐行动,短时间内容易造成大量无辜老、弱、孕、妇女和儿童等伤亡。反暴恐医学救援要保证受害受伤人群的现场急救、伤病员转运、卫生防疫及心理救援等能快速、规范、有序实施,需要通讯、运输、武警、消防、医疗、防疫等部门的密切配合,这就导致救援力量呈现多元性的特点。

四、保障对象的多样性

反暴力恐怖袭击行动属于国家行为,其参与人员数量众多,军兵种复杂。医疗保障对象多样,既要保障反暴恐官兵的身心健康,又要对受伤的地方人员进行紧急救治。尤其是地方受伤人员当中,既有无辜群众,也有暴恐分子,而对于后者救援人员除要实施医疗救治外,还要随时提防其再次破坏滋事,从这方面来讲反暴恐医学救援不再是单纯的医疗保障,而是兼具医疗和战斗的双重属性。

五、涉及学科的广泛性

反暴恐医学救援不同于传统的突发事件急救医学,其是一项庞大的系统工程,涉及灾难医学、临床医学、预防医学、护理学、心理学,以及社会学、管理学、工程学、通讯、运输、建筑和消防等多门学科,包括伤员搜救、自我防护、检伤分类、现场救治、伤员转运、院内专科治疗和心理干预等内容,需要政府主导、多部门协作、全社会力量共同参与。

第二节　反暴恐医学救援存在的问题

边境地区地理位置特殊,人群结构复杂,人员流动性大,是恐怖分子进行恐怖袭击活动的重点地区,尤其是近年来,恐怖分子受宗教、邪教等极端思想影响,暴恐活动多发频发,严重影响国家稳定和人民生命财产安全。当前,国际上许多国家的反暴恐医学救援体制已初具雏形,而我国在这方面仍准备不足,大多数医护人员几乎从未处理过此类重大突发事件,医学救援工作中还存在许多亟待改进的问题。

一、组织指挥体系不够健全

应急医学救援是反暴恐行动的重要环节,医疗救援分队除了救治伤病员外,还要做好恐怖袭击后的卫生防疫和心理辅导工作,需要动用大量卫生资源,协调多个部门间的合作。然而,目前我国尚未构建系统的反暴恐医学救援常设机构,公安武警人员短缺,一时应对能力不强,暴恐事件发生时,通常由各级政府在原急救网络的基础上组建临时组织机构,紧急实施医学救援。临时组织机构组成力量多元,既有公安、武警、消防、部队卫生力量参与,又有地方卫生人员参加,其构成单位多,隶属关系各异,彼此间沟通了解少,医学救援协同难度大。

二、没有专业救援人才队伍

我国对反暴恐工作十分重视,建立了反恐专业机构,成立了反恐特种部队,出台了相关法律法规及处置暴恐事件的战略行动计划,各地政府也纷纷加强了反暴恐力量建设,反暴恐效能显著提高。但在反暴恐应急医疗救援方面仍准备不足,医学救护力量相对薄弱,各地没有专业的反暴恐医学救援机构,恐怖事件发生时,大多还是依赖现有的"120"急救组织和各医院的急救中心临时参与应急救援。大部分医务人员没有经过专业的反暴恐医学救援训练,对暴恐事件的处置经验不足,对伤病员的现场救治能力不够强。

三、缺乏针对性预案和演练

反暴恐应急医学救援是一类特殊的救援行动,具有很多不确定因素,除了要进行常规救治外,还应考虑以下问题。①救护人员的自我防护。医疗救护人员到达暴恐现场时,袭击活动可能还没有结束,暴恐分子还可能袭击救援人员,因此,如何进行自我防护也是需要考虑的问题。②恐怖袭击事件包括核恐怖袭击、化学恐怖袭击、生物恐怖袭击、爆炸恐怖袭击、人质劫持袭击等,一般的医学救援人员没有经过上述特殊防护和救援训练,不能承担相应救援任务,科学制定预案,进行特殊反恐怖袭击的演练,是圆满完成医疗救援任务的保障条件。③如何完成特定条件下的反暴恐医学救援,例如:夜间搜寻、救治伤员。据笔者了解,目前仅有部队医院的应急医疗队进行过相应的防暴恐医学救援训练。

四、各部门分工不明确

应急医疗救援队伍在反暴恐事件中应由现场指挥人员统一指挥,但是反暴恐行动的早期,公安部门更多的注意力往往放在如何应对暴恐分子上,容易忽视医学救援力量,没有专人指挥医学救援。公安部门和卫生部门各自为政,医学救援往往呈现多头指挥,不能做到协调一致,不能充分发挥救援力量,造成医疗救援不顺畅。

五、专业装备与药材储备不够

恐怖分子实施暴恐手段多样,导致伤员伤类多而复杂,有烧伤、锐器伤、挫伤,有颅脑伤、四肢伤,也有放射性损伤、毒剂伤,有时甚至爆发烈性传染病。由于短时间内出现批量伤情复杂、伤势严重的伤员,需要大量特殊急救药品器材。然而,医院平时储备较多的是常规药品和一般应急救援物资,解毒药品及防核化生器材的储备比较少。当核化生恐怖袭击发生时,当地卫生机构往往会发现特需药品器材储备不够或缺乏,此时如果交通设施被破坏,后方物资供应不上,常用的现场急救器材如加压止血带、夹板、敷料,以及血浆代用品、手术器械、呼吸机、监护仪、人血白蛋白、多巴胺注射液不足、救护车和担架等基本医学救援物资短缺,就会加大应急医疗救援工作难度。

六、后送组织不力

由于恐怖事件往往导致大批伤员,单靠现场的救护车往往不够,加上救援现场的特殊环境,容易阻碍医学救援工作的顺利进行。边境地区,卫生资源欠发达和交通不便的情况更加突出。例如俄罗斯别斯兰市的人质救援事件中,由于现场指挥混乱,救援车辆设备不足,信息不通畅,出现伤员被送到一所医院后发现救援力量不足又转送到另外一所医院的情况,延误了伤员救治,浪费了资源,还造成政府卫生系统的混乱。

七、自救互救能力不强

暴恐袭击导致的伤病员多,并且伤员多为普通民众,未经过应急救援相关知识的培训,在暴力恐怖事件突发的复杂环境下缺乏自救和互救能力;医务人员自身也因长时间疲劳工作,甚至挑战极限,导致自身防护能力下降。

第三节　军队反暴恐医学救援组织指挥体系

根据暴恐事件的不同形式和规模,在军事指挥部门及各级后勤指挥部门统一领导下,军队应建立总部、军区(军兵种)和任务部队三级卫勤指挥体系。当突发暴恐事件规模较大时,可增设区域卫勤指挥机构。

一、总部应急医学救援指挥组

总后卫生部应成立应急医学救援指挥组,并根据暴恐事件应急医学救援的具体任务和特点成立专家咨询组,其基本职责如下:

(一)传达贯彻国务院、中央军委处置暴恐事件的有关指示;

(二)了解和掌握暴恐事件相关情况,提出医学救援建议;

(三)制定医学救援方案和计划,参与重大暴恐事件的卫勤组织指挥与决策;

(四)统一组织、协调和控制医学救援行动;

(五)组织建立医疗后送、卫生物资保障体系,明确任务及保障范围;

(六)受理各军区、军兵种医学救援请示与报告,提出应急处置指导意见;

(七)建立医学救援信息库,汇总和分析相关信息;

(八)组织医学救援行动监督和评估,组织专家咨询组开展工作。

二、军区(军兵种)应急医学救援指挥组

军区(军兵种)联勤部卫生部的应急医学救援指挥组,基本职责如下:

(一)传达贯彻总部应急医学救援指挥组、军区(军兵种)处置突发事件领导机构有关指示;

(二)了解应急医学救援相关情况,制定本系统应急医学救援方案计划;

(三)负责本系统应急医学救援行动的卫勤组织与协同;

(四)承办地方和军区(军兵种)相关事宜。

三、方向(区域)应急医学救援指挥组

当发生特别重大的暴恐事件时,可根据军事后勤确定的方向或区域,在军区(军兵种)应急医学救援指挥组下增设方向(区域)应急医学救援指挥组,组长由负责该方向(区域)的军事指挥员指定,成员由隶属的卫生机构抽调组成。其基本职责为:

(一)贯彻落实上级相关决定和指示,负责组织指挥本方向或区域内的医学救援;

(二)承担与军区(军兵种)有关部门的医学救援协调;

(三)指导所属部队开展医学救援相关工作。

四、任务部队应急医学救援指挥组

任务部队应急医学救援指挥组在本级后勤领导和方向(区域)应急医学救援指挥组指导下,组织协调所属卫勤部(分)队实施医学救援。其基本职责:

(一)贯彻执行上级有关法规制度和要求;

(二)拟定本单位应急医学救援的方案和计划;

(三)掌握部队医学救援中可能突发的紧急情况,并组织部队开展突发事件的预防、应急措施的培训工作;

(四)组织、检查、指导所辖卫勤分队做好暴恐事件各项应急处置工作;

(五)搜集和报告任务部队医学救援的处置情况。

五、军队各级医院应急救援指挥组

作为反暴恐尤其是边境地区反暴恐应急救援的中坚力量,一般由医院领导、医务部(处)、院务部(处)、门诊部、外科以及其他相关科室的领导和专家组成指挥组,明确各自职责和分工。在救援中应与上级领导机关随时保持正常联系状态,确保各级命令能够畅通无阻;各级指示、命令能够及时迅速传达到末端并得到有效执行。一旦有需要,军队卫勤指挥机构能够迅速纳入军地联合指挥部,受统一指挥协调,减少应急响应环节,确保救治质量。

第四节　反暴恐医学救援救治体系

2003 年 SARS 之后,我国开始着手组建国家级卫生应急救治队伍。2003 年 9 月,国家卫生部下发《关于建立应急卫生救治队伍的意见》的通知,要求各省(自治区、直辖市)、地(市)建立应急卫生救治队伍,并规范队伍建设目标、原则、管理、配套政策及培训演练等。国家卫生部汇集各省市应急卫生救治队伍的信息,成立国家应急救治专家库,其成员由不同专业领域的专家组成。突发事件发生时,由国家卫生部根据应急救治实际需求,统一调度、统一指挥,必要时从各省市应急救治队伍中调集人员实行跨区救援。

2004 年 7 月,国家卫生部根据重大自然灾害救灾防病和反恐医学救援工作需要,指派北京、天津、山东、江苏、上海、广东、新疆等省(自治区、直辖市)卫生厅(局)组建国家级救灾防病应急队伍和反恐怖医学救援队,其中北京、天津、山东、广东、上海每省(直辖市)各 2 支应急救治队伍,分别承担自然灾害救灾防病和反恐医学救援工作。

军队作为国家反暴恐行动的基本力量,担负着防范和打击暴恐活动的神圣使命。军队建制医疗卫生机构力量是反暴恐医学救援的主要力量,必要时请地方医疗机构支援,在执行反暴恐任务时,要实行军、警、民联合救治。

根据军队的特点、基本任务和编制序列,统一构建以总部—大单位—联勤分部—基层部队四级卫生部门为基本框架的反暴恐医学救援救治体系,统一规划配置方案、统一调配卫生资源、统一部署卫生力量。在重点地区(新疆、云南、广东等边境地区)成立反恐应急医学救援小分队和核化生快速反应救援队,在接到救援指令后,有关人员和行动队员快速反应,及时赶到暴恐现场,火速投入救援工作,对伤员实施初级生命救护后,迅速进行分类后送,并且在转运与后送途中实施不间断的救护措施,使伤员在最短时间内得到必需的救治。随着现场秩序的恢复以及其他救援力量的陆续补入,武警救援分队、部队医院在统一指挥下,协同地方医疗救治机构,对危重伤病员实行高级生命支持,就地、就近、越级把危重伤病员后送至有条件的医院进行专科治疗。

反暴恐医学救援与一般突发公共卫生事件的医学救援不同,构建反暴恐医学救援救治体系须遵循以下原则。

（一）平战结合原则

明确党委领导、政府主导、分级负责、属地为主、军地结合、部门联动、依法科学、以专为主、社会参与的应急管理体制,和医学救援补偿、应急物资储备与调配、统一急救号码（120,999,110,119）、医学救援特许标识通行的机制。强化区域医学救援规划,优化资源,把反暴恐医学救援救治体系建设纳入军队卫生战备建设中,以平时为主,战时为辅,平战结合,救治体系与卫生战备相互协调,保证平时与战时、应急状态与常态保障转换的连续性。

（二）建制保障与支援保障相结合原则

建立反恐医学救援科学决策、统一指挥、信息化管理指挥平台。建制保障是指按部队建制层次从上到下逐级实施的医疗保障。建制保障与部队按建制参与反暴恐行动同步实施。支援保障是指反暴恐行动规模大,参与救援力量多,行动时间长,人力、财力、物力需求量大,本建制部队已不能单独完成保障任务,需要相邻的部队给予支援的保障。

（三）军地协同原则

反暴恐医学救援任务紧急,要求各救援力量能够迅速整合,共同行动。反暴恐医学救援涉及军队、地方等多种医疗机构,参与救援力量多元,指挥协同关系复杂,迫切需要构建反暴恐医学救援军地协同机制,通过协同合作保证多种救援力量的衔接与连续性。须加强我国反恐医学救援法制和应急预案研究,尽快制定国家反恐医学救援法规,构建反恐医学救援应急预案体系,使反恐医学救援运行逐步走向法制化、规范化。

第五节　反暴恐医学救援训练方法

机动卫勤分队是军队医院为顺利完成多样化军事任务而组建的,平时主要执行抗洪抢险、抗震救灾等突发事件的医疗保障任务。随着我国面临恐怖威胁逐渐严重化,军队医院机动卫勤分队随时要奔赴暴恐现场参与应急医学救援任务。由于恐怖袭击与其他非战争军事行动在救援对象、技术条件、药材装备等方面均存在相当大的差异,对机动卫勤分队的要求也有所区别。为提高机动卫勤分队反暴恐应急医学救援能力,应对其进行针对性训练,方法如下。

一、深入思想发动,打牢训练基础

（一）科学抽组分队成员

近几年,由于部队进行精简整编,很多军队医院的一线医务人员比较缺乏,再加上医务人员外出进修、学习深造等流动性较大,给机动卫勤分队的人员抽组带来一定困难。医院在人员抽组上注重骨干人才的选拔和培养,按照"科室推荐、民主评议、机关考核、党委研究、正式预任"的程序进行抽组。主要从外科、急诊、重症医学及手术科室等选拔人员,选拔要求按政治思想稳定、作风纪律严明、心理素质过硬、多次参加各项灾害现场救援、掌握灾害现场救治、专业技术精湛、野外生存能力强的原则进行。人员一经选出后,要保持相对稳定,无特殊情况不再变换调动,并建立替补制度,保证人员在位在岗。

（二）加强战备思想教育

长期受和平环境影响,一些年轻医务人员战备观念淡化,认为恐怖袭击在境外发生的多,而在国内发生的极少,反暴恐意识不强。面对这一思想状况,做好卫勤分队反暴恐应急医学救援训练首先要转变成员的思想观念,举例说明当前我国面临的恐怖威胁风险增高,恐怖分子实施暴恐手段越发血腥残忍、暴恐范围越发广泛、恐怖危害越发严重,反暴恐工作需要常态化的现状,激发医务人员的忧患意识,增强其反恐维稳的责任感和紧迫感,调动人员参训的积极性。

（三）合理制订训练计划

由于恐怖袭击手段多样,造成的伤害程度不一,要求分队成员能够"一专多能、一人多用",在反暴恐应急医学救援中既要进行早期救治,又要担任早期部分专科治疗任务,必要时还要做好心理健康教育及心理干预工作。因此,分队在训练中要加强全科医师能力的培养,切实提高分队成员"全维救治"的能力。根据上述要求,并结合反暴恐应急医学救援工作实际,合理制订训练计划,包括受训人员、训练时间、训练内容、训练方法、注意事项及考核形式等方面。同时,成立训练领导小组,负责对整个训练过程的监督,确保训练工作落到实处。

二、紧贴保障需求,突出训练重点

（一）突出现场特点练救援

要实现反暴恐应急医疗救援的目标,应根据暴恐活动伤病员发生的特点和救治需要开展针对性训练。遭遇恐怖袭击时,伤员数量多,发生集中,伤病情况轻重不一。因此,机动卫勤分队应突出现场急救、野战外科技术、批量伤病员流转等相关科目训练。同时,根据医院所处地域及执行任务时可能接触的环境,加强地理环境、民族宗教知识、热带医学、卫生防疫学的学习,大力开展反暴恐应急救援专业知识、医学基本理论知识及操作技能训练。另外,由于机动卫勤分队受编制名额限制,在特定情况下并不能抽组所有专业人员,所以,还需要兼学内科、妇科、儿科、影像、护理等相关知识。

（二）突出快速救治练机动

作为反暴恐应急医学救援行动的末端实施单元,机动卫勤分队的机动性主要体现在一个"快"字。机动卫勤分队在下达命令前就必须保证人员、装备、物资等各就各位。这就要求医院平时的战备管理工作必须落实到位,即人员抽组有方案、物资存放有登记、装备车辆勤保养、救援行动有预案,并进行模拟训练,检验各个环节的准备状况。只有这样,才能确保接到救援任务时,能够立即启动紧急救援预案,迅速集结救援人员,马上调集急救设备、药品及解毒制剂等,快速奔赴现场进行紧急救援。

（三）突出自身安全练防护

恐怖分子袭击目标不固定,卫勤分队在抢救伤病员的过程中,也有可能受到伤害。因此,为了保护自身安全,以便顺利抢救伤病员,机动卫勤分队在训练抢救伤病员的同时,还要积极做好防护训练。理论是实践的先导,反暴恐应急医学救援防护训练必须先把理论知识研究清楚,再进行模拟演练。防护知识包括寻找伤病员过程中的防护知识、接近伤病员过程的防护知识、现场急救、搬运、集中隐蔽伤病员时的防护知识,以及核化生条件下抢救伤病员时的自身防护知识等内容。

三、拓展训练途径,创新训练方法

(一)依托平时工作练技能

军队医院要收治军地伤病员,平时业务工作繁重,而暴恐活动的危险性增大对机动卫勤分队的训练时间和强度要求更高。为缓解工训矛盾,医院要拓展训练途径,依托平时工作训练急救技能。一方面,依托急诊科,建立创伤急救训练基地,对分队成员采取岗位轮换、交替代职的方式进行轮训,提升分队的综合素质和跨科诊疗能力;另一方面,医院急救中心与"120"急救中心、地方医疗机构急救中心联动,分派分队参与平时交通事故、意外伤救治、灾害医疗救援等工作,让每个岗位、每次任务、每个场所都成为锻炼急救技能的平台,使分队的急救水平在平时工作中得到训练提高。

(二)结合科研促进理论创新

反暴恐医学救援处于学科交叉领域,国内尚未开展系统研究,可用于指导救援的科学理论比较少,面对越来越紧迫的任务,开展反暴恐医学救援研究势在必行。为此,医院在进行反暴恐应急医学救援训练过程中,还应积极研究爆炸、劫持、枪击、纵火、刀斧砍杀、驾车冲撞等恐怖袭击的伤害特点、救护原则及救援时的自身防护措施,采用专门的模拟动物实验探讨恐怖袭击伤员的最佳急救方法,为制定机动卫勤分队参与反暴恐应急医学救援的行动对策、参考预案奠定理论基础。

(三)抓好模拟训练积累经验

我国在既往的暴恐医学救援行动中,军地各部门仅在各自的职能范围内实施医学救援,忽视了救治经验的积累,导致能够借鉴的经验十分有限。抓好模拟训练可检验机动卫勤分队的实际救援能力,并积累救治经验。医院应把机动卫勤分队拉到野外复杂生疏的地形上,采用各种手段模拟事故现场,开展快速装载、紧急拉动、立即展开、马上救治及迅速撤收等科目的强化训练,并选择在雨、雪、干旱气候条件或夜间微视环境下开展训练,使机动卫勤分队能够快速适应恶劣环境并投入救援行动中。同时,积极参与体系部队的实战演习和野外驻训的伴随医疗保障工作,不断积累医疗保障经验。

第六节 构建反暴恐医学救援军地协同机制

由于反暴恐行动需要军、警、民密切联合,因此,构建反暴恐医学救援军地协同机制,处理好各级救援团队之间的关系,对提高应急医学救援能力,降低伤病员的致残率和死亡率具有重要意义。

一、建立军地协同反暴恐医学救援组织体系

(一)完善反暴恐医学救援组织机构

我国具有以国务院为最高行政领导机构的应急管理体系,在国务院总理领导下,国务院常务会议和国家相关突发事件应急指挥机构负责突发事件的应急管理工作。2005 年军队也建立了在党中央、国务院、中央军委统一领导下的集中指挥、分级负责、分类管理的应急管理机制。但是,我国幅员辽阔、人口众多,近年来国家反暴力恐怖形势日益严峻,大规模、多点位、事发突然的暴恐事件成为可能;边境地区特殊的地缘、政治、社情等也要求成立相应的组织机构

使军民应急医学救援融合一体化,如各省(市、自治区)卫生厅设立了应急处(办)等单位。

虽然目前军地卫生机构能达到信息共享、多部门联动,但是边境地区尚存在应急准备不足、响应不及时、卫生资源筹划与部署不到位、军地协同渠道不通畅等问题。究其原因主要是反恐医学救援意识不够浓厚,救援指挥机制不够完善,救援运行流程不够规范。因此,需建立军地协同的医疗保障长效机制,由地方行政领导直接管理,部队配合组织指挥,分别按建制地形成两级梯次配置,地方形成自治区、市、县医院和乡、镇卫生院梯次配置。根据各级医疗保障任务,明确各级医疗部门与地方有关部门之间、医疗各个部门之间的职责分工,确保医疗保障的顺利实施。除发生暴恐事件时建立协同工作组外,平时也应成立军地协同机构,建立经常性的联席会议制度,加强交流沟通,共同研究解决问题,修订预案和标准,不断完善军地协同机制。

(二)完善反暴恐医学救援法规制度

我国相继制定、颁布了以宪法为依据,以《突发事件应对法》为核心,与相关单项法律法规配套的应急管理法律体系。边境省区更应根据形势的变化和反恐斗争的特点,按照统一领导、综合协调、分类管理、分级负责、属地管理的原则,通过立法的形式确定军地一体的专门反恐机构。虽然我国各省(市、自治区)已在卫生厅成立了应急处(办),但在开展宣传、培训、协调反恐卫生保障工作上,以及与其他地区反恐机构进行沟通合作上还存在差距,特别是需要与军队医疗应急管理机构进行工作上的对接。军地协同联合医疗保障机构成立后,还应重新审视卫生动员法规和制度,建立符合当地反恐斗争要求的补充性卫生法规,用法律、法规和制度解决好军队与武警、地方之间的关系,提高卫生动员的时效性。同时要建立健全医疗后送等方式方法、信息共享与整合等制度和实施细则,明确军地在应急医学救援中的权利和义务;还要建立军地统一的应急医学救援搜救伤员及救治伤员的标准,规范医学救援处置规程和流程,保证伤病员救治工作的连续性。

(三)联合组织卫生应急备勤

卫生应急备勤是指针对可能发生的突发事件人员伤害所采取的在指定地点整装待命,随时准备紧急救援的保障活动。新疆"7·5事件"及其后续的"针刺事件",均属于人为故意制造的群体性事件,但是特殊的地缘关系与社情,存在着暴力恐怖组织隐匿性较强且对社会危害和影响巨大的潜在威胁,使备勤任务指向性多样,可能造成的伤类、伤型复杂,这就要求卫生应急备勤的专业性与科学性更高。因此,军地一体的联合卫生救援指挥机构应在地方政府的统一领导下协同合作,做好应急备勤的组织、计划、协调和控制,并做到"三个明确",即明确军地卫生应急备勤的组织任务分工与工作标准,明确军地救治力量的分级部署与后转要求,明确保障程序、内容与方法。同时,以事件预防为主进行预案拟制,为政府和军队提供辅助决策依据。

二、构建军地协同医疗资源管理体系

(一)合理布局医疗资源

高效的医疗资源管理是对军地一体实施反恐医疗保障有效性的重要支撑,甚至可能成为反恐卫生应急保障成败的关键因素。不少边境地区有"110"和"120"社会联动机制,但与军队卫生机构没有形成有效的合力,医疗资源管理对接程度较弱。不同级别的军、警、地方卫生机构,应组织对每一个卫生机构应当配置多少资源才能在反恐医疗保障中使资源的供应达到最优进行预案设计。

（二）统一管理医疗资源

由于同一城市可能出现多点反恐行动,造成救治机构无法同时满足救治需求的情况,虽然资源布局的优化工作是卫生资源有效供给的必要条件,但实施力量及其资源的合理运用也非常重要,因此,应对军地医疗力量进行统一的保障编组,明确一线救治力量、由医院(卫生院)抽组的先期处置队伍或第一支援梯队的救治范围、梯次和后送途径,并接受应急突发事件现场地方政府指挥机构赋予的任务。救治机构应采取预编预任的方式,针对不同的任务与需求,预置储备保障物资和单品种药材。当军队应急指挥体系建立后,军队各类机动力量应及时纳入军队指挥领导体制,并配合地方应急指挥机构或现场公安人员指挥。

（三）储备足够器械药材

反暴恐救援需要充足的药材保障与必要的急救、复苏、监护等医疗设备。应将地方卫生机构储备的通用药材及先进的医疗设备,与部队储备的急救药材通盘设计。地方医院、疾控机构和部队卫生机构分别进行相应药材储备,在实施反恐医疗保障过程中,由地方政府和军队指挥机关统一进行药材筹措、分配与补给。军区医疗机关应加强常备与急备物资的预置与储备的指导工作,可能担负任务部队应根据医疗保障任务与对象需求,进行消耗评估预算,加大对专用物资、单品种药品、医疗器材等物资的预置储备,最终形成反恐行动中军地协同反恐药材保障体系。

三、建立反暴恐军地协同医疗救援应急反应体系

（一）预编反暴恐医疗保障体系

恐怖分子在防御力量相对薄弱的边境地区实施攻击,救援队伍能否尽快到达现场并展开伤员救治,对降低不良影响有着非常重要的意义。军队医疗机构人员经常性地进行卫勤保障训练,可快速反应并集中,熟悉救援程序,但驻地通常远离现场,紧急赴救与保障需要一定时间。地方与武警卫生力量广泛分布于城乡,更利于即时到达现场,大大缩短展开救援行动的时间。军地两支保障力量在拥有的装备、展开的时间、拥有的专业人才队伍等方面都各有优势和局限性,加强军地协同医学救援可优势互补,避免资源浪费。因此,军地卫生机构应预编预任各卫生机构,注意救援力量的衔接与连续性,形成交叉的反恐医疗保障体系。

（二）强化反暴恐医学救援训练

随着反恐医疗保障的研究与在实践中的探索,卫生专业技能的训练在各专业领域中已比较完善,而急救技能训练显得相对缺乏,因此,应加大对各类人员自救互救技能的训练,以及专业人员急救技能的普及训练。由于反恐医疗保障行动开始后,需要军地不同部门组成管理指挥团队,因此,应强化对指挥管理人员进行培训,尤其是在建立应急状态下可尽快识别行动性质的预案,通过锻炼决策、沟通、状态分析、压力管理和联合作业等应急卫生组织与管理训练,使其更好地进行沟通协作、科学决策。

（三）建立卫生防疫防护体系

美国情报部门曾披露,全球暴力恐怖分子也在试图获取大规模杀伤性武器,包括核武器、新型生物和化学战剂。因此,地方卫生厅应急处(办)应与部队卫勤机关联合进行调研,掌握边境地区流行病学资料、自然地理特点以及地方医疗、防疫力量和药材供应情况等。根据地方疾病预防控制机构与卫生监督机构情况,和军区疾病预防控制中心、医院及部队卫生机构实行属地划区管理,预编卫生防疫分队和后备支援力量,形成"三防"医学救援分队、野战防疫队、

公共卫生应急处置队、心理卫生救援分队等多层级防疫防护体系。

综上所述,军地卫勤指挥应坚持"居安思危、未雨绸缪、有备无患"的指导思想抓好卫勤指挥体系建设,要做到立足实际、应对自如。反恐维稳往往是军、警、民联合行动,卫勤保障也同样要求军、警、民一体化。保障元素的多元化则要求平时建立军、警、民的联动协作机制,成立暴恐事件紧急救援领导机构,完善指挥调度通讯系统、救援信息数据网络统计、分析系统,医疗、公安、消防、军队等联网共享信息以便开展联合行动,缩短事故发生到急救网络反应的时间。

（赵东海　聂　峰　曲海燕　吴凤富　黄志成）

>> 第二章

反暴恐医学救援应急预案

恐怖活动具有突发性强、隐蔽性强、危害明显的特点,它直接关系到公众的健康、经济的发展和社会的安定。周密、实用、可操作的反暴恐应急卫勤保障预案可以保证在发生突发公共事件后能够以最快的速度和最高的效率有序开展医疗处置工作,有计划、有步骤地实施科学救援,最大限度地减少危害,减轻军队及人民群众生命财产的损失,对卫勤保障的规范、指导、协调具有重要意义。因此,平时必须预先制订出一系列实用完备的应急方案,健全应急系统,完善应急措施,并保持常备不懈、经常演练。

第一节　应急预案的作用和基本要求

一、应急预案的作用

反暴恐医学救援应急预案是指针对可能发生的暴恐事件,为快速、有序地开展应急医学救援而预先制定的行动方案。应急预案主要有以下作用。

1. 暴恐医学救援应急预案确定救援工作的范围和内容,使救援工作有据可依,有章可循。通过培训和演练,应急救援人员熟悉自己的任务和工作流程,并具备完成指定任务所需的相应技能,并能检验预案的实用性,以便及时调整预案,也能提高救援人员配合的默契度。

2. 应急预案可提高应对暴恐事件的响应速度,及时控制和防止事态进一步恶化。暴恐事件突发性强,医学救援行动对时间要求十分严格,不允许有任何拖延,医学救援应急预案事先明确了救援各部门的职责和响应程序。同时储备应急卫生资源,可促进应急救援行动迅速、高效、有序的开展,最大限度降低人员伤亡、财产损失和环境破坏程度。

3. 通过编制应急预案,可以对突发的暴恐事件起到基本的应急指导作用,是开展应急医学救援的理论依据。在此基础上,还可针对特定暴恐类别编制专项应急预案,如反爆炸恐怖袭击应急医学救援预案、反纵火恐怖袭击应急医学救援预案、反劫持应急医学救援预案等等,并对专项应急预案进行人员、物资准备和培训演习。

4. 应急预案阐明了本单位与上级部门、友邻单位在应急救援体系中的衔接关系,当暴发超过本级应急救援能力的重大暴恐事件时,通过应急预案可以迅速联系上级部门和友邻单位,确保在最短的时间内实行联合救援。

5. 通过编制应急预案有利于提高反恐防暴意识,应急预案的编制、发布、宣传、教育、培训和演练过程,均有利于人们了解当前面临的暴恐形势及其相应的应急措施,有利于提高人们防范暴恐事件的能力。

二、基本要求

为充分发挥应急预案的作用,编制时应遵循以下基本要求。

(一)要具备科学性

充分结合国内外暴力恐怖事件卫勤保障的实践经验,考虑到可能出现的一切情况及复杂性,增强预案的针对性和操作性。"设身处地、身临其境"的演练明确由谁做、何时做,确保预案真实有效。一旦暴恐事件发生便可以立即启动应急预案,通过平时对暴恐事件特点和性质的掌握,做到临阵不乱地组织开展救援工作。

(二)要具备针对性

针对可能发生的各类暴恐事件,在编制应急预案之前需要对边境地区可能发生的各种暴恐事件进行分析和评估,在此基础上编制应急预案,既要保证预案覆盖范围广,又要保证预案具有针对性,在人员调集、物资准备、其他支持等方面做出规划,减少薄弱环节,提高救援工作效率。

(三)要具备权威性

预案须明确组织管理体系及指挥权限,所有参加应急救援的人员和单位明确各自的职责与任务分工,以充分保证应急救援工作的高效实施。预案制定完成后须报上级部门批准,再下发各任务单位,使预案具备权威性并得到法律保障。

(四)要具备实用性

预案应充分结合军队或地方医院应急医学救援的特点,符合医院自身实力和实际情况。很多医院高度重视应急预案的建立与完善,但仍然存在诸多问题,如照搬照抄上级卫生部门的文件,没有根据医院和救援的实际情况进行改进等。结合军队医院参与突发事件应急医学救援的主要形式,以及医院所在地区局势、地理与社会环境特点等,军队医院卫生应急预案的制定必须具备针对性和实效性,如抽组机动卫勤力量预案、扩大收容预案、协同预案等。

(五)要具备完整性

应急预案要具备完整性,应说明本级单位有关部门、各岗位人员在应急准备、应急响应、现场救护及灾后恢复等各个阶段的职能,并说明为顺利履行这些职能而要求履行的支持性职能,同时阐明该预案的使用范围,对不同的暴恐事件可能需要对预案进行拓展。

此外,针对医院的不同规模、不同医疗特色,在制定应急预案的时候要结合实际扩大收容能力、人员编配抽组能力、最大救治能力等情况具体分析,充分利用自身的人力、物力和财力。

第二节 反暴恐医学救援应急预案的配套保障

反暴恐医学救援应急预案需要相应规章制度、畅通的通讯网络、技能培训和演练及足量物资储备等配套保障,才能充分发挥预案应急的作用。

一、健全相应规章制度

制度是完成任务的保证。医院要制订处置暴恐事件的报告制度和各级各类人员在突发事件中的岗位职责、行动规范;要制订成批伤病员的分类、诊治、转送等环节的规章流程;要针对恐怖袭击等造成大批伤病员的情况制订分类救治的预案。制订的应急预案要传达到每个责任人,每个责任人要明确自己的职责,以确保预案准确实行。实行主要领导责任制,建立医院与驻地派出所、公安分局信息沟通机制,对可疑人员和事件及时与公安部门联系。在公安部门警力紧张的情况下,医疗机构组织本院保安力量有效防控突发事件,维护医院正常的工作秩序。

二、建立应急通讯网络

所有参与应急预案的人员应该保持即时联络才能做到招之即来,迅速启动。各级指挥员与上级和下级人员之间要有便捷迅速的联系方式和通讯工具,并保持联系畅通。移动通讯是必不可少的联系工具,必要时对骨干人员可以配备备用联系工具。信息互通是公共卫生突发事件应急反应体系中至关重要的部分,在最快的时间启动应急体系,可以最大限度地降低伤亡、经济损失和政治影响。

三、加强技能培训和演练

在暴恐事件发生时,救援人员的应急处置能力对救治伤员起着十分重要的作用。突发事件早期处置得好坏,常常关系到整个事件的最后结果。因此,必须建立一套完善的在职培训制度,并纳入医学继续教育计划,定期进行应急处置相关知识及能力的培训和演练,不断提高医院各类人员的应急能力和反应速度。要有培训计划、培训教材、考核标准和奖惩措施,确保培训实效。培训内容包括常见暴恐事件应急救援预案、心理应激培训和实地模拟演练等。

(一)常见暴恐事件应急救援预案

主要包括应对暴恐事件的法律、法规;急诊急救医学知识,即心肺复苏、止血、包扎、固定、搬运等"创伤救治五大技术"及其他急救知识;针对不同急危重症患者的急救知识技能;各类暴恐事件的专项应急预案;群体伤病员处置流程,怎样接近伤员等;传染病和常见中毒的急救知识;处置暴恐事件状态下自救互救技能。

(二)心理应激培训

面对突发暴恐事件,医疗卫生机构要有足够的思想准备,可以通过广播、电视讲座等形式广泛开展心理卫生宣传教育,提高人民群众的心理素质,改善和提高应对水平。同时要定期对医务人员进行心理卫生讲座,提高心理素质,当出现突发暴恐事件时,早有思想准备,提高应对能力。

(三)实地模拟演练

模拟训练可以提高应急救援队的反应速度和救治技能,各种专项预案只有在反复演练中才能保证启动时能够顺利实施。演练内容包括紧急集合迅速出动、模拟现场抢救、模拟启动各级应急预案等。通过实地演练不仅可以促使大家了解并掌握各项预案,还能检验所编制的预案是否科学、合理、全面,以便及时进一步修改和完善。建议医院每年都要组织医务人员进行实地模拟演练,提高综合应急处理能力,确保预案迅速启动,救治迅速开展。

四、加强救援物质储备

(一)制订应急物资储备计划

专业卫生装备和药材是保障反暴恐医学救援工作顺利完成的物质基础,做好卫生装备的及时更新和急救药品的足量储备,对应对恐怖事件的紧急救护和卫生防疫具有重要作用。恐怖分子实施暴恐手段多样,导致伤者伤类多而复杂,有烧伤、锐器伤、挫伤,有颅脑伤、四肢伤,也有放射性损伤、毒剂伤,有时甚至暴发烈性传染病。由于短时间内出现批量伤情复杂、伤势严重的伤员,需要大量急救药品和器材。急救药品包括应急药、急救药、解毒药品等,还要储备一定数量的检测试剂、免疫血清等特殊药品。专业卫生装备包括伤员寻找器材、医疗救护装备、核化生个人防护器材及医疗后送装备等,这些装备要按照简便实用、体积小、重量轻、可靠性强、机动性好的原则进行更换储备;此外,有条件的单位还可以配置远程医疗技术装备及配有监护设备、除颤设备、手术设备、呼吸装置的专用救护车,以提高医学救援工作的快速机动能力。

(二)使应急物资处于良好备用状态

应急物资必须要处于良好的待用状态,指派专人定期检查、试用、维护、管理,尤其是现场使用的物资装备和车载设备,使之保持完好性和先进性,以提高应急救治的水平和成效。要根据检修计划按周期对医疗设备进行检修,使用频率高的设备一般每月检修一次。对于故障难以修复的设备,应及时更换新的、性能稳定的设备;对于便携式呼吸器、麻醉机、心电监护仪等关键设备要重点检修,检修过程中要对所有零部件检查到位,避免漏检现象,并利用工具测试其功能的完整性,发现问题及时汇报处理;对于医院难以自行检修的复杂、精密医疗设备,要请厂家工程师或专业售后服务公司定期检测维修,保证设备100%的完好率。维修人员要检查责任区内所有医疗设备,做好设备清洗、擦拭、调整、润滑、紧固等保养工作,避免或减少故障发生。

第三节　反暴恐医学救援应急预案的分类

应急处置的效果,很大程度上取决于应急响应的速度和应急处置的时机,应急预案的作用就在于提前设定、预先规范、依案施训、充分准备、夺取先机。科学、规范、系统的卫勤保障预案,可以增强应急决策与处置的科学性,确保在最短的时间内做出最优的抉择,避免应急行动陷入盲目和无序状态。根据预案制定的不同部门和任务机构,可将预案分为以下种类。

一、应急组织指挥预案

由卫勤机关制定指挥所编成与开设、卫勤力量筹划与使用、卫生战备管理等方面的预案。根据不同的任务、目的、要求、使用对象分为若干种,主要有卫勤力量收拢预案、抽组预案、留守预案、机动预案、疏散预案、警戒防卫预案、卫勤侦查预案、展开撤收预案、物资装卸预案、地方卫生资源动员方案等。

二、医疗后送保障预案

根据暴恐事件所致伤病情特点,制定伤病员现场救治、转运与后送、医院接收、专科治疗、紧急状况处置等方面的处置预案,主要包括大批量伤员救治预案、前接伤员预案、伤员接收预案、应急处置预案和危重伤员立体后送预案等。

三、卫生防疫防护预案

根据边境地区不同的暴恐事件类型,综合医疗保障任务特点与要求制定卫生防病、防疫方面的预案。主要包括传染病消毒预案、疾病监测控制预案、卫生防疫保障预案、饮水饮食卫生检测与处置预案、预防接种预案等。

四、卫生物资准备预案

根据不同行动区域环境和任务特点,制定药材计划、筹措、储备、分配、补给、核算、运输与保管等方面的预案,主要是明确组织领导、机构设置、责任分工、携运行标准、运输工具、供应渠道、运行机制、奖惩措施等内容。主要包括药材供应保障预案、血液保障方案、野战血站工作实施方案等。

暴恐事件中群体伤患者往往伤情复杂,病情变化快,并发症多,死亡率高,伤员成批就诊,现场救治难度大,局面根据伤员发生的多少把救援活动分为大、中、小规模三级出动预案。为使伤员得到有效有序的及时救治,军地卫生机构宜根据伤员的人数,迅速启动不同的应急预案。力量编成上应体现少而精的原则,将医疗救援队临时分成若干急救小组,每组4~5人,出动时携带急救背囊、紧急手术背囊、复苏背囊、急救呼吸机各1个,担架2台。

根据暴恐事件的规模和人员伤亡数量,应急预案可分为以下三种。

(一)一级预案

伤员人数超过10人,其中重伤员超过5人,由医院组成应急救援领导小组,院长任组长,医务部(处、科)长任副组长。动员相应数量应急救援人员至暴恐现场或急诊科进行急救,急诊科主任现场指挥,根据不同伤情分别启动相应的救治组预案。

(二)二级预案

伤员人数少于10人,其中重伤员少于5人,业务副院长任应急救援领导小组组长,医务部(处、科)长任副组长,急诊科主任现场指挥,动员相应数量应急救援人员至暴恐现场或急诊科进行急救,根据不同伤情分别启动相应的救治组预案。

(三)三级预案

伤员人数少于5人,其中重伤员少于2人,医务部(处、科)长任应急救援领导小组组长,急诊科主任任副组长并现场指挥,动员相应数量应急救援人员至暴恐现场或急诊科进行急救。全院各科值班、备班的医护人员为第二救治梯队,随时准备接受或接替救援任务。

一、二级预案往往需要同时启动院前、院内两套急救队伍;三级预案可以根据情况仅由医院急诊科处置。

第四节　反暴恐医学救援应急预案的启动

一旦暴恐事件发生,应立即启动应急预案。由本级的应急领导小组负责按照暴恐事件类型启动专项应急预案,并按照对应级别通知应急组织机构参与救援工作。领导小组向应急救援组织说明暴恐事件发生的地点、现场状况、医学救援需求等,并负责场外通讯联络、救援物资补给的联系等,确保救援工作顺利。

一、预案启动的基本要求

启动预案,是指在分析判断有关情况的基础上,对本级医疗卫生预案作出动员决定的过程。这一过程主要指确定所需救援人员、药品和器械以及医疗卫生机构的种类和数量,确定预案实施的时机、级别、范围及方式规模,任务的分配和职能调整,各项准备工作的完成时限等。

在突发暴恐事件的应急工作中,预案启动时,一定要统一指挥、统一调度、统一行动。各级参加应急抢救工作的机构和所有参加抢救的人员必须服从领导、层层负责,保质保量地完成本职任务。要发挥每个单位和个人的主动性、积极性、创造性,克服各种困难完成应急救援任务。

二、预案的启动程序

(一)受领任务,启动预案

医疗救援机构立即启动应急指挥组织,召开紧急工作会议,启动本级处置突发事件应急预案。

(二)分析形势,判断需求

分析突发事件态势,评估事发地区卫勤需求。

(三)制订计划,建立组织

落实力量编组和人员抽组方案,明确指挥领导关系和任务区分。通过各种渠道明确抵达医疗救援现场的方式,明确目的地和路线,到达时间,沿途各种保障措施等。

(四)行前准备,组织机动

准备携运行药材装备、生活物资等,按保障任务的需要和携运行量的规定,把救援物资和药材装备清查好,包装好。并根据了解的情况和输送救援人员的特点,拟制机动方案,规定途中各项保障措施,提出上下车(船、机)和途中的各种要求等。

(五)选择地域,展开工作

与当地政府、卫生主管部门、友邻单位、地方卫生救援机构、运输部门建立联系,明确具体救援任务和救援区域,明确伤病员后送关系、药材补充方式和信息报告要求及传输方式等,确保遂行任务安全顺利。

第五节　反暴恐医学救援应急预案的示例

反暴恐医学救援专项预案是为规范突发暴恐事件的应急管理和应急响应程序,及时有效地实施应急救援工作,最大限度地减少人员伤亡、财产损失,维护人民群众的生命安全和社会稳定而制定的。反暴恐医学救援应急预案依据国家相关法律法规和各级人民政府总体应急预案编制而成,有其适用范围和启动条件,对于响应程序、预防预警机制、响应措施、后期处置、保障措施等,均有要求和规定;对于预案的监督管理,如评估、宣传、培训和演练等相关内容也有规定;对于某些特殊要求,还放在"附则"中进行明确规定。为更好地说明应急预案的内容构成和组织实施,下面将用具体例子进行阐述。

×××县处置恐怖袭击事件医学救援预案

1　总则

1.1　编制目的

为保障暴恐事件发生后,各项医学救援工作能够迅速、高效、有序地进行,提高×××县应对暴恐事件的能力和医学救援水平,最大程度减少人员伤亡和环境破坏,保障人民群众身心健康和生命财产安全。

1.2　编制依据

《中华人民共和国传染病防治法》《突发公共卫生事件应急条例》《××省处置大规模恐怖袭击事件基本预案》《××省反恐怖袭击事件医学应急预案》《××市反恐怖袭击事件医学应急预案》及《××县突发事件总体应急预案》。

1.3　适用范围

本预案适用于国内外恐怖组织和暴恐分子在××县境内实施恐怖袭击或大规模暴力攻击,可能给公众生命造成严重威胁和重大伤害的事件,主要包括:

1.3.1　利用爆炸手段,攻击党政首脑机关、警卫现场、城市标志性建筑物、公众聚集场所、国家重要基础设施、主要军事设施、民生设施、航空器等;

1.3.2　在交通运输工具、车站、仓库、公众密集场所纵火,造成基础设施破坏、人员伤亡的;

1.3.3　利用生物战剂、化学毒剂进行大规模袭击或者攻击生产、贮存、运输生化毒物设施、工具的,引发环境污染和人员中毒、生病等;

1.3.4　利用核爆炸进行恐怖袭击或者攻击核设施、核材料装运工具造成核泄漏的;

1.3.5　劫持航空器、轮船、火车等公共交通工具,造成严重危害后果的;

1.3.6　袭击、劫持警卫对象、国内外重要知名人士及大规模袭击、劫持平民,造成重大影响和危害的;

1.3.7　袭击外国驻华使领馆、国际组织驻华代表机构及其人员寓所等重要、敏感涉外场所的;

1.3.8　大规模攻击国家机关、军队或民用计算机信息系统,构成重大危害的。

1.4　工作原则

统一领导、分级指挥、各司其职、密切协作、快速反应、高效处置,最大限度地减少袭击所产生的危害,避免或减少人员伤亡,保障公众生命、财产安全。

2　组织体系及职责

2.1　指挥机构及职责

2.1.1　县反恐怖袭击医学应急领导小组及职责

在县反恐指挥部的统一领导、指挥下,县卫生局成立县反暴恐医学救援应急领导小组,组长由局长担任,分管副局长担任副组长,成员由县卫生局各有关部门、乡镇卫生院及县直医疗卫生机构负责人组成,其主要职责为:

（1）协调与各相关部门的关系,保证在县反暴恐应急指挥部的统一指挥下,使医疗救护与卫生防病工作高效、有序进行;

（2）向县反暴恐应急指挥部及时汇报有关信息,与各相关部门交流信息;

（3）组织暴恐现场的医疗救护与卫生防病工作;

（4）负责建立相关人员、物资、技术等保障机制,统一调配。

2.1.2　县反恐怖袭击医学应急领导小组办公室及职责

县反恐怖袭击医学应急领导小组下设办公室,办公室设在县卫生局内,其主要职责为:

（1）负责县处置恐怖袭击事件医学应急领导小组的日常工作;

（2）负责组织制定各类恐怖袭击医疗救护与卫生防病的预防和实施方案及有关工作计划,并督促落实;

（3）负责建立本县恐怖袭击事件医疗救护与卫生防病的信息交流网络,保障信息通畅;

（4）负责组织收集与分析相关信息,对可能发生的暴恐事件发布预警信息并制定相应的对策;负责向上级有关部门报告暴恐事件医学应急处理的信息;

（5）负责组织协调卫生系统各部门的工作,保证各部门工作有序进行;

（6）负责组织人员培训、物资储备、后勤保障、社会动员等相关工作;

（7）做好应急预案的启动准备和各项措施的落实。接报暴恐事件后,立即启动应急预案,保障整个应急处理工作有序进行。

各乡镇卫生院参照县级成立相应反暴恐医学应急领导小组。

2.1.3　现场医学应急指挥部及职责

县卫生局根据实际工作需要在暴恐事件现场设立现场医学应急指挥部,由现场的最高卫生行政部门的负责人担任指挥,现场医学应急指挥部要接受暴恐事件现场指挥部的领导,加强与现场各部门的沟通与协调,负责统一指挥、协调专业机构现场医学应急工作。指挥部根据暴恐事件性质设以下各组:

（1）医疗救治组:由临床医护人员组成,负责对现场受伤、染毒、染疫人员的医学处置,协助完成现场污染物的封存;

（2）流行病学调查组:开展流行病学调查,调查袭击造成疾病的分布,分析疾病可能的流行趋势,提出并实施控制措施,进行卫生学评价,对密切接触者进行医学观察,组织开展应急接种;

（3）洗消组:组织开展对污染环境的洗消工作,做好水源保护,负责受污染动物及媒介昆虫的处理;

（4）检测组:负责现场污染物样品和生物样品的采集、分析,并进行卫生学评价;

（5）交通组:负责将经现场救治后的人员及时送往定点医院,协助做好人员疏散,并做好救援物品的运送以及危险品的转运;

（6）后勤保障组:负责各种救援物品的供应,通信联络和生活支持;

（7）卫生宣传组:按照县反恐指挥部的要求,收集相关医学信息,组织卫生防病的社会动员,宣传应对恐怖袭击后的科普知识,减少群众恐慌,维护社会稳定;

（8）卫生监督组:负责监督、检查各种卫生强制措施的落实情况。

2.2　应急医学专家咨询组及职责

县卫生局成立反恐怖袭击医学应急处理专家咨询组,为指挥决策提供专业咨询;专家咨询委员会由卫生管理、流行病学、临床医学、检验检测、卫生经济等方面的专家组成,其职责是:

2.2.1　负责对恐怖袭击医学应急处理的医疗救护与卫生防病应急响应能力评估,并提出改进建议;

2.2.2　综合评估暴恐事件,预测事件发展趋势,提出启动和终止实施处置恐怖袭击医学应急预案的建议;

2.2.3　开展相关业务技术培训与考核,收集、整理和编制宣传动员等相关材料;

2.2.4　组织开展相关的实验室技术、药物和现场控制策略的研究;

2.2.5　参与对处置恐怖袭击事件医学应急处理的总结评估并提交评估报告。

各乡镇卫生院组织有关学科专家相应成立当地技术咨询组。

2.3　专业技术机构及职责

2.3.1　县疾病预防控制机构

负责本县传染病疫情与突发公共卫生事件的监测,制定可能发生的各种类型恐怖袭击事件的医学现场处置技术方案,组织实施并指导进行流行病学调查,协助开展恐怖袭击事件的现场处置,负责现场样品的采集、检验工作;建立并完善应对恐怖袭击事件的实验室设备、技术和人员,提高实验室检测水平;建立突发事件应急物资储备库,储备适宜数量和品种的疫苗、诊断试剂、应急洗消药品、器械和防护设备。

2.3.2　乡镇卫生院

负责做好疫情及突发公共卫生事件监测报告工作;及时收集、汇总、分析和报告疫情及其他突发公共卫生事件;开展流行病学调查,参与事件现场处置工作;储备消毒器械、药品和个人防护用品。根据县反恐办的要求,组织应急免疫接种和应急消毒、杀虫、灭鼠等工作,开展健康教育。

2.3.3　县级医疗机构

(1)建立由主要领导负责的处置恐怖袭击事件医学应急领导小组,制定工作程序;

(2)做好应对各种突发事件的病房、药品等准备工作,准备病房收治伤员,按实际要求对伤员进行隔离治疗与医学观察;

(3)做好医务人员的技术培训和个人防护教育;做好有关卫生宣传教育工作;

(4)参与现场救治,负责伤员的诊断和救治工作;

(5)负责做好本医疗机构内死亡病例的尸体处理工作,按国家有关规定处理遗体。

2.3.4　县卫生监督机构

根据本预案制定卫生监督执法工作计划并组织实施,在恐怖袭击事件发生后,做好各项卫生强制措施的督促与落实。

3　应急响应

3.1　应急响应的启动

根据县反恐指挥部发出的关于恐怖袭击事件的预警信息和指令,县反恐医学应急领导小组负责启动医学应急响应,指挥全县的医学应急工作,组建现场医学应急指挥部,组织应急医学专家咨询组和各应急处理专业技术机构开展医学应急工作。必要时,申请上级部门的支援。

事件发生地和县级指定的相应部门启动医学应急响应。

3.2　应急响应行动

3.2.1　分类响应

根据县反恐指挥部确定的恐怖袭击性质和区域进行分类响应。属于生物、化学和核恐怖袭击的,除了对人员进行救治外,还须对恐怖袭击区域污染源或传染源进行医学处理。属于常规爆炸的,仅需对有关人员进行救治。

3.2.2　现场应急处理

现场医学应急指挥部指挥各应急处理专业技术机构开展工作,应急医学专家咨询组和应急处理专业技术机构根据各自职责,按照各项技术方案开展医疗救治、污染源或传染源医学处理、流行病学调查、卫生监督、健康教育和宣传等工作。

3.2.3　人员的防护

现场应急救援工作须在确保现场人员安全的情况下实施,工作人员应根据需要携带相应的专业防护装备,采取安全防护措施,严格执行应急救援人员进入和离开事故现场的相关规定。现场医学应急指挥部根据需要具体协调、调集相应的安全防护装备。

根据事件性质和类别、可能的涉及范围、发展趋势及其对人群健康或环境的影响,做好公众的防护工作。

3.3 响应的终止

经专家咨询组对恐怖袭击现场处置和人员救治情况进行综合分析评估后,认为达到处置效果,事件发展不足以对人员健康和生命安全造成更大的危害,提出终止应急措施、转入日常救治的建议,由县反恐怖医学应急领导小组报请总指挥部批准后,宣布终止应急响应。

响应终止后,县卫生局在县政府的领导下,组织有关人员对恐怖袭击医学应急处理情况进行评估总结,内容包括:事件基本情况,事件发生的经过,现场调查及实验室检测的结果,采取的防治措施及效果,应急过程中存在的问题与困难及建议。

4 保障措施

县卫生局和各医疗卫生机构应按照职责分工进行应急准备,强化日常工作,为处置大规模恐怖袭击事件提供可靠的保障。

4.1 组织保障

县卫生局要成立反恐怖医学应急组织,协调各有关部门做好应急准备和落实各项保障措施。

4.2 技术保障

建立、健全疾病监测系统,完善突发公共卫生事件报告系统,认真做好监测与分析,及时发现异常现象,以利尽早发现、识别恐怖袭击事件。

建立并完善应对恐怖袭击事件的实验室网络,提高实验室检测水平,为最快速度识别与控制恐怖袭击事件提供技术保障,为以最快速度遏制生物、化学恐怖袭击活动争取时间。

针对可能发生的生物、化学、核爆炸和其他爆炸性恐怖袭击事件,分别确定定点医院和后备医院。各定点、后备医院要配备相关人员、床位、装备和药品设备等,平时开展正常医疗业务,应急情况时能迅速集合队伍,准备床位,开展救治工作。

反恐医学应急组织应建立反生物、化学、核辐射和大规模恐怖袭击的医疗专家库,组建应急卫生处置队伍,各定点医院和后备医院应组建应急卫生救治队伍。各级疾病控制中心成立流行病学调查、消毒处理、生物毒剂的检测检验工作队伍,并制定流行病学调查、恐怖袭击事件区域污染源和传染源医学处理与现场防护方案。各级定点医院、后备医院成立反恐医学应急技术小组,按恐怖袭击事件的类型和危害程度制定病例救治方案。

4.3 后勤保障

4.3.1 经费保障

县卫生局将处置恐怖袭击事件的医疗救护与卫生防疫防病所需经费列入部门预算,报县政府审批。

4.3.2 物资储备与供应

县卫生局组织储备适宜数量和品种的疫苗、应急救治药品、医疗器械、设备、检测试剂和器材、卫生防护用品等物资。

各级应急组织应定时清理现有的反恐应急物资,及时补充,以保障应急任务的执行。

4.3.3　交通、通讯

各级医疗卫生救援队伍要根据实际工作需要配备救护车辆、交通工具和通讯设备。

4.4　纪律保障

根据《中华人民共和国传染病防治法》、《突发公共卫生事件应急条例》和县反恐办相关规定，建立恐怖袭击事件应急处理责任追究制度。

4.5　培训与演练

县卫生局组织医疗救治、疾病预防控制、卫生监督等各应急处置专业队伍开展相关业务培训，各应急响应单位应有针对性地开展恐怖袭击事件现场处置和救援工作的相关技能和个人防护专业培训，提高应对恐怖袭击事件实施医学应急的能力。

县反恐医学应急办公室制定反恐怖袭击事件医学应急演练方案，积极参加县反恐办统一组织的应急演习，定期组织应急卫生队伍进行不同类型的反恐怖袭击事件医学应急演练，及时总结演练经验教训，解决发现的问题，提高应急反应能力。

4.6　日常防范

县反恐医学应急办组织专家咨询组及专业机构负责收集国内外应对恐怖袭击的医学处置技术和措施，向有关部门、地区了解相关信息，分析全球、全国和周边地区关于生物恐怖袭击事件和医学应急技术的发展动态，定期作出专题分析并向市卫生局汇报。

全县范围内各医疗卫生单位对本单位使用或存放的剧毒化学品、放射性药品（试剂）和传染病菌毒株、菌株等可能被恐怖分子利用或攻击的物品进行清理登记，并按县反恐怖工作领导小组要求加强管理。

全县卫生系统严格执行《突发公共卫生事件应急条例》，及时有效地处理突发公共卫生事件，防止被恐怖组织或恐怖分子利用，造成事态的进一步扩大。

4.7　督导检查

县反恐怖医学应急领导小组办公室组织对反恐怖医学应急工作的准备和应急措施落实情况进行督导检查。

5　附则

本预案由县卫生局负责管理和组织实施，视情况变化和实施过程中发现的问题对预案及时进行修订和完善。

（聂　峰　赵东海　叶常青　魏　毅　陈乐乐）

>> 第三章

急救药品管理

第一节　概　述

随着国际形势不断变化,地区与国家安全问题呈现复杂化、多元化特点,特别是从 20 世纪 90 年代以来,新疆发生一系列暴力恐怖事件。这些事件严重危害国家利益、公共安全,严重侵犯人权。反恐维稳是摆在党和人民面前的一项长期任务。

医疗救援是反恐维稳的重要组成部分和体现。医疗救援具有政策法规性强、保障力量及对象多元、环境因素制约严重、保障内容转换频繁等特点,在伤员规模预测、救治时间把握、救援空间选择以及技术手段应用等方面都有其特殊性。加之恐怖袭击目标宽泛不定,往往多点同时发生,短时间内容易造成大量人员伤亡,均使救援难度增加。

在医疗救援任务中,药品是不可或缺的物质基础,尤其对于急救药品,需求紧迫集中。确保及时、充足、有序、安全、合理地提供急救药品保障,是减少人员伤亡的关键因素;是军队"能打仗、打胜仗"的必要保障,是关系人民群众生命安全健康,社会稳定的重要基石。

第二节　急救药品的定义及选择

一、急救药品的定义

急救药品是指在抢救自然灾害、事故灾难、公共卫生和社会安全等突发事件中的危重伤患者时必需的药品,在诊疗活动中发挥着重要作用。

二、急救药品选择的侧重

不同的突发事件,对人体造成的伤害各有不同,因此急救药品的选择也各有侧重。如地震灾害中,由于建筑物、公共设施的大面积倒塌损毁,挤压撞击伤居多。急救药品的选择侧重于抗休克、止血、镇痛类等药物;火灾中,烧伤、烟气伤居多。急救药品的选择侧重于抗感染、抗休克、解毒类等药物。

对于恐怖袭击,从国际上的东京地铁沙林事件、美国"9·11"事件等,以及国内近期的昆明"3·1"暴恐事件、乌鲁木齐"5·22"暴恐案等可以看出,恐怖分子发动袭击手段残忍、形式多样、伤害广泛,既有常见的锐器伤、枪伤、爆炸伤,更包括罕见的放射性物质伤害、生化物质伤害等。因此,反恐除暴医学救援中急救药品的选择,不仅要做到齐全、周密,更要有针对性、侧重性,符合实际救援任务。

三、急救药品选择的原则

为了在医疗救援中最大程度地挽救患者生命,结合反恐救援的特殊性,在选择急救药品时,应遵循以下几条原则。

(一)药品的"急救"性

严格把握"急救药品"的范围。辅助性、营养性、康复性的用药,不应包括在急救药品范围内,以免增加救援运装载运输负担。

(二)药品的高度安全性

必须选择性质稳定、无破损、无污染、无过期变质的合格药品,确保药品安全可靠。

(三)药品的易用性

救援过程是一个与时间赛跑、与死神争夺的过程。任何一个救援环节都要保证高度的效率。因此,药品的包装、剂型选择上必须保证快速操作。比如,同种注射药品,如有水针剂型的,就不用粉针剂型的,以节省粉针剂型临用时需要溶媒溶解的时间。

(四)选择不需皮试的药品

同样,为了争取宝贵救援时间,不应选择需皮试的药品。如应避开青霉素等需做皮试的注射剂。

(五)药品的药效

须选择起效迅速、效果明显的药品,而不使用缓释、控释等药效缓慢的药品。

(六)药品的易携带性

须选择包装精简、不易破损、便于运输携带的药品。如基础输液中的生理盐水、葡萄糖注射剂等,不选择重量大、易破碎的玻璃瓶材质,而是选择塑料瓶、非 PVC 膜、软袋等易携带材质装的制剂。

(七)药品的易筹措性

尽量选择市场上货源充足、便于筹措的药品,以防在应急条件下出现药品短缺情况。

第三节　急救药品的分类

一、抗休克药

在暴恐事件中,各类火器伤、冲击伤、钝挫伤、利器伤、烧伤、辐射性及化学性损伤等,都可能引起伤员的休克。休克是一种急性循环功能不全综合征,一旦抢救不及时,处置不当,极易引起死亡。抗休克常用药物有:盐酸肾上腺素注射液、重酒石酸去甲肾上腺素注射液、盐酸异丙肾上腺素注射液、重酒石酸间羟胺注射液、盐酸多巴胺注射液、注射用硝普钠、呋塞米注射液、ATP – MgCl$_2$注射液、5%碳酸氢钠注射液。

二、中枢兴奋药

中枢兴奋药对抢救危重症具有很大的作用。此类药能选择性兴奋中枢神经,提高神经系统功能。可用于救治外伤引起的呼吸衰竭及中枢抑制。常用药物有:尼可刹米注射液、盐酸洛贝林注射液、盐酸多沙普仑注射液及盐酸甲氯芬酯注射液。

三、强心药

强心药是一类加强心肌收缩力的药物,又称正性肌力药。用于救治心肌收缩力严重受损引起的充血性心力衰竭。此类药物治疗窗较狭窄,使用过量会使心脏中毒停跳。救治时需严格注意用量。常用药物有:地高辛片、去乙酰毛花苷注射液、毒毛花苷K注射液和米力农注射液等。

四、抗心绞痛药

心绞痛是冠心病的重要临床症状之一,是由于冠状动脉粥样硬化引起管腔狭窄,心肌血液供应不足,造成心肌需氧与供氧之间平衡失调引起的。恐怖袭击时,外界恶劣环境及精神上的巨大冲击可诱发心绞痛。常用药物有:硝酸甘油片、硝酸甘油注射液、硝苯地平片、单硝酸异山梨酯注射液、盐酸川芎嗪注射液和地奥心血康软胶囊。

五、抗心律失常药

抗心律失常药是一类用于治疗心脏节律紊乱的药物。常用药物有:2%盐酸利多卡因注射液、盐酸普罗帕酮注射液、盐酸美托洛尔注射液、盐酸胺碘酮注射液和盐酸维拉帕米注射液。

六、抗感染药

用于创伤人员的救治,防止感染恶化,伤情加重。常用药物有:注射用头孢曲松钠、硫酸庆大霉素注射液、阿奇霉素注射液、盐酸克林霉素注射液、甲硝唑氯化钠注射液和破伤风抗毒素注射液。

七、平喘药

爆炸、纵火恐怖袭击容易引起现场人员哮喘发作,平喘药能解除支气管痉挛,保证呼吸道通畅。常用药物有:盐酸麻黄碱注射液、盐酸异丙肾上腺素注射液和氨茶碱注射液。

八、镇痛药

暴恐事件中,人员遭受创伤,以及伤员在接受手术时,往往伴随着剧烈疼痛。因此,须配备具有迅速、强大镇痛效果的麻醉性镇痛药。常用药物有:盐酸吗啡片、盐酸羟考酮片、盐酸曲马朵片、盐酸吗啡注射液、盐酸哌替啶注射液、盐酸布桂嗪注射液和酒石酸布托啡诺注射液。此类药品因具有成瘾性,在储存使用过程中需严格管理。

九、麻醉及辅助用药

对于躯体遭受严重创伤的人员,必要时需尽早实行手术治疗。手术过程中需使用麻醉及辅助药。常用药物有:恩氟烷、异氟烷、盐酸氯胺酮注射液、咪达唑仑注射液、2%盐酸普鲁卡因注射液、2%盐酸利多卡因注射液、注射用维库溴铵和甲硫酸新斯的明注射液。

十、镇静安定药

在暴恐事件现场,暴恐分子自杀式袭击、爆炸火光、惨叫呻吟等场面,使得不少人受到强烈惊吓。过度惊吓者会出现躁狂、行为失控等状况。为安抚患者情绪、提高治疗依从性,还需配备镇静精神类药品。常用药物有:氯硝西泮片、阿普唑仑片、艾司唑仑片、地西泮注射液、咪达唑仑注射液和盐酸氯丙嗪注射液。

十一、止血药

止血药是指能加速血液凝固或降低毛细血管通透性,促使出血停止的药物。为防止人员因爆炸、钝器利器等伤害造成大量失血危及生命,需使用止血药。常用止血药有:氨基己酸注射液、氨甲苯酸注射液、氨甲环酸注射液、酚磺乙胺注射液、维生素 K_1 注射液、维生素 K_3 注射液、卡巴克洛注射液、凝血酶粉、凝血酶原复合物和云南白药粉。

十二、抗凝血药

为防止止血药使用过量引起静脉血栓、肺栓塞或休克后期的血管内凝血,需使用抗凝血药。常用抗凝血药有:肝素钠注射液、低分子量肝素钠注射液、华法林钠片、利伐沙班片、阿加曲班注射液、磺达肝癸钠注射液、注射用尿激酶和注射用链激酶等。

十三、抗胆碱药

用于救治感染中毒性休克、有机磷中毒等。常用抗胆碱药有:硫酸阿托品注射液、盐酸消旋山莨菪碱注射液和东莨菪碱注射液。

十四、调节水、电解质、酸碱平衡药

主要为人体基础输液、为其他注射药物提供溶媒。常用药物有:0.9% 氯化钠注射液、5% 葡萄糖注射液、10% 葡萄糖注射液、葡萄糖氯化钠注射液、乳酸钠林格注射液、灭菌注射用水、20% 甘露醇注射液、5% 碳酸氢钠注射液、10% 氯化钠注射液和口服补液盐。

十五、血浆及血浆代用品

用于大量失血、失血浆及大面积烧伤等所致的血容量降低、休克等应急情况,用以扩充血容量,改善微循环。常用药物有:右旋糖酐 40 葡萄糖注射液、琥珀酰明胶注射液、羟乙基淀粉 200/0.5(130/0.4)氯化钠注射液、聚明胶肽注射液和人血白蛋白。

第四节 急救药品的储备管理

合理地储备药品是保障反暴恐应急医学救援的关键环节之一。在日常储备过程中,要立足于平时保障与突发急救相结合,做到规范化管理。

一、"三分四定"

按"三分四定"要求储备管理。三分,即携行、运行、留守;四定,即定人、定车、定位、定物。

携行,是指医疗救援人员随身携带的急救背囊或急救包内的药品;运行,是随救援队伍行进的救护车或运输车上的药品;留守,是指医疗单位药库内的药品。

四定,是指将具体的每一类、每一种药品明确由哪个人负责、储存在仓库的哪个具体方位、

出发急救时放置于哪辆车。

二、"五专"管理

对急救药品实行"五专"管理,即专人负责、专用室库、专柜加锁、专用账册、专册登记。

专人负责,即医疗单位或救援组织选择有经验、有责任心的药师专职负责。

专用室库,即急救药品应配备专门的储藏室库进行存放,以备随用随取。

专柜加锁,即对于麻醉精神类的特殊急救药品,为保证药品及人员安全,需存放于专门的双人双锁保险柜中。

专用账册,即建立急救药品的购进记录、出入库等账册,消耗后及时补充或过期及时更换。

专册登记,即在不同用途的账册中作专册登记,做到"日清日结"、"月清月结"。

三、四级基数管理

对急救药品的储备实行四级管理模式。第一级为医院药库;第二级为门诊药房、住院药房;第三级为各个临床科室药柜;第四级为随救援队伍出发的救护车、运输车、急救背囊。对每一级的药品制定相应的储备基数,设置补充、购买下限,保证基数的供应,既达到对急救药品管而不死、活而不乱的目的,又保证救援用药充足。

四、储存"十防"

为保证急救药品质量与安全,对药品的储存环境要严格要求。根据不同药品的储存要求做到"十防",即防盗、防火、防潮、防虫、防霉变、防热、防冻、防光照、防泄漏和防过期。

五、检查监督

每季度由领导牵头,组织对全院急救药品进行一次认真检查;平时不定期抽查;药师平时可以下科室监督检查;对于破损、安瓿字迹模糊,对有效期临近 3 个月的急救药品及时更换补充,避免浪费。

六、定期演练

为提高反暴恐应急医学救援能力,医院每年组织一定次数的急救药品供应演练,制定不同环境下的应急预案,从演练中总结经验,吸取教训,改善预案,不断提高药品的储备保障能力,真正做到"招之即来、来之能战、战之必胜"。

第五节 急救药品的使用管理

救援行动展开后,急救药品的使用,从现场急救到医院专科治疗,这一整个过程中,都需要保障药品的质量合格及使用安全。

暴恐事件突发时,药品在救治现场的正确管理,是药品在非正规储存条件下,保证伤员得到质量合格药品救治的前提;在医院里,药品的及时调配管理是救治能继续进行的关键。

一、临时药库急救药品的管理

(一)建立临时药库

迅速建立一个整洁卫生的临时药品存放场所,避免药品被环境污染。

1. 选择安全的地理位置,搭建简易帐篷,作为临时药库,并根据实际情况,进行空气消毒。

2. 在临时药库周围安放防蛇、防鼠、防虫药剂,保证救治人员及药品安全。

3. 尽量保证有阴凉环境和冷藏设备,以保证需要特殊环境储存要求的药品。

(二)药品的摆放

急救现场工作繁忙紧张,存储空间有限,为避免疏忽错误,应注意药品的摆放。

1. 严格按药理作用对药品进行分区分类摆放,位置固定,标识明显。

2. 药品拆零后,将零散药品放回原包装内,防止忙乱中错发错配。

(三)人员看守

救治现场情况复杂,根据以往的救援经验,恐怖分子有可能在救援过程中,对救援设备、食品、药品等物资实施破坏,企图制造更大的恐慌和伤害。因此,必须提高警惕,在条件许可情况下,药品区内派人员 24 小时值班看守,保证药品和设备安全。

二、固定药库急救药品的管理

在医院环境内,药品的储存得到了保证,大量急救药品的供应和调配成为救治使用的重点。

(一)启动药品应急供应机制

为抢救伤员,药品的采购可打破常规审批流程。药学部门根据实际需求制订采购计划,可先实施采购再报医院主管领导。同时,可通过厂家直供、外单位借药、社会捐赠等多种临时方式保证药品及时供应到位。药品到达医院后,必要时由药师直接将药品送到临床。

(二)日清日结

每日组织药师清点急救药品的数量,对入库量与消耗量必须当日结算,及时补充药品,避免人为疏忽造成缺药。

(三)用药观察

急救药品使用过程中,如条件允许,可派临床药师下到临床一线,观察药品使用的效果和不良反应,尤其注意留意老弱孕妇幼等特殊患者,尽量做到用药个体化,减少不良反应的发生。

第六节　急救车上的药品管理

急救车是把伤员从救治现场送到医院治疗的运输载体,急救车上的药品管理是整个救治过程中重要一环。车上急救药品配备是否科学合理,关系救治质量的好坏。由于车体空间有限、运输途中摇晃颠簸、运输时间不确定(如堵车、道路难行)等特殊性,因此要对车上的急救药品进行更加严格规范的管理。

一、药品的基数管理

对急救药品实行基数管理,是有效防止急救车上药品缺失、混乱的前提,是保障救治的重要环节,也是管理质量的重要体现。具体做法如下。

1. 对每种药品设定相应基数,制定基数药品目录。

2. 定期对照基数目录,对药品进行检查,并做好登记。

3. 一旦储存数量低于基数,须及时补充,确保账物相符。

4. 可根据实际需求,适时调整基数。

二、药品的摆放管理

急救车上的环境不同于临时药库和固定药库,车内空间狭窄,人员密集,行进途中摇晃颠簸。因此,对急救车上药品的摆放要求更安全、更科学、更严格。

1. 尽量避免选用玻璃材质的大容量注射剂,应选择塑料瓶、软袋、非 PVC 膜等不易碰撞破碎的包装材质。

2. 所有药品不得散置在外,应放置于相应的封闭急救盒内,防止掉落破损或丢失。

3. 所有药品需定位摆放,不得随意改变放置位置,防止紧急使用时找不着。

4. 每支注射剂需放置于原包装盒内,不得以捆绑式或布袋式存放,防止车辆行驶造成安瓿间摩擦,使标签印字模糊或脱落。

5. 根据实际需求,药品可以按用途摆放,也可以按使用频率摆放,力求准确、迅速、安全。

三、药品的效期管理

由于急救车上的空间限制,使得药品不能像药库环境下展开摆放,药品的近期积压、过期失效情况发生几率较高。因此,为保证急救药品的质量合格,同时做到"厉行节约,反对浪费",更需加强药品效期的管理。

1. 药品在急救盒内的排放,应依照有效期的远近,有顺序、有规律放置。

2. 拿取药品时,应遵循"先入先出"原则,先使用效期近的药品。

3. 距有效期 3 ~ 6 个月的药品,要在急救盒上做醒目红色标识,提醒使用者注意。

4. 有效期半年内的药品,如无特殊情况,不得进入急救车。

四、温湿度管理

由于急救车具有移动性强、车内外互通性高的特点,车体内的温湿度易受所在环境因素影响。将急救车内的温湿度控制在合理范围内,是保证药品质量的又一重要环节。因此,急救车上应配备如下仪器并将车辆停放在适宜环境。

1. 温湿度记录仪　普通药品的存放温度为常温 0 ~ 30℃,相对湿度为 45% ~ 75%。车内配备温湿度仪,记录车体温湿度。

2. 除湿设备　急救车都配备空调,温度一般会控制较好。但湿度往往被忽略。车内湿度过大,药品易受潮霉变,影响使用。因此,需配备除湿机或具有除湿功能的空调。

3. 车载冰箱　某些特殊急救药品,如破伤风抗毒素注射液、人血白蛋白、凝血因子Ⅷ等,需要在 2 ~ 8℃ 低温条件下保存。因此,车载冰箱不可缺少。

4. 车辆停放 尽量将急救车停放于室内库或有遮挡处。特别是在炎热天气时更应该注意,防止阳光暴晒,使车内温度剧增。

五、盘点管理

为保证药品救治使用时万无一失,需定期对急救药品进行盘点,以便及时发现问题,消除隐患。

1. 设立急救药品盘点登记本。标明药名、规格、生产厂家、剂量、数量、批号、效期等。盘点后,保证账物相符。

2. 存放急救药品的外包装盒标签应完整、清晰。标签信息要与实物一致。

3. 对缺失破损、近期过期的药品要及时补充更换,并用一次性封条封存于包装盒内备用。

第七节 急救药品使用注意事项

在使用急救药品时,除了要求有效、迅速外,更要注重药物的安全。救治人员应熟悉药物自身的药理作用、相互作用、配伍禁忌、特殊人群用药等方面的注意事项。

一、药物与某些疾病作用

某些药物,对患有某些特定疾病的患者有伤害作用,如不注意,会加重身体损害,甚至危及生命。常见的药物如下。

1. 重酒石酸间羟胺注射液、盐酸肾上腺素注射液、盐酸异丙肾上腺素注射液对于高血压、器质性心脏病、糖尿病、甲状腺功能亢进等患者禁用。

2. 硫酸阿托品注射液、硝酸甘油注射液、东莨菪碱注射液禁用于青光眼患者。

3. 胞磷胆碱钠注射液禁用于癫痫及低血压患者。

4. 利多卡因禁用于严重心动过缓和过敏史者。

5. 盐酸洛贝林呼吸道不通畅、呼吸肌麻痹忌用。

6. 呋塞米禁用于无尿的肾衰竭或肝昏迷前期、血钾过低与洋地黄过量时。

7. 氨茶碱注射液忌用于低血压、休克、急性心肌梗死者。

8. 氢化可的松忌用于糖尿病、高血压、精神病、肾功能减退、溃疡病活动期及有病毒感染者。

二、药物的配伍禁忌

各种药物单独作用于人体,可产生各自的药理作用;当多种药物配伍应用时,由于它们的相互作用,可使药效加强或不良反应减轻,也可使药效减弱或出现不应有的不良反应,甚至出现一些奇特的不良反应,危害患者。因此,必须重视药物配伍禁忌问题。常见的急救药品配伍禁忌见表2-3-1。

表 2－3－1　急救药物配伍禁忌表

药物	配伍禁忌
硝普钠	多巴酚丁胺、洛贝林、甲泼尼龙、胰岛素、头孢他啶、头孢米诺、头孢唑啉、头孢美唑、氯唑西林、苯唑西林、左氧氟沙星、环丙沙星、磷霉素、氯霉素、乳糖酸红霉素、维生素 B_6、维生素 C、碳酸氢钠、替硝唑葡萄糖、利多卡因、甘露醇、垂体后叶素、右旋糖酐
呋塞米	多巴胺、多巴酚丁胺、异丙肾上腺素、地尔硫䓬、维拉帕米、甲氧氯普胺、洛贝林、氨甲苯酸、哌替啶、苯巴比妥、地西泮、西咪替丁、氟康唑、左氧氟沙星、环丙沙星、乳糖酸红霉素、青霉素、维生素 C、维生素 B_6
胺碘酮	氨茶碱、肝素钠、头孢他啶、头孢唑啉、哌拉西林、氯唑西林、碳酸氢钠、硫酸镁
地尔硫䓬	呋塞米、氨茶碱、甲泼尼龙、氢化可的松、胰岛素、头孢哌酮、碳酸氢钠、葡萄糖酸钙、肝素
多巴胺	呋塞米、氨茶碱、氯丙嗪、甲氧氯普胺、吗啡、氢化可的松、胰岛素、酚妥拉明、头孢吡肟、头孢哌酮、头孢唑林、氯霉素、碳酸氢钠、肌苷
多巴酚丁胺	呋塞米、硝普钠、氨茶碱、氯丙嗪、地西泮、吗啡、甲泼尼龙、地塞米松、氢化可的松琥珀酸钠、胰岛素、维生素 K_1、肝素、肌苷、阿托品、西咪替丁、磷霉素、氯霉素、头孢吡肟、头孢噻肟、头孢曲松、头孢哌酮、头孢他啶、头孢美唑、头孢呋辛、头孢唑林、哌拉西林、青霉素、维生素 C、碳酸氢钠、氯化钾、氯化钙、葡萄糖酸钙、苯妥英钠、硫酸镁、苯巴比妥、利多卡因、甘露醇
去甲肾上腺素	氨茶碱、胰岛素、氢化可的松、氯丙嗪、阿托品、甲氧氯普胺、头孢他啶、头孢曲松、头孢呋辛、头孢唑林、哌拉西林、氯唑西林、苯唑西林、青霉素、氯苯那敏、碳酸氢钠、肌苷、酚妥拉明、苯妥英钠、苯巴比妥、维生素 K_1
异丙肾上腺素	呋塞米、胰岛素、酚妥拉明、阿托品、碳酸氢钠、苯巴比妥
间羟胺	氨茶碱、甲泼尼龙、地塞米松、氢化可的松、阿托品、山莨菪碱、甲氧氯普胺、地西泮、头孢唑林、头孢呋辛、头孢他啶、头孢哌酮、头孢曲松、头孢噻肟、乳糖酸红霉素、林格氏液、碳酸氢钠、青霉素、苯唑西林、氯唑西林、哌拉西林、苯妥英钠、苯巴比妥、阿昔洛韦、雷尼替丁、辅酶 A
氨茶碱	氢化可的松、甲泼尼龙、洛贝林、多巴胺、多巴酚丁胺、间羟胺、去甲肾上腺素、肾上腺素、地尔硫䓬、酚妥拉明、胺碘酮、毛花苷 C、阿托品、胞磷胆碱、硫酸镁、氯丙嗪、异丙嗪、氯苯那敏、利多卡因、吗啡、哌替啶、胰岛素、氨甲苯酸、酚磺乙胺、三磷腺苷、辅酶 A、甲硝唑、万古霉素、去甲万古霉素、氯霉素、阿米卡星、头孢米诺、头孢吡肟、头孢噻肟、头孢匹胺、头孢曲松、头胞哌酮舒巴坦、头孢他啶、头孢美唑、头孢呋辛、头孢唑林、青霉素、维生素 C、维生素 B_6、氯化钙、葡萄糖酸钙、门冬氨酸钾镁
尼可刹米	吗啡、氯霉素、头孢哌酮、头孢他啶、头孢呋辛
洛贝林	氨茶碱、硝普钠、呋塞米、地塞米松、氢化可的松琥珀酸钠、碳酸氢钠、辅酶 A、肌苷、氯霉素、头孢噻肟、头孢美唑、氯唑西林、苯唑西林、苯巴比妥
氯丙嗪	多巴酚丁胺、多巴胺、地塞米松、甲强龙、氢化可的松、氨茶碱、奥美拉唑、酚磺乙胺、肝素、三磷腺苷、辅酶 A、肌苷、雷尼替丁、头孢类、青霉素类、甲硝唑、磷霉素、克林霉素、氯霉素、乳糖酸红霉素、氨曲南、维生素 C、碳酸氢钠、苯巴比妥
异丙嗪	肾上腺素、硝普钠、地塞米松、甲强龙、氢化可的松琥珀酸钠、氨茶碱、奥美拉唑、胰岛素、氨甲苯酸、酚磺乙胺、肝素钠、右旋糖酐、苯巴比妥、苯妥英钠、三磷酸腺苷、辅酶 A、肌苷、头孢类、青霉素类、甲硝唑、克林霉素、氯霉素、维生素 C、氯化钾

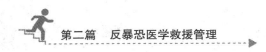

续表

药物	配伍禁忌
地塞米松	多巴酚丁胺、间羟胺、酚妥拉明、毛花苷 C、胰岛素、氢化可的松、地西泮、氯丙嗪、洛贝林、辅酶 A、环丙沙星、万古霉素、去甲万古霉素、氯霉素、乳糖酸红霉素、阿米卡星、头孢呋辛、苯唑西林、青霉素、维生素 B_6、氯化钙、林格液、酚磺乙胺、垂体后叶素、利多卡因、硫酸镁
阿托品	异丙肾上腺素、去甲肾上腺素、间羟胺、多巴酚丁胺、氨茶碱、左氧氟沙星、青霉素、甲氧氯普胺、肌苷、地西泮、利多卡因
654－2	甲氧氯普胺、地西泮、维生素 B_6、氯霉素、辅酶 A、头孢匹胺
胰岛素	吗啡、氨茶碱、多巴酚丁胺、去甲肾上腺素、异丙肾上腺素、肾上腺素、地尔硫 、硝普钠、酚妥拉明、毛花苷 C、甲泼尼龙、地塞米松、氢化可的松、异丙嗪、苯巴比妥、地西泮、苯妥英钠、雷尼替丁、肝素、左氧氟沙星、阿米卡星、头孢哌酮、哌拉西林、青霉素、碳酸氢钠
硝酸甘油	多巴酚丁胺、左氧氟沙星、替硝唑葡萄糖、苯妥英钠、谷胱甘肽

1. β－内酰胺类药物不可与酸性或碱性药物配伍,如:氨基糖苷类、氨基酸、红霉素类、碳酸氢钠、氨茶碱、维生素 C 等。因此,输液时只能用生理盐水作为溶媒,不可用葡萄糖。

2. 头孢菌素类(尤其是一代头孢)不可与高效利尿药(如呋塞米)联用,防止发生严重肾损害。

3. 氨基糖苷类药物不宜与具有耳毒性(如红霉素)和肾毒性(如强效利尿药、头孢菌素类、右旋糖苷类等)的药物配伍,也不宜与肌松药或具有此作用的药物(如地西泮)配伍,防止毒性加强。本类药物之间也不可相互配伍。

4. 多沙普仑与碱性药物合用,其血药浓度增加,毒性增强。严禁配伍。

5. 盐酸利多卡因注射液,与奎尼丁、盐酸普鲁卡因胺、普萘洛尔、美西律合用时,毒性增加,甚至引发窦性停搏。

三、特殊人群的用药

在暴恐事件中,恐怖分子往往心狠手辣,手段特别残忍,对无辜的民众不会加以区分,也不会刻意放过老弱孕幼,妄图制造最大规模的死伤。因此,在暴恐事件中,许多老弱妇幼也未能幸免。在救治这类人群时,由于他们身体机能具有特殊性,在使用急救药品时,尤其要格外注意用药安全。

(一)老年人用药

老年人由于年龄的增长,生理功能逐渐减退,肝脏代谢与肾脏消除能力减弱,对药物的耐受能力也相应降低。老年人的药代动力学有其自身特点。

在药物的吸收上, 由于老年人胃酸分泌减少,直接影响药物的解离度、脂溶度,进而影响药物的吸收。如苯巴比妥、地高辛的吸收速率因胃液 pH 值的升高而减少,造成起效慢。胃排空速度减慢以及胃肠活动减慢都使药物的吸收速度减慢和血药峰浓度下降,影响药效的发挥。

在药物的分布上,老年人的脂肪与体重的比例较其他人群大,促使一些脂溶性药物再分布增加,药物更易由脑组织进入脂肪组织,使有些药物(如华法林、保泰松等)与血浆蛋白结合率下降,血液中游离型药物浓度增加。所以老年人用药时防止因为药物浓度过高而导致不良反应的发生。

在药物代谢上,肝脏是药物代谢和转化的主要器官,而老年人由于肝功能低下,对于一些药物分解的首过效应能力降低,游离型药物浓度增高,药物效力增强,如普萘洛尔造成肝性脑病,故老年人在应用主要经肝脏代谢的药物时,用药剂量应为年轻人的 1/2 ~ 2/3。

在药物排泄上,由于老年人肾功能下降,主要经肾排泄的药物在老年人体内消除缓慢,血浆半衰期延长,容易蓄积中毒,特别是使用地高辛、氨基糖苷类抗生素、苯巴比妥、四环素类、头孢菌素类、磺胺药、普萘洛尔等药时。

因此,对于老年人的急救用药,须遵循以下几个原则。

1. 简单原则　避免不必要的多药联用,以减少药物相互作用产生的不良反应。如果要多药联用,一般控制在 2 ~ 3 种为好,药理作用相似的药物使用一种即可,避免重复用药。

2. 减量原则　老年人对药物的敏感性增加、药物的安全范围缩小、耐受性降低,除使用部分抗菌药物外,老年人使用的药物剂量一般都要减量,特别是解热镇痛药、静催眠药、麻醉药等。60 ~ 80 岁的老年人用药剂量为成年人的 1/2 ~ 4/5,中枢神经系统抑制剂为成人剂量的 1/2 ~ 1/3,强心类药品的剂量仅为成年人的 1/4 ~ 1/2。

3. 个体化原则　老年人用药对比其他年龄患者,个体化差异更为明显,用药时应根据老年患者的生理、病情的严重程度等,制订切实可行的用药方案。

(二)儿童用药

儿童正处在生长发育期,身体各方面的功能发育尚不完善,且这一群体的肝脏、肾脏的解毒和排毒功能以及血脑屏障作用也不健全。因此,用药时,除了考虑剂量的调整,更要注意品种的选择。

在药物吸收上,小儿臀部肌肉不发达,局部血流量及肌肉容量少,故肌内注射后药物吸收不佳。小儿皮下脂肪少,注射容量有限,且易发生感染,故不适于皮下注射。静脉注射药物吸收速度快,药效可靠,是危重患儿可靠的给药途径。

在药物分布上,儿童的体液和细胞外液均高于成人,水溶性药物的分布容积大,需较大的初始剂量,且需延长给药间隔;新生儿、婴幼儿脂肪含量低于成人,血浆中游离药物浓度升高,易出现药物中毒现象;同时,新生儿、婴幼儿的血脑屏障发育不完全,脂溶性药物易分布入脑,出现中枢神经系统反应;新生儿、婴幼儿血浆蛋白结合率比成人低,血浆中游离药物浓度高,易引起不良反应。

在药物代谢上,新生儿、婴幼儿肝药酶系统发育不成熟,各种酶活性低,使代谢减慢,易致药物在体内蓄积中毒。例如,用一般剂量的氯霉素,由于缺乏葡糖醛酸转移酶而较少结合成无活性的衍生物,致使血中游离氯霉素增多,引起中毒,导致"灰婴综合征"。

在药物排泄上,新生儿、婴幼儿肾功能发育不全,肾小球滤过率、肾小管排泄能力和肾血流量均低于成人,肾小管重吸收和酸碱平衡功能也差,可使药物排泄减慢。因此,新生儿、婴幼儿用药剂量要酌情减少,间隔时间适当延长。

以下为一些常见的儿童禁用、慎用药。

1. 氯霉素注射液,可能会引起"灰婴综合征",新生儿、婴幼儿禁用。

2. 磺胺类抗菌药物,易造成黄疸和肾功能损害,新生儿、2 个月以下婴幼儿禁用。

3. 喹诺酮类抗菌药物,影响儿童骨骼发育,14 岁以下儿童禁用。

4. 氨基糖苷类抗菌药物,具有耳毒性、肾毒性,儿童禁用。

5. 替硝唑,12 岁以下儿童禁用。

6. 阿司匹林,易引发瑞氏综合征,12 岁以下儿童慎用。

(三)妊娠期及哺乳期女性用药

1. 妊娠期女性　多数药物可以通过胎盘进入胎儿体内,影响胎儿的正常发育,严重者甚至造成畸形和死胎。妊娠期避免使用或慎用的有四环素类、氨基糖苷类、异烟肼、利福平、吡嗪酰胺、氟喹诺酮类、万古霉素、磺胺、某些抗深部真菌药等。

2. 哺乳期女性　某些药物在乳汁中的含量较大,因此注意避免选择抗甲状腺素药物、抗凝血药、放射性药物、麦角生物碱类、锂、抗癌药、汞剂等药物。

(一)肝功能不全患者用药

肝脏是许多药物的主要代谢场所。肝功能不全患者,药物代谢能力减弱,从而影响疗效,并增加毒性。肝功能不全患者慎用以下药物:抗凝血药,如双香豆素类;可诱发肝昏迷的药物,如麻醉镇静剂苯巴比妥酸盐类;激素类药物,如地塞米松、苯丙酸诺龙等;利尿药,如呋塞米等。

(二)肾功能不全患者用药

对肾功能不全患者进行药物治疗时,不能简单地以疾病是否治愈作为判断用药是否合理的标准,还应考虑所用药物对肾脏有无损害,特别注意在品种和剂量上应慎重选择。有肾功能损害的患者尽量避免使用的药物有:氨基糖甙类抗生素、万古霉素、四环素类、乙胺丁醇、磺胺类和氯磺丙脲等。

(唐　哲　曲海燕　张新华　李全岳)

>> 第四章
急救医疗设备管理

　　随着科学技术的不断发展以及新材料、新工艺的不断涌现,反恐防暴医学救援设备朝着便携化、机械化、自动化和智能化方向迅速发展。边境地区反暴恐医学救援卫生装备是军队后勤装备的重要组成部分,是平战时医疗机构实施多种医疗救治的重要工具,其中急救医疗设备起着至关重要的作用。通常说的急救医疗设备包括呼吸机、除颤仪、简易呼吸器、电动洗胃机、电动吸引器、输液泵、注射泵、手术器械包、急救背包,以及急救监护设备心电监护仪、心电图机等。

　　急救医疗设备有广义和狭义之分。从广义的范围来说,一切能在短时间内救命的设备都是急救医疗设备。我们通常所说的急救医疗设备属于狭义范畴,主要是急救医疗机构抢救患者的必备常规医疗设备。

第一节　急救医疗设备的日常管理

　　随着科学技术的发展,急救医疗设备的结构组成和使用方法变得越来越复杂,对急救医疗设备的管理人员、操作使用人员和维护人员的要求也越来越高。没有建立系统的管理组织和制定相关的规章制度,急救医疗设备的管理将出现混乱局面。没有经过专业、系统的培训,很难完全掌握某些复杂医疗设备的操作流程和维护保养方法。这就要求急救医疗设备相关管理部门、使用部门、医学工程技术人员加强沟通,努力做到急救医疗设备管理规范化,确保设备时刻处于完好状态,保证操作人员熟练操作,确实发挥急救医疗设备的急救作用,提高边境地区的反暴恐医学救援能力。边境地区反暴恐医学救援急救设备的管理工作要做好以下几个方面。

一、制定急救医疗设备相关规章制度

　　急救医疗水平很大程度反映了一个医疗单位的整体医疗技术水平,而急救医疗设备在这当中发挥了不可替代的作用,承担反暴恐医学救援任务的各级单位领导要高度重视急救医疗设备管理,组织维修技术人员和临床科室进行沟通协调,制定出急救医疗设备管理的相关规章制度。完善的规章制度是急救医疗设备管理科学化、规范化的基础,有了制度还不行,还要确保执行力度。为了有效避免有制度不执行的情况,各级领导机关要做好监督工作,确实保证各项管理制度落到实处。

二、成立急救医疗设备监督小组

　　边境地区反暴恐医学救援各级单位还要做好急救医疗设备的监督工作,成立专门的监督

小组。小组成员由部门领导、维修工程师及临床使用科室人员兼职等组成。监督小组定期或不定期对急救医疗设备进行监督,在日常工作中对急救医疗设备的维护管理提出意见和建议,并对违反规章制度造成设备损害或安全事故的人员进行批评教育或给予一定的处罚,同时对有突出贡献的人员进行奖励。通过以上措施保障急救医疗设备安全、高效运转。

三、建立医疗设备台账

建立急救医疗设备台账是及时、高效、快速开展反暴恐医学救援的主要前提条件。没有完善的急救医疗设备台账,将导致无法及时准确地配齐反暴恐医学救援所需的急救医疗设备,致使医学救援工作无法按时高效开展。依托信息化系统,建立边境地区反暴恐医学救援急救医疗设备台账,可以有效解决这个问题。急救医疗设备台账应该包括的内容见表 2 - 4 - 1。

表 2 - 4 - 1 ××××××单位急救医疗设备登记卡

使用单位	设备名称	规格型号	设备编号	生产厂家	价格
配发日期	质控时间	有效日期	设备负责人	联系电话	备注

四、加强人员培训,组建专业人员队伍

急救设备是电子技术、计算机技术、超声技术、核物理技术、光学技术、新材料技术和传感器技术等一系列高新技术的综合体现,这给急救医疗设备的临床使用和维护保养工作带来了很多困难。有些设备由于使用人员不会操作或误操作,造成设备无法及时投入急救工作,甚至造成设备故障。一些设备由于维护保养人员没有经过专业培训,在维修过程中,利用日常经验进行错误保养及维修,导致急救医疗设备故障扩大化,甚至导致设备报废等重大安全事故发生。因此,面对快速发展的急救医疗设备技术,要求急救医疗设备使用人员和维修人员不断学习专业知识,掌握专业急救医疗设备的使用及维护保养方法。

为此,可以将部分临床使用人员选派到技术水平高的单位进修深造(比如上级单位和急救医疗设备厂家),以提高他们的理论知识、操作技术水平和维修技能,减少因为错误操作造成的医疗设备故障,从而为边境地区反暴恐医学救援工作的有力高效开展提供支持。

五、建立急救医疗设备调配机制,制定应急预案

当发生较大暴力恐怖事件或储备的急救医疗设备发生故障无法使用时,将阻碍反暴恐医学救援工作的顺利开展。为提高边境地区反暴恐医学救援的快速反应能力,应有效整合急救医疗设备资源,建立急救医疗设备调配机制,并制定应急预案。

急救医疗设备应急调配机制及应急预案应遵循优先保障急救需求的原则,按需调配。急救医疗设备应相对固定放置,并在设备放置处张贴(或悬挂、放置)《急救医疗设备应急调用联

系表》,急救医疗设备管理人员应知晓放置位置。启动急救医疗设备应急预案时,急救医疗设备管理部门工作人员直接根据《急救医疗设备应急调用联系表》从最近的医疗部门调用所需急救医疗设备。医疗部门要有大局意识,相互配合,不得以任何借口不让调用,设备使用完毕要及时归还。

第二节　急救医疗设备的工作原理与发展历程

在边境地区反暴恐医学救援工作中,急救医疗设备是不可或缺的部分,特别是急救呼吸机、除颤仪、心电监护仪等。因此,救援人员必须清楚了解其工作原理、发展历程和分类情况,从而更好掌握急救医疗设备的适用条件和对象,并能够快速操作急救设备。以下将对急救呼吸机、除颤仪、心电监护仪等急救医疗设备的发展历程和工作原理进行介绍。

一、呼吸机工作原理与发展历程

(一)呼吸机的工作原理

呼吸机的临床应用分为两大类。一类以治疗呼吸系统疾病为主,包括肺部感染,肺不张、哮喘、肺水肿等影响肺内气体交换功能的疾病。此类呼吸机的治疗主要达到改善肺内气体交换,提高血液中氧浓度和排除二氧化碳的目的。第二类以外科手术为主,有利于患者麻醉恢复,维持正常的呼吸功能,减少呼吸肌运动,降低氧耗量。

任何呼吸机的工作原理都在于气体的压力差。一般呼吸机的工作原理分为两种。

1. 气道正压呼吸机　使气体压力增高,通过管道与患者呼吸道插管连接,气体经气道、支气管,直接流向肺泡,此时为吸气期;呼气时呼吸机管道与大气相通,肺泡内气压大于大气压力时,肺泡内气体即自行排除,直至与大气压相等。

2. 胸廓负压呼吸机　将患者的胸部或整个身体置入密闭的容器中,呼吸道与大气相通。当容器中的压力低于大气压时,胸部被牵引扩张,肺泡内压力低于大气压,空气进入肺泡,为吸气期;而当容器压力转为正压时,胸廓受压迫缩小,肺泡内压力增高大于大气压,肺泡内气体排除体外,为呼气期。由于这类呼吸机体积大动力大,通气效率低,目前已被淘汰使用。呼吸机的工作原理见图2-4-1。

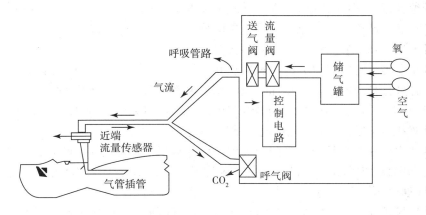

图2-4-1　呼吸机工作原理

（二）呼吸机的发展历程

现代急救呼吸机的发展最早始于 1915 年哥本哈根的 Mol – gaard 和 Lund，以及 1916 年斯德哥尔摩的外科医师 Giertz，可惜他们的成就缺乏资料记载，仅见于科学通讯报道。1934 年 Frenkner 研制出第一台气动限压呼吸机"Spiropulsator"，它的气源来自钢筒，气体经两只减压阀，产生 50 cmH$_2$O 的压力。呼气时通过平衡器取得足够的气流，吸气时间由开关来控制，气流经吸入管入肺，当内压力升至预计要求时，阀门关闭，呼吸停止。但是该型号呼吸机设计比较简单，在参数准确性方面比较欠缺，功能也比较单一。1940 年，Frenkner 和 Crafoord 合作，在"Spiropulsator"的基础上进行改进，使之能与环丙烷同时使用，成为第一台麻醉呼吸机。1942 年美国工程师 Bennett 发明了一种采用按需阀的供氧装置，供高空飞行使用。以后又加以改进，于 1948 年研制成功间歇正压呼吸机 TV – 2P，以治疗急、慢性呼吸衰竭，但是还是无法实现对呼吸参数的精准控制，无法实现定容控制。1951 年瑞典的 Engstrom Medical 公司生产出第一台定容呼吸机 Engstrom100 取代了当时的"铁肺"，救治了大量的由流行性小儿麻痹引起的呼吸衰竭患者。由于心脏外科的发展，从 20 世纪 50 年代开始，越来越多的医师认识到机械呼吸的优点，加大了对呼吸机的研发投入，大量精准控制的呼吸机面世。1955 年 Jefferson 呼吸机是美国市场上首先使用最广的呼吸机之一。此外，还有 Morch、Stephenson、Bennett 和鸟牌呼吸机等四种类型。进入 60 年代，呼吸机的应用更为广泛。1964 年 Emerson 发明的术后呼吸机，是一台电动控制呼吸机，呼吸时间能随意调节，它还是一台电子线路的呼吸机，配备压缩空气泵，各种功能均由电子调节，根本改变过去呼吸机纯属简单机械运动的时代，而跨入精密的电子时代。1970 年利用射流原理的射流控制的气动呼吸机研制成功，其是以气流控制的呼吸机。全部传感器、逻辑元件、放大器和调节功能都是采用射流原理，而无任何活动的部件，都具有与电路相同的效应。80 年代以来计算机技术迅猛发展，使新一代多功能电脑型呼吸机具备了以往不可能实现的功能，如监测、报警、记录等。进入 90 年代，呼吸机不断向智能化发展，计算机技术的应用使呼吸机的性能更臻完善，各项参数更加精准，可视化操作更加简单，功能更加强大。

我国呼吸机的研制起步较晚，1958 年在上海制成钟罩式正负压呼吸机。1971 年制成电动时间切换定容呼吸机。

（三）呼吸机的分类

呼吸机种类繁多，分类复杂，根据不同的定义方式，主要有以下 5 种分类方法。

1. **按照与患者的连接方式分类** 呼吸机可分为无创呼吸机和有创呼吸机两类，前者通过面罩与患者连接，后者通过气管插管与患者连接。

2. **按用途分类** 呼吸机可分为急救呼吸机（专用于现场急救）；呼吸治疗通气机（对呼吸功能不全患者进行长时间通气支持和呼吸治疗）；麻醉呼吸机（专用于麻醉呼吸管理）；小儿呼吸机（专用于小儿和新生儿通气支持和呼吸治疗）；高频呼吸机（具备通气频率 >60 次/min 功能）；无创呼吸机（经面罩或鼻罩完成通气支持）。

3. **按驱动方式分类** 呼吸机可分为气动气控呼吸机（通气源和控制系统均只以氧气为动力来源）；电动电控呼吸机（通气源和控制系统均以电源为动力，内部有汽缸、活塞泵等）；气动电控呼吸机（通气源以氧气为动力，控制系统以电源为动力）。

4. **按通气模式分类** 呼吸机可分为定时通气机（时间切换），即按预设时间完成呼气与吸气转换；定容通气机（容量切换），即按预设输出气量完成呼气与吸气转换；定压通气机（压力切换),即按预设气道压力值完成呼气与吸气转换;定流通气机(流速切换),即按预设气体流速值完成呼气与吸气转换。

5. **按压力和流量发生器分类** 呼吸机可分为恒压发生器(通气源驱动压低,吸气期恒压,吸气流随肺内压而变化);非恒压发生器(通气源驱动压低,在吸气期发生规律变化,吸气流受驱动压和肺内压双重影响);恒流发生器(通气源驱动压高,气流在吸气期不变);非恒流发生器(通气源驱动压高,气流在吸气期发生规律性变化)。压力发生器适用于肺功能正常患者,流量发生器适用于肺顺应性较差的患者。

二、心电监护工作原理与发展历程

随着科学技术的不断发展,大量高精尖的监护设备应用到医学救援工作中,监护设备成为边境地区反暴恐医学救援工作中必备急救医疗设备。掌握监护仪的工作原理与发展历程及其分类是及时开展救援工作的前提。

(一)监护仪的工作原理

便携式微电脑多参数生理监护仪的主机由两个 16 位微控制器组成。系统通过信号检测与预处理模块将生物医学信号转换成电信号,并进行干扰抑制、信号滤波和放大等预处理。然后通过数据提取与处理模块进行采样、量化,并对各参数进行计算分析,比较结果与设定阈值,进行监督报警,将结果数据实时存储到 RAM,并可实时传送至 PC 机上,在 PC 机上可实时显示各参数值。监护仪工作原理见图 2 - 4 - 2。

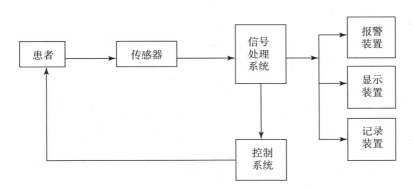

图 2 - 4 - 2 监护仪工作原理

(二)监护仪的发展历程

最早,医务人员对 ECG 的监测和需求,是从抢救危重患者开始的。1933 年,Hooker 首次进行实验动物心脏复苏,通过密切观察心脏跳动状况,总结和判断患者的抢救效果。1943 年,Claude Beek 首次在手术室内实施电除颤,并开始 ECG 的监测和临床应用。1952 年,Zoll 首次推出心脏起搏术,通过对心脏功能未完全恢复的患者进行起搏、监护,使患者得以康复,但是无法进行体外起搏。1956 年,体外除颤仪问世,这大大提高了危重患者抢救的存活率;1960 年,Kauwenhoven 报道胸外心脏按压有效,心脏复苏技术日渐成熟。1960 年,持续床边 ECG 监测,能够适时不断地监护患者的 ECG 状况,使得心脏病患者及危重患者得以密切和连续的观察,同时帮助医务人员对患者的心电情况做出连续的分析和判断。1970 年,Swan - Ganz 肺动脉漂浮导管出现及应用于临床,将血流动力学监测(有创压、心排量等)引入临床,监测功能更多,医务人员获取的客观监测信息更加丰富,从而大大促进医疗水平和科研的提高,但仍无法解决无创血压监测技术。1970 年,临床开始应用持续无创血压监测技术。

（三）监护仪的分类

监护仪按产品性能和使用功能分为多参数固化式监护仪、便携式监护仪、插件式监护仪和中央站监护仪。

按监测参数方法可分为无创生命参数监测、有创参数监测及特殊测试参数的监测（如血气监测、生化分析监测、除颤及特殊麻醉气体的监测等）。

三、除颤监护仪的工作原理及发展历程

（一）除颤监护仪的工作原理

除颤监护仪是将几千伏的高压存储在大电容中,然后通过放电控制器,控制在几秒钟内通过电极板向胸壁或直接向心脏放电,使颤动的心脏全部除极。由于窦房结产生的信号最强,因此将重新支配心脏的收缩,从而将各种室上性或室性快速性心律失常（VT/VF）转复为正常窦性心律。除颤仪是以电压变换器将直流低压变换成脉冲高压,经高压整流后向储能电容 C 充电,在电容中储存一定的能量。除颤治疗时,控制高压继电器 K 动作,将储能电容 C、电感 L 及人体（负荷）串联接通,使之构成 RLC（R 为人体电阻、导线本身电阻、人体与电极的接触电阻三者之和）串联谐振衰减振荡电路,即为阻尼振荡放电电路,对人体放电。除颤监护仪工作原理见图 2 - 4 - 3。

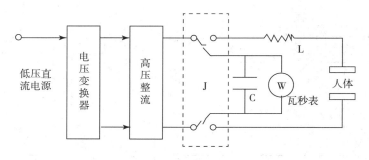

图 2 - 4 - 3　除颤监护仪工作原理

（二）除颤仪的发展历程

最初,科学家们采用交流电对犬实施了电除颤治疗并取得成功。Beck 在心脏手术中首次应用电极直接电刺激心脏,成功消除室颤。之后,Zoll 公司应用高压电容储能,瞬间放电,达到消除室颤的目的,标志着直流电除颤仪正式面世。20 世纪 80 年代初半自动除颤仪开始应用,90 年代 ICD 成功应用到临床急救工作中。

第三节　常用急救医疗设备操作规程

操作规程一般是指权威部门为保证本部门的生产、工作能够安全、稳定、有效运转而制定的,相关人员在操作设备或办理业务时必须遵循的程序或步骤。

边境地区反暴恐医学救援工作要求快速、及时、准确、有效,这使急救人员工作及心理压力

较大。在恶劣环境及巨大心理压力下,救援人员要想及时高效地开展急救工作,需要有简单、实用、系统的急救医疗设备操作规程提供强大的理论支持和技术保障。

下面就呼吸机、除颤仪、监护仪、电动洗胃机、电动吸痰器的操作规程进行具体论述。

一、呼吸机操作规程

反暴恐医学救援工作要求工作人员对呼吸机的操作能够快速、准确。制定高效、规范、可行的呼吸机操作规程是实现上述要求的前提条件。本节将具体阐述呼吸机的适应证、禁忌证、操作规程及注意事项等,并对现有的呼吸机操作流程进行优化。

(一)适应证

1.严重吸气不足。

2.心脏呼吸骤停的抢救。

3.呼吸肌麻痹及麻醉的呼吸管理。

(二)禁忌证

1.大咯血。

2.伴有肺大泡的呼吸衰竭。

3.张力性气胸。

(三)操作流程

1.接好呼吸机管路。

2.选择适当的呼吸频率和潮气量。

3.供气压选择在 0.1 ~ 0.25 kPa(小儿酌减)。

4.选择合适的氧浓度。

5.同步吸入压调至最小,同频敏度置适中位置,先打开氧气瓶总阀开关,然后打开减压表上的旋钮,接通电源,机器开始向患者送气,然后逐步增大同步吸入压直至通气充足。

6.患者有自主呼吸,选择合适同步灵敏度,调至刚好能触发机器为宜。

7.使用过程中应密切注意患者胸部运动情况,观察气道压力表上显示气道压力来判断通气情况。

8.机器使用完毕,先关掉氧气瓶总阀开关,再关掉减压表旋钮,切断电源,并做好设备消毒保养工作。

(四)注意事项

1.使用过程中,注意各管道和电源接插头的连接情况,观察有无气道松动、漏气或脱落现象。

2.严密观察患者生命体征情况变化并做好记录,严格无菌操作,吸痰前后应给予纯氧吸入。

3.呼吸机使用完毕应将喉管卸下浸泡消毒30分钟,清水冲洗晾干备用,防止交叉感染。

(五)呼吸机操作流程图

呼吸机操作流程见图2－4－4。

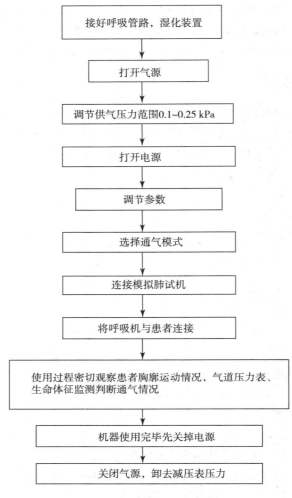

图 2-4-4 呼吸机操作流程

二、除颤仪操作规程

除颤仪的使用都是在比较紧急的情况下进行的。在边境地区反暴恐医学救援工作中,也很有可能用到除颤仪。急救中,能及时准确地对患者进行有效除颤,可以有效提高患者的急救成活率。这就需要制定严格的操作规程并严格执行。下面对除颤仪的适应证、操作步骤、操作流程等进行具体阐述。

(一)适应证

适用于心脏骤停、心室颤动的抢救治疗。

(二)操作步骤

1. 患者取平卧位。

2. 迅速开放气道,放置口咽管或气管插管,人工呼吸。

3. 在准备除颤仪的同时,给予持续胸外心脏按压。

4. 将两个电极板涂以导电膏,并分别放置于患者右锁骨中线第二肋下方及心尖部,紧贴皮肤。

5. 将除颤仪设置为非同步状态。

6. 首次充电能量 200 Ws。

7. 充电完毕时,检查术者及他人确无与患者身体接触后开始放电。

8. 首次除颤后观察并记录即刻心电图。若室颤持续存在,可连续电击,能量递增(200,200～300,360 Ws),直至转复成功或停止抢救。

9. 如心电监测显示为心电静止,立即给予肾上腺素静脉注射。

10. 转复过程中与转复成功后,均须严密监测并记录心律/心率、呼吸、血压、神志等病情变化。

(三)除颤仪操作流程图

除颤仪操作流程见图 2-4-5。

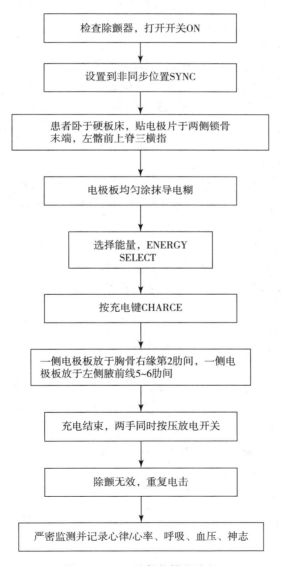

图 2-4-5　除颤仪操作流程

三、监护仪操作规程

准确的监护参数能为急救工作人员提供诊断依据。在反暴恐应急医学救援工作中,监护仪的作用越来越明显。为得到患者准确的生命体征数据,要求使用人员在紧急情况下能快速准确地进行数据采集。简单准确的操作规程为实现这一目标提供了有效保障。下面将具体论述监护仪的适应证、用物准备、操作方法及步骤、注意事项和操作流程。

（一）适应证

用于各种危重患者的生命体征监护,或单一使用于心电、血压的监护,以便及时掌握患者的病情变化。

（二）用物准备

电插板 1 个,监护仪 1 台,心电、血压、血氧输出电缆线各 1,电极片 5 个,乙醇、棉签、护理记录。

（三）操作方法及步骤

1. 准备用物,将监护仪推至患者床旁,并向患者解释,以取得合作。

2. 插上电源,仪器指示灯亮,根据病情摆好患者合适体位,清洁患者皮肤,贴好电极,将心电,BP,SPO_2 电缆线分别连接于患者身上,按下仪器左方最下角的开机键,待仪器屏幕上显示监护画面后,按下"血压周期设置键"。根据医嘱及病情通过旋转"选择键"来设置所需的时间周期,再按下"血压启动键",仪器默认所设置的血压周期测定,血压测量完毕,显示屏上出现相应的 HR,SPO_2,R,BP 数值。

3. 监护仪使用完毕后,按下"关机键",把各输出电缆从患者身上取下,整理好患者体位,保持床单整齐。同时记录情况,整理用物,并推回原位放置。用 75% 乙醇擦拭仪器及各输出电缆线。及时补充电极片、心电图纸,以便备用。

（四）注意事项

1. 仪器须放在平台上,四周通风,保持干燥,避免潮湿。

2. 使用前需检查仪器及各输出电缆线是否有断裂、破损现象。若仪器表面潮湿,先用干布擦干后再使用。

3. 心电电极贴放部位要准确。

4. 当仪器监护于患者身上时交代患者不要把东西放置在仪器上,其周围也不能放置;不能自行随意取下心电、血压、血氧监测电缆线,以免发生意外。

5. 当仪器长期不用时,应每月给仪器充电一次,以延长电池寿命。

6. 禁止在输液或插管肢体上测量血压;局部皮肤破损者禁止绑袖带。

7. 清洁仪器时,不要使用稀释剂或苯等化学溶剂,以免损坏仪器。

8. 定期检查仪器性能,确保仪器随时处于良好备用状态。

（五）监护仪操作流程图

监护仪操作流程见图 2 − 4 − 6。

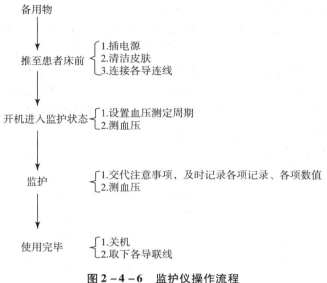

图 2-4-6 监护仪操作流程

四、电动洗胃机操作规程

边境地区反暴恐医学救援工作中,有可能遇到投放有毒化学物质等危险事件。对于急性中毒如短时间内吞服有机磷、无机磷、生物碱、巴比妥类药物等情况,洗胃是一项重要的抢救措施。如何在恶劣的野外条件进行高效的洗胃工作,系统的操作规程是重要的理论指导。下面将具体论述电动洗胃机的操作步骤、注意事项及操作流程。

(一)操作步骤

1. 正确连接洗胃机的管路,将 3 根吸引软管分别接于洗胃机的胃管口、进液口及排污口。

2. 接通电源。

3. 先将药水桶放满清水,再将 2 只过滤器瓶灌入清水,旋紧瓶盖不得漏水,再将机上进液管放入药水桶内,污水管放入污水桶内,将胃管与机上相对应的胃管软管相接。

(1)按"手吸"键,将胃内的液体吸入污物桶内,再按"手冲"键,将药水桶的清水冲入胃中。如此重复按键,达到手按洗胃的目的,每次进液量 300～500 ml,不宜过多。

(2)当按"自动"键后,自动工作开始,此时首先吸液指示灯亮,表示在自动吸液,一定时间后,冲洗指示灯亮,吸液指示灯熄灭,表示在自动冲液,如此重复工作,达到自动控制洗胃的目的。

4. 使用机器完毕,将过滤器刷洗干净,然后安好各管路,桶内装好清水,接通电源按"自控"键对管路进行自动清洗约 5 分钟,再关闭电源。

5. 将胃管、过滤器、吸引软导管全部浸泡在 0.2% "84" 消毒液内 1 小时后晾干放熏蒸柜消毒备用。

(二)注意事项

1. 在洗胃过程中,如发现有食物堵塞胃管,造成不吸水、不出水或水流减慢,可瞬时按"手冲"键或"手吸"键,直至水流通畅后,再按"自控"键继续洗胃。

2. 在"自控"洗胃时,必须注意观察排污口状况。

3. 严禁无液体时开机操作,以免烧坏水泵。严禁同时按两个以上的键,以免烧坏溶丝管。

4. 洗胃过程中要注意观察患者的面色、呼吸、脉搏、血压、瞳孔的变化。

5. 洗胃过程中还要观察洗胃液入量与出量是否均衡,洗出液体的颜色、气味。

6. 对昏迷患者洗胃宜谨慎,应去枕平卧头偏向一侧,以免分泌物误入气管。

(三)洗胃机操作流程

电动洗胃机操作流程见图2-4-7。

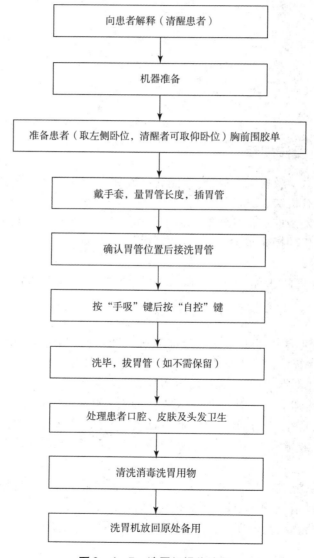

图 2 - 4 - 7　洗胃机操作流程

五、电动吸痰器操作规程

吸痰器用于年老体弱、危重、昏迷、麻醉未清醒前各种原因引起的不能有效咳嗽及排痰者进行吸痰，以保持呼吸道通畅。吸痰是一种有效的急救手段，下面将从操作目的、操作流程、操作注意事项等方面具体论述电动吸痰器的操作规程。

（一）操作目的

吸出呼吸道分泌物，保持呼吸道通畅。

（二）操作流程

1. 检查吸引器各管道连接是否正确，打开开关，检查吸引器的性能是否良好。

2. 调节负压：根据患者情况及痰黏稠度旋转调节阀控制作用于患者的最大负压。一般吸痰的负压值为 0.027~0.053 kPa（调节旋钮时顺旋负压大，逆转负压小），急救吸痰的负压值最大不超过 0.08 kPa。

3. 未吸痰前使橡胶管折成 V 形，开机使负压达到所需范围再插入患者痰阻部位后，立即将橡胶管恢复原状进行吸痰。

4. 在吸痰过程中，随时擦净喷出的分泌物，观察前后呼吸频率的改变，同时注意吸出物的性状、量及颜色等，按需要做好记录。

5. 吸痰完毕，吸生理盐水冲洗导管，取下吸痰管放进消毒液内浸泡。把贮液瓶及时清洗并消毒，以备下次使用。

6. 使用结束后，要先关掉吸引器上的开关，再从电源插座上拔下电源插头，切断电源。

（三）操作注意事项

1. 严格执行无菌操作，治疗盘内吸痰用物每天应更换 1~2 次，吸痰管每次更换，并做好口腔护理。

2. 定时吸痰，当发现喉头有痰鸣音或排痰不畅时，应及时抽吸。

3. 操作中应注意病情变化，为患者提供指导。

4. 贮液瓶的贮量，一般是瓶容量的 1/3，最多不超过 500 ml，超过时要立即停止吸痰，并倒去污液，处理后以备再用。

5. 若患者有舌后坠应将下颌托起，再用舌钳将舌轻轻拉出后再插入导管吸痰。

6. 停止使用时，清洁、浸泡消毒贮液瓶及橡胶管，干燥后备用。持续使用时每周更换 2 次。

7. 缓冲瓶起缓冲气流作用，严禁当作贮液瓶使用，避免液体进入泵体，损坏机器。

8. 使用结束后，关机前一定要先让负压降低至 0.02 kPa 以下。

（四）电动吸引器吸痰法操作流程图

电动吸引器吸痰法操作流程图见图 2－4－8。

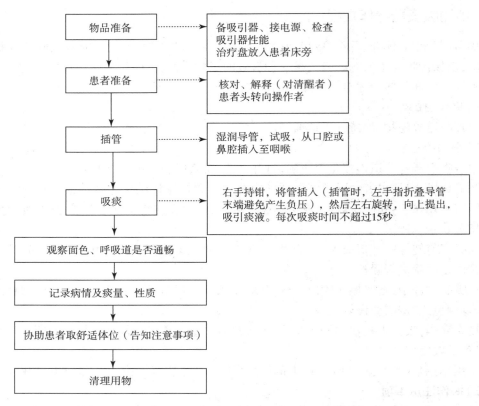

图 2 – 4 – 8　电动吸引器吸痰操作流程

第四节　急救医疗设备的维修原则与注意事项

在反暴恐医学救援工作中,难免发生急救医疗设备故障,及时、快速、安全地修复急救医疗设备,是对设备维修人员的基本要求。设备维修人员为了能达到这一要求,必须掌握急救设备的维修原则和维修注意事项。

一、急救医疗设备的维修原则

急救医疗设备的维修要以安全为前提,以患者为中心;遵循先询问,后诊断;先直观,后检查;先全局,后局部;先机械,后电路;先独立,后整机;先独立原件,后集成芯片;先控制,后数据;先定性,后定量;先简单,后复杂的"九先九后"原则。当然,无论选择何种维修方法,都要在保证质量安全的前提下,及时快速地修复,确保在最短的时间内急救医疗设备能投入抢救工作,避免因设备故障影响急救工作。急救工作结束以后,再进行细致全面的维修检测,尽量发现故障隐患,及时排除,并更换老化配件,使急救医疗设备处于完好状态。

二、急救医疗设备的维修方法及注意事项

急救医疗设备的维修方法有很多种,选择合适的维修方法,可以达到事半功倍的效果。在

维修工作中还应注意以下事项,避免安全事故的发生。

(一)急救医疗设备通用维修方法

维修前要详细收集急救医疗设备的有效信息,包括设备型号、出厂编号、使用年限、故障出现时间、故障出现时有无异常声响、有无出现异味、是否发生过突然停电、设备是否移动过、是否发生碰撞等,记录设备给出的故障代码及相应提示,然后根据收集的信息来准备相应的维修配件及合适的工具。

1. 电源部分的维修 采用先简单、后复杂的维修方法。检查电源线是否完好无损,检查保险是否断开,检查是否有交流 220 V 输入,检查开关电源是否有输出,检查输出电压是否在误差范围内,电容是否漏电、鼓包、漏液,电解液是否干涸等。注意负载短路不会造成电源输出电压低,因为负载主供电电路中有保险,当负载中有短路元件,保险马上烧断形成断路,而断路只能无电压输出。

2. 软件部分的维修 检查急救医疗设备参数设置是否合理、软件是否恢复出厂设置、软件是否损坏、驱动软件是否丢失、是否存在非法关机开机、是否出现异响断电等。此类故障一般重新刷新系统即可排除。

3. 主板的维修 由于急救医疗设备主板都是由集成度非常高的电子元件组成,这给维修和测量工作带来极大的困难。对于主板的维修要求维修人员能看懂电路图纸,找到维修测量点,根据电压判断主板故障部位。当然,主板上面也有部分独立元件,也可以先测量这些独立元件的好坏,再进行故障判断。

4. 控制部分的维修 检查控制部分按键开关是否正常、控制芯片供电电压是否正常、控制面板有无进液体、解码芯片有无管脚碳化、元件是否老化。

(二)急救医疗设备维修注意事项

1. 在拆卸医疗设备的过程中,要注意先后顺序,理清设备的结构,按顺序来拆,不可用蛮力强行拆卸。拆下来的紧固螺丝、小件等不可随手乱放,要分类放好,以免丢失。对于复杂的线路,在拆解前要进行线路标记,必要时还要进行拍照。对于拆解下来的附件,要及时清点,归类摆放。设备维修完成后,安装复原时,要按相反的顺序一步一步恢复原样,不可有多余的紧固螺丝。更换损坏的零配件,特别是机械部件时,拆卸时一定要做好标记,确保更换后恢复原样,不可出差错。

2. 在维修过程中,一定要注意防止交叉感染。例如:体液检验设备因不规范操作溅出的体液对仪器表面的污染、试剂对仪器表面的污染、激光治疗类设备治疗时残留的外皮细胞对仪器表面的污染、放化疗设备放射性粉尘的污染、环境的污染、维修工具的污染等,在维修此类设备时,最好戴一次性手套,防止溅出的尿液、血液、残留的外皮细胞、放射性粉尘等对皮肤的接触。维修工作完成后,要用肥皂水彻底清洗暴露的皮肤,同时,对所使用的工具要进行清洗及消毒。

3. 在急救医疗设备维修工作中,维修人员无法独立完成维修工作时,要及时联系急救医疗设备厂家维修工程师,在厂家指导下开展维修工作。维修人员要积极参加急救医疗设备厂家开展的维修培训班学习,提高设备维修的理论水平和实际动手能力。

4. 对于复杂的医疗设备故障,也可组织多个维修技术人员进行"会诊"。

(三)急救医疗设备的预防性维修

预防性维修,顾名思义,就是要注意把有可能造成医疗设备故障和出了故障后难以解决的因素排除在故障发生之前,有效降低故障发生率,从而提高急救医疗设备使用率、延长使用寿命。

1. 建立规范的预防性维修制度 为了能更好地落实预防性维修工作,首先要根据实际情况建立合理的规章制度,包括定性巡检制度、定期开机检查制度、定期维护保养制度、定期充放电制度等。

2. 制定 PM 计划 有了完善的规章制度,还要有科学合理的执行工作计划,主要包括日常维护的周期、维护和保养的设备对象、维护和保养的具体内容、进行维护的时间安排等。

3. 急救医疗设备预防性维护的实施内容和周期

(1)预防性维护的内容:日常维护需要急救医疗设备使用人员积极配合,保持设备表面清洁,每周定期开机自检,检查设备的开关、各按钮、各指示灯、指示器是否正常,备用电池充放电是否正常,电源线有无老化,设备附件是否齐全、附件插头有无松动,散热排风是否有异响,各种接地的连接和管道连接是否完好,同时做好预防性维修记录。

(2)预防性维护的周期:根据急救医疗设备预防性维护的内容,预防性维护的周期分为1日、1周、1个月、1个季度、1年等不同周期。

周期为1日的具体工作内容:做好急救医疗设备表面的清洁保养;检查附件配件是否齐全、开机是否正常。

周期为1周的具体工作内容:检查急救医疗设备是否有异响、散热风扇是否运转正常、备用电池电量是否充足、各项参数是否漂移、储藏环境是否合格。

周期为1个月的具体工作内容:对散热风扇进行除尘;对传感器进行校准;检查备用电池性能;开机运行1个小时,检验设备运转情况。

周期为1个季度的具体工作内容:在维修模式下检测校准;检查充放电模块是否正常、参数漂移范围是否可控。

周期为1年的具体工作内容:更换备用电池、已达到使用寿命或性能下降或使用说明书中规定定期更换的配件、易损部件、老化气体管路及散热风扇过滤网;对整机进行除尘;检查线路是否老化。

第五节 急救医疗设备的质量控制机制

为适应未来信息化条件下反暴恐医学救援任务的需要,国家加大了经费投入,大量高精尖医疗设备投入到反暴恐医学救援工作中,极大地提高了边境地区的反暴恐医学救援能力。但急救医疗设备在质量安全方面还存在一些问题,如呼吸机潮气量输出偏差大、除颤仪输出能量与实际输出相比偏差超出国家标准、心电监护血压测量误差较大,这些问题给反暴恐医学救援工作带来一定的阻碍,还有可能给伤病员造成不必要的伤害。为此,迫切需要对反暴恐医学救援工作中有可能用到的急救医疗设备进行计量和质量控制工作,保障各项输出参数准确可靠,提高边境地区反暴恐医学救援能力。做好急救医疗设备计量和质量控制工作,需要做到以下几点。

一、高度重视计量和质量控制工作

首先,需要成立计量与质量控制工作小组,主抓参与反暴恐医学救援单位的计量与质量控制工作的整体规划,定期听取职能部门的情况汇报,实时掌握年度计量和质量控制工作进展情况;其次,财务部门应该划拨专项资金,用于计量和质量控制日常工作开展,包括计量和质量控制检测设备的更新维护、日常的办公费用以及对相关人员的奖励费用等。

二、建立监督机构

建立由反暴恐医学救援单位领导、计量和质量控制员(由维修技术人员兼职)、急救医疗设备使用人员组成的三级计量和质量控制工作监督机构。计量和质量控制员负责计量和质量控制日常工作开展,急救医疗设备使用人员负责管理需计量和质量控制的设备,包括监督计量和质量控制员的工作开展情况、本人管理的急救医疗设备是否处于有效期内、合格标示是否粘贴正确等工作。急救医疗设备使用人员直接向单位领导汇报急救医疗设备的计量和质量控制工作动态,保障计量和质量控制工作落到实处,杜绝伪造原始数据现象。

三、建立计量和质量控制台账

建立急救医疗设备计量和质量控制台账,确保检定和检测覆盖率以及检测的连续性。建立计量检定目录和质量控制目录内急救医疗设备的台账,采用对账检定方式开展计量和质量控制工作,减少计量和质量控制环节中的书写记录环节,提高工作效率,同时,又能确保漏检、过期等情况发生。计量和质量控制台账见表2-4-2。

表2-4-2　计量和质量控制台账

科室	设备名称	型号	编号	生产厂家	上次检测日期	本次检测日期	检测情况	检测人

四、明确计量与质量控制管理员岗位职责

在反暴恐医学救援部门领导下,负责急救医疗设备日常计量检定与质量控制工作,具体内容如下:

1. 制订年度急救医疗设备计量与质量控制工作计划并组织实施;
2. 统计分析受控急救医疗设备质量安全状况;
3. 负责急救医疗设备技术资料的建档与管理工作;
4. 负责计量标准器具溯源与量值传递工作;
5. 负责发放计量检定证书、质量检测报告;
6. 负责原始记录、检定证书等技术资料的归档;
7. 负责计量室内部审核工作,编制内部审核报告,督促整改不符合项。
8. 监督检测人员参加业务学习和培训考核。

五、明确计量与质量控制检定人员岗位职责

计量与质量控制检定人员岗位职责具体内容如下:

1. 在急救医疗设备管理员领导下依法开展计量检定、质量检测工作;

2. 熟悉计量检定规程和质量检测技术规范,正确使用测量标准和检测设备;

3. 负责强制计量检定及质量控制目录范围内急救医疗设备的周期检定及检测工作;

4. 保证检定、检测原始数据的真实、完整、准确和有效,正确出具检定证书;

5. 完成其他医学计量与质量控制任务。

六、建立规范的急救医疗设备计量与质量控制工作流程

规范的工作流程(图2-4-10)是保证急救医疗设备质量安全的前提,按照工作流程操作可有效提高计量检定和质量控制工作效率。

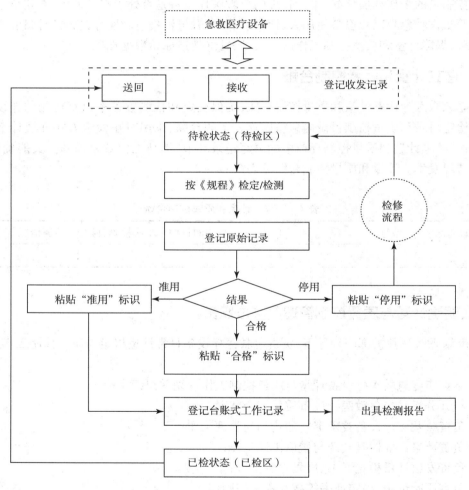

图2-4-10　急救医疗设备计量与质量控制流程

(张红远　叶常青　曲海燕　郭召平　张志文)

第三篇

暴恐现场医学救援

>> 第一章
暴恐现场急救概述

第一节　现场急救的概念和内容

当前,"以人为本"的观念已深入人心,无论何种恐怖袭击,无论何种灾害事故,在处置各类恐怖袭击的应急救援时,及时、快速、高效地抢救伤病员的生命是最根本的核心任务,是决定伤病员生死存亡的最关键环节,也是直接体现以人为本、构建和谐社会的最关键措施。因此,在制服歹徒确保人质安全的同时,还需对受伤人员立即开展现场应急医疗救援,以最大限度降低人员死亡和伤残率,为后续医院救治争取宝贵时间。

科学的反暴恐医学救援应采取三级阶梯救治,第一级为事故现场抢救;第二级为早期急救;第三级为后方医院专科救治。19世纪60年代末,R Adams Cowley提出了"黄金1小时"的救治理念,指出严重创伤伤员应尽早接受确定性治疗。伤员的存活取决于从开始受到创伤到接受确定性治疗的每一个环节,其中包括现场急救、途中运送、医院急诊和专科治疗等。在这些环节中,现场急救是整个医学救援链的开端,也是非常重要的一环。所谓现场急救,是指在事故现场为防止伤病员伤病情恶化而采取的一系列急救措施,其目的是:①抢救、维持伤病员的生命;②改善伤情,减轻伤病员的痛苦;③尽可能防止或减少并发症和后遗症的发生。

第二节　暴恐现场伤员特点

暴力恐怖袭击不是打仗,却有着打仗的本质要求,不是战争,但包含着丰富的战争因素,与一般突发性公共安全事件不同,其伤员伤情有独到特点。

一、伤员集中分布

暴恐袭击往往是在人们预料之外的突然发生的灾害性事件,出现的伤员或病员是集中的,有时是少数的,有时是成批的。救灾行动面临的目标地域广,伤员分布的空间环境复杂,区域性救治任务大,任务转换快,待救出伤员的生命维持和救出伤员的救治任务繁重,指挥协调困难。

二、创伤强度大

遭受暴力恐怖袭击的人员伤情复杂,易发生创伤程度较大的肢体损伤,多部位、多器官受损的人多,病情垂危的人多。多数伤势危及生命,急需手术救治,一定程度上超过了平时的演练和其他军事任务。创伤恢复所需时间和条件较高,应及早后送住院治疗以降低伤残数量。

三、伤情较为复杂

因暴恐袭击的方式和条件不同,对人的伤害也不一样,伤员通常以多发伤、多处损伤,受伤人员常因救护不及时,可进一步发生创伤感染,导致伤情变得更为复杂。在特殊情况下还可能出现一些特发病症,如挤压综合征、急性肾衰竭等。易出现漏诊、误诊现象,需要组织指挥、快速动员、立体机动、后勤保障。

四、心理、精神疾病高发

一切有生命威胁的刺激对人都能引起强烈的心理效应,进而影响行为活动。灾害的强烈刺激使部分人精神难适应,据统计约有 3/4 的人出现不同程度的所谓灾害综合征,表现为失去常态,有恐惧感,很容易轻信谣言等。灾害给伤员造成的精神创伤更明显,创伤的痛苦和肢体的残疾都令伤员内心难以承受,亲人伤亡及财产损失也极度刺激伤员的心灵,导致心理、精神疾病易发。

第三节 现场急诊急救的基本原则

由于暴恐现场伤员救治困难,为提高救治效率,减少人员伤亡率,要遵循如下现场急诊急救的基本原则。

一、基本原则

现场急救总的任务是采取及时有效的急救措施和技术,最大限度地减少伤病员的疾苦,最大限度地抢救伤病员、降低致残率,减少死亡率,提高抢救成功率,为医院抢救打好基础;经过现场急救能存活的伤病员优先抢救,这是总的原则。为了更好地完成这一光荣艰巨的任务,还必须遵守以下原则。

(一)先抢后救

迅速搜寻伤病员,先抢后救,抢中有救,尽快将处于危险境地的伤病员尽快脱离事故现场,妥善移至安全区域后再进行救治。

(二)先重后轻、先急后缓

在暴恐事件的抢救工作中不要因忙乱而受到干扰,被轻伤员喊叫所迷惑,使危重伤员落在最后抢救,处在奄奄一息状态,或者已经丧命,故一定要本着先重后轻、先急后缓的总原则。对于大出血、呼吸异常、脉搏细弱、心搏骤停或神志不清的伤员,应立即采取急救措施,挽救生命。昏迷伤员要注意清除口腔、鼻腔异物,维持呼吸道通畅。出血伤口处理一般先止血,后包扎,再固定,并及时妥善转送后方医院。

(三)先救后送

过去遇到伤病员,多数是先送后救,这样常耽误了抢救时机,致使不应死亡者丧失了性命。恐怖袭击情况下应颠倒过来,先救后送。不管伤轻伤重,未经检伤和任何医疗急救处置就急送医院,后果十分严重,尤其是大出血、严重撕裂伤、内脏损伤、颅脑损伤等重伤患者。因此,必须坚持先进行伤情分类,把伤员集中到标识相同的救护区,进行紧急抢救后,等待伤势稳定方能运送。在送伤病员到医院途中，要继续施行抢救措施，观察病伤变化，少颠簸，注意保暖，平安到达目的地。

（四）自我保护

救护人员避免贸然进入危险环境而造成伤害，因此应做好个人防护准备，如在处理创伤伤员时尽量戴手套、如存在窒息性气体的事故现场，引起危害的特点是突发性、快速性、高度致命性，救护人员应戴防护用具；充分利用现场和他人资源，以减少自己可能遇到的危险，如救助溺水者时可借助竹竿或绳子等在岸上进行救助。在事故现场对伤员进行急救的同时，还应注意做好自我保护措施，以免自己受到伤害。

（五）服从指挥

在暴恐袭击的现场，一切行动必须服从组织领导的统一指挥，医护和抢救应在任务要求一致、分工合作，密切协同，协调步调一致、完成任务一致的情况下进行。在运送危重伤病员时，就能减少痛苦，减少死亡，安全到达目的地。

二、现场情况评估

暴恐袭击后全面收集信息，掌握暴力恐怖袭击现场的整体情况；对通过各种途径收集到的信息迅速分析，判定医学救援需求，准备一份初步的医学救援计划。

（一）评估情况

评估时必须迅速，最先到达现场的人员要控制情绪，尽快了解情况。检查现场包括现场是否已安全、事故引起的原因、受伤人数等，以及自身、伤员及旁观者是否身处险境，伤员是否仍有生命危险存在，然后判断现场可以应用的资源及需要何种支援、可能采取的救护行动等，然后迅速上报上级单位，同时做好救援工作。

（二）保障安全

在进行现场救护时，引发事故的危险因素可能还未排除，还可能对参与救护的人员产生危险，所以，救护人员应首先确保自身安全。在救护中，不要试图兼顾太多工作，以免使伤员及自身陷入险境。要清楚明了自己能力的极限。在不能消除存在危险的情况下，应尽量确保伤员与自身的距离，保证安全救护。

（三）个人防护设备

在现场救护当中，应采用个人防护用品，在可能的情况下，用呼吸面罩、呼吸膜等实施人工呼吸，还应戴上医用手套、眼罩、口罩等个人防护品。个人防护设备必须放在容易获取的地方，以便现场急用。另外，个人防护设备必须按相关培训要求或按使用说明正确地使用。

三、医疗队组建

由于边境地区医疗资源相对缺乏，当地卫生行政部门应建立医疗资源的数据库，内容涵盖：能随时调动的急救医疗人员的基本信息，各种可调集的器材、设备、车辆的基本情况，以满足反暴恐事件应急救援的需要。

另外，反暴恐虽属于非战争军事行为，但与自然灾害的医学救援仍有不同。军队医院野战医疗队开展的平转战训练，集中地域帐篷搭建，医疗一组、二组、手术组等医疗小组救治后送的模式不适用于反暴恐活动、反暴恐行动要求将人员分为数十个3～5人小组，分别为：①指挥联络组，负责统一指挥，联系协调医疗资源；②检伤分类组，负责对伤员进行检伤分类，并快速后送至医院进一步治疗;③抢救组,对危重伤病员进行救治;④清创缝合组,爆炸暴恐事件时因强烈爆炸所致人员头部、躯干、四肢等处外伤特别多,清创缝合组要及时清除伤口内异物,并缝伤口;⑤治疗组,对于外伤伤员要预防感染,注射破伤风抗毒素,这就需要治疗组忙而不乱地进行皮试、注射和观察。

组员要求内外科专业兼顾,外科尤其是急诊、骨伤、普通、神经、心胸、烧伤外科医务人员为主,以"反应快速、行动迅捷、救治妥当"为原则,有针对性地开展诸如颅脑外伤、四肢骨折、烧伤等外伤的止血、包扎、固定等救治,灵活机动确保伤员救治效果。各组人员根据要求做好本职工作。因此,医务人员的调集以暴力恐怖事件现场的性质和医学救援需要为前提,匹配相应的熟悉暴恐现场伤情救治的医护人员和伤情需要的救治设备为主。人员、设备精简才能尽可能以最快速度完成调集,到达现场后也有利于人员指挥及物资调配,避免混乱局面。我国发生的暴恐事件大多采取较为原始的方法如棍棒、石块、刀具等,因此此类外伤的救治是目前反暴恐卫勤保障的重点。但由于边海防地区尤其是大多边境地区人烟稀少,社情民情复杂,恐怖分子拥有枪支、炸弹等武器的可能性越来越大,必将成为今后伤情的重点。

(赵东海 聂 峰 曲海燕 李全岳 蒋 静)

>> 第二章

暴恐现场自救和互救

暴恐事件发生后,救援医疗队不可能立即到达事发地点进行医学救援,现场人员如能在暴恐事件发生初期及时采取相应措施,正确开展自救互救,可以有效减少事件危害程度,降低人员伤亡。在平时的工作和生活中,要学习自救和互救知识,熟悉暴恐现场逃离方法,掌握现场急救的基本措施,并学会使用各种自救器。

第一节　自救互救方法和注意事项

暴力恐怖袭击发生后,现场处于一片恐慌状态,人民的生命财产遭到严重威胁。救命是第一位,现场自救、互救和卫救同步进行,可为医疗队救护争取宝贵时间。

一、现场自救方法

现场自救是指遭受袭击的现场剩下的未伤人员和轻伤人员开展自我救护。暴恐袭击现场自救的方法如下。

1. 在暴恐现场但未受伤的人员应采取正确规避危险措施,尽量使恐怖分子不能在第一时间发现自己,学会现场逃离,为下一步逃生提供机会。

2. 遭受暴恐分子袭击的人员为防止继发伤,应巧妙躲闪周旋,不围观,不慌张,不乱窜,不扎堆,做好隐蔽。

3. 确保自身安全的同时,发出救助信号,如清醒人员或受轻伤人员,立即电话报警,或到最近的派出所、警务站报案。

4. 报警时应注意的问题:

(1)保持镇静,不能因为恐慌影响正常的判断和求助。

(2)判断自己目前是否面临危险,如有危险,还应做好个人防护,迅速离开危险区域或就地掩蔽后再报警。

(3)首先报告最重要的内容,包括地点、时间、发生什么事件、后果等。如枪击事件位置、嫌疑人数、体貌特征、衣着打扮、伤亡人数等;纵火事件说清发生火灾地点,如哪个区、哪条路、哪个住宅区、第几栋楼、几层楼,附近有无危险物等。

二、现场互救方法

现场互救是指现场幸免于难的人员或其他人员相互间展开救护。暴恐袭击现场幸免于难的人员或其他人员应发扬救死扶伤的革命人道主义精神,积极实施互救,减少伤残和死亡率。

暴恐现场互救的方法主要有以下几种。

1. 评估现场：眼看、耳听、鼻闻及综合判断现场的安全情况，确保自身及其他伤者人身安全，做好个人防护后方可进行互救，互救过程注意保护伤员的个人隐私。

2. 维持现场秩序：现场轻伤员和未受伤的人员自动组织起来，维持现场秩序，做好现场人员的安全保护工作，在其周围树立各种标志牌，如 110 报警标志牌、禁止标志（禁止通行牌、禁止跨越牌）、警示标志和指令标志等，防止他人破坏现场。

3. 再次紧急呼救：高声呼救、及时拨打急救电话。

4. 立即施救：利用现场可支配的人力和物力，采取有效的方法对伤员实施现场处理，挽救伤员的生命。

5. 相互进行精神安抚。

三、自救互救注意事项

1. 遇到恐怖袭击时不要围观，应立即离开。如果正处在恐怖袭击事件现场，且无法逃避时，应利用地形、遮蔽物遮掩、躲藏。如遇到恐怖事件实施者抛洒不明气体或液体，应迅速躲避，用毛巾、衣物等捂住口鼻。

2. 尽量保持沉着冷静，不要惊恐喊叫，不要停留，不要拿出手机拍照、发微博等。确保个人安全的情况下，迅速报警、互救和救助他人。

3. 打 120 急救电话时，要报告暴恐事件发生的详细地址，不能只交代模糊的地址，确保急救车能迅速达到；如果有人被倒塌的楼房压住，还需拨打 119 让消防武警先行解救脱困。

4. 疏通搬运伤病员的通道，方便救护车和医护人员的救治以及快速转运。

第二节 常见暴恐事件的现场逃离方法

暴恐事件发生时，如何安全离开现场？如何最大可能地避免受到伤害？以下为安全逃离各种暴恐现场的方法。

一、娱乐场所发生爆炸袭击的现场逃离

1. 迅速就近隐蔽或卧倒，就近寻找简易遮挡物护住身体重要部位和器官，迅速有序远离爆炸现场，避免拥挤、踩踏造成伤亡。

2. 寻找安全出口，不要用打火机点火照明，以免形成再次爆炸或燃烧，撤离时要注意观察场内安全疏散指示和标志。

3. 服从工作人员和专门人员的指挥，娱乐场所内人员应按场内的疏散指示和标志从疏散口撤离到场外。

4. 场所内部工作人员应根据沿途的疏散指示和标志通过内部通道迅速疏散。

5. 撤离时不要因顾及财物而浪费逃生时间。

6. 条件允许时，实施必要的自救和救助他人。

7. 拨打报警电话，客观详细地描述事件发生地点、事情发展情况。

8. 注意观察现场可疑人或物，协助警方调查。

二、宾馆、商场或餐饮等爆炸袭击的现场逃离

1. 保持镇静,尽快撤离现场,注意避免进入存有易燃易爆物品的危险地点。

2. 注意避开临时搭建的货架,避免因坍塌可能造成新的伤害;注意避开脚下物品,一旦摔倒应设法让身体靠近墙根或其他支撑物。

3. 不盲目跟从人群逃离,避免挤成一团互相踩伤、压伤。

4. 寻找有利地形地物进行隐蔽。

5. 实施自救和互救。

6. 不要因为顾及贵重物品浪费宝贵的逃生时间。

7. 迅速报警,客观详细地向警方描述事件发生、发展、经过。

8. 按照警方和有关人员的示意和指挥及时撤离现场,如果现实条件不允许,应原地卧倒,等待救援。

9. 注意观察现场可疑人或物,协助警方调查。

三、交通工具上遇到纵火袭击的逃离

(一)公共汽车上遇到纵火恐怖袭击的逃离

1. 沉着冷静。当发动机着火时,应迅速开启车门,从车门下车,用随车灭火器灭火。

2. 如果着火部位在中间,应从两头车门有秩序地下车。在扑火时,重点保护驾驶室和油箱部位。

3. 如果火焰虽小但封住了车门,用衣服蒙住头部,从车门冲下。

4. 如果车门线路烧坏,开启不了,应砸开就近车窗翻身下车。

5. 如果衣服着火,迅速脱下衣服,用脚将火踩灭;或者请他人协助用厚重的衣服压灭火苗;如果他人衣服着火时,脱下自己的衣服或其他布物,将他人身上的火捂灭。

(二)列车上遇到纵火恐怖袭击的逃离

1. 沉着冷静,不要盲目拥挤、乱冲乱撞,要听从列车工作人员指挥或广播指引。

2. 利用车厢前后门逃生。被困人员应尽快利用车厢两头的通道,有序逃离。

3. 利用车厢的窗户逃生。可利用坚硬的物品将窗户的玻璃砸破,通过窗户逃离现场。

4. 在列车运行平稳路段,可在列车工作人员的指挥下,摘除未着火车厢与着火车厢之间连接的挂钩,实现与着火车厢的脱离。

(三)客船上遇到纵火恐怖袭击的逃离

1. 沉着冷静,不盲目跟从人群乱跑乱撞,赶快自救或互救逃生。

2. 可向客船的前部、尾部和露天板逃离,必要时可利用救生绳、救生梯向水中或来救援的船只上逃离,也可穿上救生衣跳进水中。

3. 如果火势蔓延,封住走道,来不及逃时可关闭房门,不让烟雾、火焰侵入。情况紧急时,也可跳入水中。

4. 当客船前部某一楼层着火,还未延烧到机舱时,应先迅速往主甲板、露天甲板逃离;然后借助救生器材向水中和来救援的船只以及向岸上逃生。

5. 当客船上某一客舱着火时,逃生后应随手将舱门关上,以防火势蔓延,并提醒相邻客舱内的旅客赶快疏散;若火势已窜出封住舱内通道时,相邻房间的旅客应关闭靠内走廊房门,从

通向左右船舱的舱门逃生。

6. 当船上大火将直通露天的梯道封锁时,可以到顶层施放绳缆,沿绳缆向下逃生。

四、建筑物内遭受纵火恐怖袭击的逃离

(一)地下商场内遇到纵火恐怖袭击的逃离

1. 沉着冷静,识记方位。凡进入地下商场的人员,一定要对其设施和结构布局进行观察,记住疏散通道和安全出口的位置。

2. 迅速撤离。迅速逃离到地面及其他安全区。

3. 灭火与逃生相结合。把初起火势控制在最小范围内,采取一切可能的措施将其扑灭,如一时无法灭火,应迅速逃离现场。

4. 逃生时,尽量弯腰前进,不要做深呼吸,可能的情况下用湿衣服或毛巾捂住口和鼻子,防止烟雾进入呼吸道。

5. 万一疏散通道被大火阻断,应尽量想办法延长生存时间,如可躲入房间,用水泼湿毛巾、衣服等,将门缝塞紧,等待消防队员前来救援。

(二)高层建筑物中遇到纵火恐怖袭击的逃离

1. 沉着冷静,不能自乱方寸,乱跑乱撞。

2. 开门前先触摸门锁,若门锁温度很高,应关闭房内所有门窗,用毛巾、被子等堵塞门缝,并泼水降温。同时利用手机等通讯工具向外报警。

3. 不要轻易乘电梯。电梯往往因断电而造成"卡壳",电梯口直通大楼各层,火场上烟雾涌入电梯并极易形成"烟囱效应",在电梯里随时会被烟雾毒气熏呛而窒息。

4. 不可乱钻、乱躲。高层建筑火灾时千万不可钻到床底下、衣橱内躲火焰或烟雾,这些都是最危险的地方,又不易被发觉,难以获得及时营救。

5. 利用建筑内部设施。利用普通楼梯、观景楼梯进行逃生;利用阳台、通廊、安全绳等进行逃生;将房间内的床单或窗帘等物品连接起来进行逃生。

6. 根据火场广播逃生。当某一楼层或某一部位火势已经蔓延时,不可盲目行动,而注意听火场消防人员广播和救援疏导信号,选择合适的逃生路线和方法。

五、公共娱乐场所遇到纵火恐怖袭击的逃离

1. 保持冷静,辨明安全出口方向。保持清醒,不受混乱人群影响,确定出口方向,迅速逃离。

2. 灵活选择逃生途径。如歌舞厅设在楼层底层,可直接从门和窗口跳出;若设在二楼时,可抓住窗口往下滑;如设在高层楼房或地下建筑中,则应参照高层建筑或地下建筑的火灾逃生方法逃生。

3. 逃向弱火区等待救援。如果公共娱乐场所逃生通道被大火和浓烟封堵,又一时找不到辅助救生设施时,被困人员可暂时逃向火势较弱区间,向窗外发出救援信号,等待消防人员营救。

4. 在逃生中要注意防止中毒。可用水打湿衣服或毛巾、纸巾捂住口鼻,若一时找不到水,可用饮料代替;逃生行动中,应采用弯腰姿势行走,以减少烟气对人体的危害。

六、交通道路上遭受纵火暴恐袭击的逃离

1. 驾车经隧道遇到纵火恐怖袭击时,应当马上刹车观察,注意关好门窗。

2. 沉着冷静,寻找避难地点。隧道里设计有避难所或安全通道,要找最近的避难所避难或从最近的安全通道逃离火场。

3. 严禁在车里避难。隧道火灾中火势发展蔓延得很快,不要有侥幸心理,要立即下车逃离,避免不必要的损失和伤亡。

七、在地铁内遇到纵火恐怖袭击的逃离

1. 沉着冷静,及时报警。可以用自己的手机拨打119,也可以按列车车厢内的紧急报警按钮,条件允许时用车厢内灭火器灭火自救。

2. 如果火势蔓延迅速,逃至相对安全的车厢,关闭车厢门,防止蔓延,赢得逃离时间。

3. 列车到站时,听从工作人员指挥撤离。

4. 如停电,可按照应急灯的指示标志有序逃生,注意要朝背离火源的方向逃生。不要盲目跟从人流相互拥挤、乱冲乱摸,要注意朝明亮处、迎着新鲜空气跑。

5. 如车门打不开,可利用身边的物品击打破门。同时将携带的衣物、纸巾沾湿,捂住口鼻,低身逃离;一旦身上着火,可就地打滚或请他人协助用厚重的衣物压灭火苗。

6. 逃生时要注意6个技巧:脱离现场、遮住口鼻、低姿行进、短暂屏气、切忌喊叫、衣燃勿奔。

八、遇到枪击时的逃离

1. 遭遇枪击恐怖袭击时,现场人员应第一时间选择遮蔽物进行隐蔽,遮蔽物最好处于自己与恐怖分子之间。

2. 选择密度质地不易穿透的遮蔽物,如墙体、立柱、大树杆、汽车前部发动机及轮胎等。木门、玻璃门、垃圾桶、灌木丛、花篮、柜台、场馆内座椅、汽车门和尾部等不能够挡住子弹。虽不能作为遮蔽体,但能够提供隐蔽作用,不被恐怖分子在第一时间发现,为下一步逃生提供时间。

3. 选择能够挡住自己身体的遮蔽物。有些物体质地密度大,但体积过小,不足以完全挡住自己的身体,就起不到遮蔽的目的,如路灯杆、小树干、消火栓等。

4. 选择诸如立柱之类形状易于隐藏身体的物品;不规则物体容易产生跳弹,掩蔽其后容易被跳弹伤及,如假山、观赏石等。

九、在大型商场、宾馆、饭店或娱乐场所遇到枪击的逃离

1. 快速掩蔽。在大型购物中心遇到枪击时,快速降低身体姿势,利用柜台和衣架躲避,迅速向紧急出口撤离;来不及撤离就近趴下,蹲下,迅速向紧急出口撤离。在宾馆、饭店或娱乐场所内遇到枪击时,要快速趴下或蹲下,隐蔽于桌子、沙发、吧台、立柱等的下面或后面;在室内听到外面的枪击声,不要出来观看,及时躲避在沙发后面或床侧面。不要躲避在门后或衣橱内。

2. 及时报警。拨打110报警或拨打饭店报警电话报警。

3. 检查伤情。实施自救和互救。

4. 事后协助。向警方提供现场信息,协助警方调查。

十、被恐怖分子劫持后的逃离

1. 保持冷静,不要引起对方警觉,不要反抗,相信政府。

2. 不对视,不对话,趴在地上,动作要缓慢。

3. 尽可能保留和隐藏自己的通讯工具,及时把手机改为静音,适时用短信等方式向警方(110)求助。短信主要内容:自己所在位置,人质人数,恐怖分子人数等。

4. 注意观察恐怖分子人数、头领,便于事后提供证言。

5. 在警方发起突击的瞬间,尽可能趴在地上,在警方掩护下逃离现场。

十一、遇到化学恐怖袭击的逃离

如果在公共场合闻到异常的气味,如大蒜味、辛辣味、苦杏仁味等;看到大量昆虫死亡、异常的烟雾、植物的异常变化等;出现不同程度的不适感觉,如恶心、胸闷、惊厥、皮疹等;现场出现异常物品,如遗弃的防毒面具、桶、罐、装有液体的塑料袋等,都有可能是化学恐怖袭击的征兆。

1. 不要惊慌,进一步判明情况。化学恐怖袭击多为利用空气为传播介质,使人在呼吸到有毒空气时中毒,常伴有异常的气味、异常的烟雾等现象。

2. 尽快掩避。利用周围环境设施和随身携带的物品遮掩身体和口鼻,避免或减少毒物的侵袭和吸入。

3. 尽快寻找出口,迅速有序地离开污染源或污染区域,尽量逆风撤离。

4. 及时报警,请求救助。可拨打110、119、120报警。

5. 进行必要的自救互救。采取催吐、洗胃等方法加快毒物的排出。

6. 听从相关人员的指挥。

7. 配合相关部门做好后续工作。

十二、遇到生物恐怖袭击的逃离

1. 不要惊慌,尽量保持镇静,判明情况。

2. 利用周围环境设施和随身携带的物品,遮掩身体和口鼻,避免或减少病原体的侵袭和吸入。

3. 尽量寻找出口,迅速有序地离开污染源或污染区域。

4. 及时报警,请求救助。可拨打110、119、120报警。

5. 听从相关人员的指挥。

6. 不要回家或到人员多的地方,以避免扩大病原污染。

7. 配合相关部门做好后续工作。

十三、遇到核与辐射恐怖袭击的逃离

1. 不要惊慌,进一步判明情况。

2. 尽快有序撤离到相对安全的地方,远离辐射源。

3. 利用随身携带的物品遮掩口鼻,防止或减少放射性灰尘的吸入。

4. 及时报警,请求救助。

5. 听从相关人员的指挥。

6. 配合相关部门做好后续工作。

十四、紧急撤离危险现场应注意的问题

1. 保持镇静,判明所处位置,及时撤离。

2. 善选通道,不要使用电梯。

3. 迅速撤离,不要贪恋财物,重返危险境地。

4. 防护自身,注意避险,如用物品遮掩身体易受伤害部分和不靠近窗户玻璃;不要逆着人流前进,以避免被推倒在地。

5. 紧抓固物,巧避藏身,溜边前行。拥挤时,如有可能,要抓住牢固的东西如楼梯,暂时躲避,待人群过去后迅速离开现场。

（曲海燕 蔡 广 叶常青 吴风富 霍桂西）

>> 第三章

伤员检伤分类

暴恐事件发生时,"第一目击者"或救护小组,在面对群体伤害时,首先必须分清轻重缓急,分清哪些是必须立即进行急救处理的伤病员,哪些是可以稍后处理的。再加上现场医疗救援资源十分有限,后续的支援力量也需要时间和相应条件才能进行保障,到达现场的过程还可能会遇到各种各样的困难甚至险阻。因此,伤员检伤分类是暴恐医学救援中重要的、首要的环节。

第一节 检伤分类的概念和意义

群体伤害现场急救的特点之一是要做检伤分类。伤员检伤分类对于整个群体抢救的成败起着关键作用,甚至可以"事半功倍"。在暴恐事件中,受到伤害的不是个体或若干个体,而是群体,因此,检伤分类在暴恐医学救援中的作用可谓"功不可没"。

一、现场检伤分类的目的和意义

暴恐事件中伤员多、伤情重、伤类复杂,如何在较短时间内使伤员获得及时、合理和高效的医疗救助,必须做到迅速分类、准确分流、及时救治,检伤分类组的工作显得尤其重要。边境地区突发暴恐事件时,医疗救援力量往往比较有限,尤其是在暴恐事件初期,医疗救援力量可能更加缺乏。因此,必须合理分配并集中有限的资源,优先保证抢救重伤员,并尽可能救治更多的伤员。检伤分类就是要尽快把重伤员从一批伤亡人群中筛查出来,争取宝贵的时机在第一时间拯救,中度及轻伤员再按照伤情轻重,依序给予医疗急救或转送上级医院。当医疗救护人员面对现场大批伤员时,准确、快速地检伤分类是确保伤员得到及时救治的关键工作之一,也是医疗救援必然的第一步,这样利于提高暴恐医学救援效率。同时,通过检伤分类可以从宏观上对伤亡人数、伤情轻重及发展趋势等做出全面、正确的评估,以便及时、准确地向有关部门汇报,科学合理指导医学救援,决定是否增援。

每一名伤员在暴恐现场都应该先进行检伤分类,当抵达医院后,还应逐个进行院内检伤分类完成分诊,并动态地比较对照创伤评分,准确判断伤情的严重程度,因为伤员的全身伤情可能要比其所有局部伤中最严重的那个情况还要严重。此外,通过检伤分类还能推测每个伤员的预后和治愈时间。

二、检伤分类人员的组成及其职责

医院平时应以门诊部急诊科为基础,成立检伤分类小组,成员由具有丰富临床经验、有较高伤情识别能力和较强预见能力的医师组成。检伤分类分队队长或小组组长由临床经验丰富、组织指挥能力较强的医师担任。分类组的医师主要负责检伤时的分类、检查伤员的血压、呼吸、脉搏等生命体征，挂好伤标与分类牌，并做好登记，迅速将伤情通过各种通讯方式向上级报告；组织并随同担架到各医疗组；巡视已到达分类场的伤员；发现危重者及时报告并进行处置。

第二节　检伤分类的等级和救治顺序

面对重大暴恐事件，检伤分类组认真检查伤员神志、脉搏、呼吸、血压、反射、出血和骨折征象等，迅速判断伤势轻重，分为不同等级，按伤势的轻重缓急有条不紊地展开现场医疗急救，从而提高反暴恐医学救援效率。

按照国际公认的标准，现场检伤分类分为四个等级——轻伤、中度伤、重伤与死亡，统一使用不同的颜色加以标识，救治伤病员时必须根据标识遵循下列的救治顺序：第一优先重伤员（红色标识）；其次优先中度伤员（黄色标识）；延期处理轻伤员（绿色标识）；最后处理死亡遗体（黑色标识）。

一、重伤

伤员的重要部位或脏器遭受严重损伤，生命体征出现明显异常，甚至有生命危险，呼吸心搏随时可能骤停；常因严重休克而不能耐受根治性手术，也不适宜立即后送（但可在医疗监护的条件下从暴恐现场紧急后送），因此重伤员需要得到优先救治。重伤员治愈时间需2个月以上，预后较差，可能遗留终身残疾。尽管重伤员属于第一优先救治的对象，但也不是绝对的，当重大暴恐事件造成很多人受伤，而医疗急救资源又十分有限的情况下，就不得不放弃救治部分极重度伤员，即暂缓处理存活希望渺茫的重伤员，转而优先抢救和运送中度伤员，把主要医疗力量放在大多数有希望存活的伤员身上，以节省有限的医疗资源并取得实际救治效果。

二、中度伤

介于重伤与轻伤之间，伤员的重要部位或脏器有损伤，生命体征不稳定，如果伤情恶化则有潜在的生命危险，但短时间内不会发生心搏和呼吸骤停，及时救治和手术完全可以使中度伤员存活，预后良好。

三、轻伤

重要部位和脏器均未受到损伤，仅有皮外伤或单纯闭合性骨折，而无内脏伤及重要部位损毁。因此，伤员的全部生命体征稳定，不会有生命危险。

四、死亡

创伤造成的第一死亡高峰在伤后1小时内，严重的重伤员如得不到及时救治就会死亡。死亡的标志为脑死亡和自主循环停止，心电图持续呈一条直线；同时，伤员心脏停搏时间已超过10分钟且现场一直无人进行心肺复苏，或者伤员明显可见的头颈胸腹任一部位粉碎性破裂、断离甚至焚毁,现场即可诊断伤员生物学死亡。生物学死亡意味着人体整个功能的永久性丧失,死亡已不可逆转,心肺脑复苏不可能成功,故而全无抢救价值,以免徒劳地浪费宝贵医疗资源。

用彩旗标识救护区的位置在混乱的现场显得十分重要,便于从分类组抬出的伤员能准确迅速地送到相应的救护组,也有利于转运伤员。Ⅰ类伤护救区插红色彩旗显示;Ⅱ类伤救护区插黄色彩旗显示;Ⅲ类伤救护区插绿色彩旗显示;0 类伤救护区则插黑色旗显示。

第三节　检伤分类的判断依据

一、伤员的一般情况

如年龄、性别、基础疾病、既往史、心理素质,以及致伤因子的能量大小等,都可影响到伤情程度和检伤分类等级,但决不可以根据伤员的呻吟喊叫程度来判断伤情的轻重。

二、重要生命体征

如伤员神志(格拉斯哥评分)、脉搏、呼吸、血压、经皮血氧饱和度、毛细血管充盈度、尿量等生理指标和动态变化参数,是判断伤情严重程度的客观定量指标,对检伤分类具有重要的指导价值。

三、受伤部位

根据解剖生理关系,通常将人体笼统地划分为九个部位(CHANSPEMS),即胸部 C、头部 H、腹部 A、颈部 N、脊柱脊髓 S、骨盆 P、上下肢体 E、颌面 M、体表皮肤 S,其中以 CHANS(头部、颈部、胸部、腹部和脊柱)最为重要。在对伤员充分暴露、完成全身查体后,伤部的定位应具体化描述,如上下、左右、前后等,并尽量用数字表达受伤范围。

四、损伤类型

根据受伤后体表是否完整、体腔是否被穿透以及伤道形态,可大致分为开放伤、闭合伤、穿透伤、钝挫伤、贯通伤、盲管伤等,以开放伤和穿透伤最为严重。

五、致伤原因

机械性损伤(如钝器、锐器、挤压、高处坠落),枪械火器伤(如刀刃、枪弹、爆炸、冲击),以及其他理化因素致伤(如烧伤、烫伤、冻伤、电击伤、放射性损伤、化学品灼伤等)。上述多种原因混合在一起共同致伤,称为复合伤,与多发伤是两个不同的概念。

第四节　检伤分类的方法学介绍

检伤分类的目的是将伤员的伤情程度区分开来,但何种情况为轻伤,何种情况为重伤,应该有一些能够将伤情量化的标准,这个标准就是伤情评分。在不同的国家和地区,伤情评分的方法不尽相同,按不同的适用范围,伤情评分主要分为院前评分法、院内评分法及适用于特定专科的评分法（如颅脑损伤时的 PUS 评分方法）等。创伤评分始创于 20 世纪 70 年代初,目前已有几十种定量评分方法,各有其特点及应用范围。但院外检伤评估每个伤员必须在 5～10 秒内完成,否则面对重大暴恐事件造成的上百人伤亡,如果需花费 60 分钟以上的时间才能完成现场检伤分类,重伤员就会失去最佳的抢救时机,这种检伤分类变得没有任何实用价值。所以,用于暴恐现场的检伤分类法,必须具备简便、快捷的特点。此处介绍院前急救时应用的评分方法。

一、ABCD 法

暴恐事件现场检伤分类适合应用的模糊定性法中,最常用的方法之一是 ABCD 法。"ABCD"代表着创伤的各种危重症情况,其含义如下。

（一）A（asphyxia）

窒息与呼吸困难伤员胸部、颈部或颌面受伤后,很快出现窒息情况,表现为明显的吸气性呼吸困难,呼吸十分急促或缓慢,伴有发绀、呼吸三凹征、气胸或连枷胸等体征。常见原因为胸部穿透伤、张力性气胸、冲击性肺损伤、多发性肋骨骨折或急性上呼吸道机械梗阻。

（二）B（bleeding）

出血与失血性休克创伤导致伤员活动性出血,不管哪一个部位损伤出血,一旦短时间内失血量超过 800 ml,出现休克的早期表现,如收缩压低于 100 mmHg 或脉压差 <30 mmHg,脉搏超过 100 次/分,伤员神志虽清楚但精神紧张、烦躁不安,伴有面色苍白、四肢湿冷,口干尿少,即应判断为重伤。休克的快速检查方法为一看（神志、面色）、二摸（脉搏、肢湿）、三测（血压）、四量（出血量、尿量）。

（三）C（coma）

昏迷与颅脑外伤伤员受伤后很快陷入昏迷状态,并且伴有双侧瞳孔改变和神经系统定位体征,即使头部没有外伤迹象,也暂时无法做头颅 CT 证实,仍可初步诊断为颅脑损伤,当然属重伤员。

（四）D（Dying）

重度创伤会导致伤员当场呼吸心搏骤停,如果医疗急救人员能够及时赶到现场,面对正在发生的猝死,只要伤员心脏停搏的时间不超过 10 分钟,心肺复苏仍有抢救成功的可能,故可归为重伤范围。但是,如果在事发 10 分钟以后急救人员才来到现场,或者伤员头颈胸腹任一部位的粉碎性破裂甚至断离,诊断生物学死亡即可放弃救治。即便是刚刚发生的临床死亡,如遇重大灾害事故现场的医疗救护人员人手严重不足,仍不得不将此类伤员划归为死亡,只好忍痛放弃抢救,因为此时拯救活着的人更加重要和有现实意义。

只要伤员出现 ABCD 中任何一项以上明显异常,即可快速判断为重伤,异常的项目越多说明伤情越严重;相反,如果 ABCD 四项全部正常,则归类为轻伤;而介于两者之间,即 ABC 三项（D 项除外）中只有一项异常但不明显者,则应判定为中度伤。该法简便快捷,只需 5～10 秒即可完成对一名伤员的检伤分类,非常适合于暴恐现场的医疗检伤评估。

二、类选对照指标法

该法由 Kane 在 1985 年提出,不需计分,具有下述情况者应优先治疗和快速转送至医院:

1. 收缩压低于 90 mmHg,心率大于 120 次/min,呼吸频率大于 30 次/min 或低于

12 次/min;

  2. 头、颈、胸腹或腹股沟穿透伤;

  3. 意识丧失或严重障碍;

  4. 腕、踝以上离断伤;

  5. 连枷胸;

  6. 2 处以上长骨骨折;

  7. 5 m 以上高处坠落伤。

三、院前指数法

  该法由 Kochler 等在 1986 年提出,规定收缩压、脉搏、呼吸、意识 4 项生理指标 0~4 分的标准,各项计分相加,总分 0~3 分为轻伤,4~20 分为重伤,胸腹穿透伤另加 4 分(表 3-3-1)。

表 3-3-1　院前指数法

计分	收缩压(mmHg)	脉搏(次/min)	呼吸(次/min)	意识
0	>100	51~199	正常	正常
1	85~100	–	–	–
2	75~85	–	–	–
3	0~75	浅、费力	模糊或烦躁	–
4	–	–	<10 或需插管	言语不能理解

四、CRAMS 评分法

  该法由 Gormican 等在 1982 年提出,将伤病员的循环、呼吸、腹部运动、胸部运动和语言表现作为评估依据,故又称"五项功能计分法"。按正常、轻度和重度改变分别计分,正常总分为 10 分,分值越低伤情越重,9~10 分为轻度伤,7~8 分为重度伤,6 分以下(含 6 分)为极重度伤,将低于 8 分作为应立即治疗及转送伤员至医院的标准(表 3-3-2)。

表 3-3-2　CRAMS 评分法

计分	循环	呼吸	胸腹	运动	言语
0	毛细血管不充盈或收缩压 <84 mmHg	无自主呼吸	连枷胸,板状腹,腹部有贯通伤	无反应	不能言语或无法理解
1	毛细血管充盈迟缓或收缩压 85~100 mmHg	费力,浅或频率 >35 次/min	胸或腹部压痛	只对疼痛刺激有反应	言语错乱
2	毛细血管充盈正常或收缩压 >100 mmHg	正常	均无压痛	正常,能按吩咐动作	正常

五、创伤计分法

该法由 Champion 等在 1981 年提出,根据伤病员的呼吸频率和幅度、收缩压、毛细血管充盈状况和格拉斯哥昏迷指数(GCS)计分,5 项分值相加,总分为 1 ~ 16 分,分值越低伤情越重,≤12 分为重伤,应即转送医院(表 3 - 3 - 3)。

表 3 - 3 - 3　创伤计分法

计分	呼吸(次/min)	呼吸幅度	收缩压(mmHg)	毛细血管充盈	GCS 总分
0	0	浅或困难	0	无	–
1	<10	正常	<50	迟滞	3 ~ 4
2	>35	–	50 ~ 60	正常	5 ~ 7
3	25 ~ 35	–	70 ~ 90	–	8 ~ 10
4	10 ~ 24	–	>90	–	11 ~ 13
5	–	–	–	–	14 ~ 15

六、简易创伤计分法

该法是我军新版《战伤救治规则》规定使用的战伤计分法(表 3 - 3 - 4),根据伤员呼吸次数、收缩压及意识状态 3 项生理指标的客观检查与观察,进行评分与计分,对伤情进行判定,然后根据计分实施处理:6 ~ 9 分为重伤(红色),应紧急处理;10 ~ 11 分为中度伤(黄色),应优先处理;12 分为轻伤(绿色),按常规处理;<5 分为危重伤(黑色),应按期待处理。

表 3 - 3 - 4　简易创伤计分法

呼吸次数		收缩压(mmHg)		意识状态	
等级	计分	等级	计分	等级	计分
10 ~ 29	4	>89	4	13 ~ 15	4
>29	3	76 ~ 89	3	9 ~ 12	3
6 ~ 9	2	50 ~ 75	2	6 ~ 8	2
1 ~ 5	1	1 ~ 49	1	4 ~ 5	1
0	0	0	0	3	0

七、检伤分类的信息流模式

检伤分类是伤员流救治、后送的重要环节,也是影响整体救治效果的瓶颈之一。随着计算机共享、远程通讯、影像数字化、射频识别等网络技术的日益发展,现有的伤员流救护模式已不能适应高科技条件下大规模伤亡救治的要求。检伤分类的信息流模式要求在救护人员一开始救护伤员,信息开始产生,就迅速将信息传输和共享,充分利用前方非常有限的救护资源和信息,将检伤分类工作从现场救护伊始就着手解决,在各个环节逐级消化或补充。现场救护人员或前方不同救治机构在救治伤员的同时,将伤情、伤势以图片等形式快速采集,并通过无线方式发送到中心服务器进行共享,后方专家予以及时的诊断,提出分类指导意见。

（聂　峰　赵东海　曲海燕　陈宝玉　黄艳华）

>> 第四章

暴恐现场急救

第一节 暴恐现场急救技术

暴恐现场整体救治技术包括心肺复苏、止血、包扎及骨折固定等,救援人员必须熟练掌握这些技术,才能对伤员进行快速救治。

一、心肺复苏

心肺复苏是指对心搏、呼吸骤停后所采取的一系列紧急治疗措施,以人工呼吸代替患者的自主呼吸,以心脏按压形成暂时的人工循环并引发心脏的自主搏动。但是,心肺复苏的成功不仅是恢复自主呼吸和心跳,更重要的是恢复中枢神经系统功能。从心脏停止搏动到大脑开始死亡的时间仅为 4~6 分钟,因此,心肺复苏应该抓住黄金 4 分钟。非专业人士面对心搏、呼吸骤停的患者开展心肺脑复苏的基本生命支持主要有以下步骤。

(一)尽早识别心搏骤停

心搏骤停是指心脏突然丧失泵血功能,导致血液循环完全停止的临终前状态。心搏骤停并非心电和心脏活动完全消失,如能及时进行正确的心肺复苏,则很有可能抢救成功。如果发现暴恐现场有伤员神志不清或晕厥,可轻拍其肩部并大声呼叫,如无回答或活动,没有呼吸或不正常呼吸(喘息),就应判断已发生心搏骤停,立即开始胸外心脏按压。

(二)尽早开始心肺复苏

首先进行心脏按压 30 次,随后再放呼吸道并进行人工呼吸,2010 年《心肺复苏和心血管急救指南》中称为"叫叫 CAB"——第一个"叫",指的是呼叫被抢救的患者,看他有无反应;第二个"叫",指立即拨打 120 急救电话"叫人"送除颤器过来;"C"就是立即心脏按压,"A 就是开放呼吸道,"B"就是人工呼吸。

(三)心肺复苏的具体方法

简要概括为"C、A、B"三步。

1. C 心脏按压时患者必须平卧于坚实平面上,实施者立于或跪于患者一侧。按压部位在胸骨(胸部正中位置)下 1/2 处或剑突(左右两侧肋骨下缘结合处)以上 4~5 cm 处,即患者两乳头连线中点。左手掌跟部置于按压点,右手掌覆在其上,两手手指相扣并向上跷起,两臂伸直,凭借实施者上身的重量通过手臂和双手掌垂直向胸骨加压。按压频率至少 100 次/min,按压深度至少 5 cm,婴儿约 4 cm,每次按压后胸部要充分回弹,并尽可能减少胸部按压的中断,合格的心脏按压两手可以触到大动脉的搏动。

2．A　昏迷的患者很容易因为各种原因发生呼吸道梗阻，其中最常见的原因是舌头后坠和呼吸道内分泌物、呕吐物或其他异物引起。因此，施行人工呼吸时必须要清除呼吸道内的异物。最简单有效的方法为头后仰法。

3．B　人工呼吸，常用的人工呼吸方法主要有口对口人工呼吸、口对鼻人工呼吸、仰卧压胸法或俯卧压胸法人工呼吸等。其中以口对口人工呼吸最有效。施行者一手保持患者头部后仰，并将其鼻孔捏闭，另一手置于患者颈部后方并向上抬起。保持呼吸道打开的状态，用拇指、食指捏紧患者鼻孔，吸足一口气后，用嘴严密地包住患者的嘴，以中等力量将气吹入患者口内，不要漏气。吹完即将口移开，每次送气时间大于 1 秒，合格者可以看到患者胸部起伏。当看到患者的胸廓扩张时停止吹气，离开患者的口唇，松开手指，施救者再侧转头吸入新鲜空气。反复进行 2 次，每次成人 2 秒，儿童为 1～1.5 秒。注意心脏按压 30 次，应给予 2 次人工呼吸，人工呼吸时不可以停止心脏按压，故心肺复苏应至少两人合作。

二、止血

止血的目的是降低血流速度，防止大量血液流失，导致休克昏迷。具体方法：检查伤势，判断清楚出血性质，如动脉出血、静脉出血、毛细血管出血；可采取直接用手指或尽可能干净的物品压在出血伤口上或出血的供血动脉上进行止血；对四肢受伤出血的，使用现场可获取的腰带、领带、证件带、粗布条、丝巾等物，也可将衣服撕成条状代替，在大臂上 1/3 处和大腿中间处进行绑扎止血。如果血液浸透了用来覆盖伤口的物品，不要去掉被血液浸透的覆盖物，可以再多加几层（如 T 恤、毛巾），并保持按压的力度。具体方法如下。

（一）止血操作方法

1．直接压迫法　这是最简单、最有效的止血方法。

操作方法：找出暴露伤口，检查损伤部位末梢脉搏，然后用无菌纱布覆盖住伤口并加压包扎。

2．加压包扎法　适用于四肢出血的止血。

操作方法：将纱布垫或绷带放在腋窝、肘窝、腘窝或腹股沟处，用力屈曲关节，并用绷带或三角巾扎紧固定，以控制关节远端血流从而达到止血目的。

3．指压法　适用于动脉出血。

操作方法：寻找指压点，触摸到动脉搏动后用食指、中指指腹压向骨上并逐渐加压，直到动脉搏动停止。或者找出暴露伤口，然后直接压迫伤口并加压包扎。

（二）止血操作注意事项

1．出血严重时，未经培训的人员不宜使用止血带，因为止血带的不合理、不正确使用可能加重伤情。如果严重出血，只有在直接按压无效或者无法直接按压的情况下，才使用止血带。特殊设计的医用止血带优于临时制作的简易止血带，对患者造成伤害的几率较小。另外，如果使用止血带，须记录使用时间并告知后续急救人员。

2．最好不要直接接触他人的血液。急救人员可以戴上医用手套，或者用塑料袋，或者让伤者用自己的手来压迫止血。

3．对于小的切割伤和擦伤，可以冲洗伤口，除去污物。出血严重的伤口不要冲洗，这样做会冲掉已经形成的血凝块，导致出血加重。

4．如果伤口中有东西嵌入，不要随意取出，因为嵌入物能堵塞伤口，阻止血液流出。可以在围绕嵌入物加压包扎。取出嵌入物可能会导致伤口出血更严重。

三、包扎

包扎是为了保护伤员,减少伤口污染并帮助止血。在止血之后,应马上进行包扎。包扎的方法有:绷带包扎、三角巾包扎等。

(一)包扎操作方法

1. 绷带包扎法

(1)环形法:通常用于肢体粗细相等部位的包扎,如胸、四肢和腹部。

操作方法:将绷带作环形缠绕,第一圈作环绕稍呈斜形,第二圈应与第一圈重叠,第三圈继续作环形。

(2)螺旋法:用于四肢和躯干等处。

操作方法:使绷带螺旋向上,每圈应压在前一圈的1/2处。

(3)螺旋反折法:用于四肢包扎。

操作方法:先行螺旋状缠绕,待到渐粗的地方就每圈把绷带反折一下,盖住前圈的1/3 ~ 2/3,由下而上缠绕。

(4)"8"字形法:多用于肩、髋、膝、踝等处。

操作方法:包扎法是一圈向上,再一圈向下,每圈在正面和前一周相交叉,并压盖前一圈的1/2。

(5)回反法:多用于头和断肢端。

操作方法:用绷带多次来回反折。第一圈常从中央开始,接着各圈一左一右,直至将伤口全部包住,用作环形将所反折的各端包扎固定。此法常需要一位助手在回反折时按压一下绷带的反折端。

2. 三角巾包扎法

(1)头部包扎法

①风帽式包扎法。将三角巾底边正中点及顶角各打一结,顶角放在前额部,底边中点放在枕结节下方;两角向面部拉紧,包绕下颌,交叉拉至枕后打结。

②帽式头部包扎法。将三角巾底边向上反折 3 cm 后平放于前额处,将两角在头后交叉,顶角与两角拉至前额打结。

(2)面部包扎法:三角巾顶角打结防于下颌处,将三角巾覆盖面部,边二头绕过枕后交叉,再在颈前打结。将三角巾覆盖面部的一面剪孔。

(3)上肢、肩部包扎法:将三角巾一底角打结后套在伤手上,另一底角过伤肩背后拉到对侧肩的后上方,顶角朝上,由外向里依次包绕伤肢,然后,再将前臂屈到胸前,两底角相遇打结。

(4)胸部包扎法:单胸包扎法 将三角巾底边横放在胸部,顶角超过伤肩,并垂向背部。两底角在背后打结,再将顶角带子与之相接。

(5)腹部包扎法:首先三角巾底边向上,顶角向下横放在腹部;其次两底角围绕到腰部后打结;再次顶角由两腿间拉向后面与两底角连接处打结。

(6)肘、膝、关节包扎法:根据伤情将三角巾折叠成适当宽度的长条,将中点部分斜放于关节上,两端分别向上、下缠绕关节上下各一周并打结。

（二）伤口包扎注意事项

1. 包扎伤口时，先简单清洁伤口，再盖上消毒纱布，然后绷带包扎。

2. 根据包扎部位，选择适宜的绷带及三角巾等。

3. 包扎时松紧适宜，过紧导致组织损伤，过松易致滑脱。操作时动作谨慎，不要触及伤口；包扎时使患者处于舒适的位置。皮肤皱褶处如腋下、乳下、膝、腹股沟等，要隔以棉垫或纱布，骨突处也要用棉垫保护。四肢包扎时，必须使之处于功能位。

4. 包扎原则上从下向上，由左向右，从远心端向近心端。绷带的固定结应放在肢体外侧面，禁忌在伤口处、骨突处部位打结。

5. 解开绷带时，须先松开固定结或胶布。若绷带被伤口分泌物渗透干涸时，可用剪刀剪开。

四、固定

对骨折、关节受伤进行固定，目的是避免骨折端对人体造成新的伤害，减轻疼痛和便于搬运抢救。

（一）固定操作方法

1. 鼓励伤者用自己的手承托伤肢，或用衣物、棉垫等固定，避免活动。

2. 开放性伤口先包扎伤口再固定，不要送回刺出的骨折端。

3. 垫高或抬高受伤部分，以减慢流血及减少肿胀。

4. 除非必需，不要移动骨折伤者，特别是怀疑脊椎损伤者。

5. 固定时必须将骨折端上下两个关节一起固定，如小腿骨折应将踝、膝两个关节固定。

（二）固定注意事项

1. 对于呼吸、心脏骤停者应先行心肺复苏措施，对于出血休克者应先止血，病情有根本好转后再实施固定。

2. 固定时，对于骨折后造成的畸形不要整体矫正，不能把骨折断端送回伤口内，以免加重感染和损伤，只需适当固定即可。

3. 固定时夹板要长于两头的关节并一起固定。夹板应光滑，骨突出部位固定时，夹板两端及接触肢体面最好加软垫并包裹两头。

4. 固定时应不松不紧，但要牢固，以固定条带可上下移动 1 cm 为宜。

5. 固定四肢时应尽可能暴露手指或足趾以便观察有否指（趾）尖发紫、肿胀、疼痛或血循环障碍等。

6. 应适当抬高固定的伤肢，以利于血液循环。

第二节　暴恐现场急救的注意事项

在暴恐现场进行急救时，除了要熟练掌握创伤救治"五大"技术外，救援人员还应遵循急救的时效性，并能够根据现场条件因陋救治，同时还要熟悉特殊伤的急救技术，以最大限度减少人员伤亡。

一、遵循急救的时效性

(一)急救时效性的概念和分类

急救时效性是指伤后的救治时间与急救效果之间的关系,即在救治时间窗内采取相应急救措施,能够达到最佳的救治效果。在伤后不同的时间段采用急救措施能得到不同的救治效果,而急救时效性就是强调能够得到最佳效果的治疗时间。

对于急救来说,时间就是生命。这是急诊医学对于抢救时效的总要求,是一个定性的理念,它没有具体明确的时间段,仅仅是指当个体受到致命性打击后,在一定时间内存在抢救成功的可能性。随着科技和医学的发展,抢救的时效窗可能被延长。

急救时效性分为个体急救时效性和群体急救时效性。个体急救时效性是指个体伤员在该时间段接受急救措施能够获得最佳救治效果;群体急救时效性则是指批量救治的总体时效性,即高效、正确的分类和对各类伤员在各自的最佳抢救时间窗内进行救治,避免和减少时间延迟和分类漏诊。强调群体急救时效性,对于现代暴恐事件中大批量伤员的急救具有极大的指导意义。

(二)个体急救时效性要求

"黄金1小时":第一次世界大战期间,人们发现如果伤后1小时内得到正确处理,伤者死亡率为10%,但随着时间延长,伤者若在受伤后8小时才得到正确救治时,死亡率竟高达75%。后来,这一数据被美国马里兰大学休克创伤中心的创始人——考莱(R. Adams Cowley)引用,他由此提出了著名的"黄金1小时"(Golden hour)理念,这个理念是指在生存与死亡之间存在一个黄金1小时,如果伤者伤情严重,其只有不到60分钟的时间争取生存。这个理念不是说伤者在那段时间内死亡,而可能是在两三天后甚至更久以后才死亡,但是在那"1小时"内伤者体内功能的损伤已经不能恢复了。

暴恐事件发生后,救援人员要尽快到达现场,争取在1小时内对伤员进行抢救。

(三)提高群体急救时效性的措施

暴恐事件发生突然,应该在强调个体时效性的基础上,提高群体时效性。提高群体时效性的措施有:

1. 从群体急救知识的普及培训着手,把急救技术和急救器械应用大众化,以期达到把握第一时间窗(非专业抢救时间窗)内的救治。

2. 以信息化技术手段使现场与专家库相联(增加了时间窗内的专业救治时间比率),达到医疗与患者同在。

3. 现代新技术装备基础上改进急救理论和模式。

4. 引进医疗急救技术和器械,使之携带更加便捷、操作快速、可靠有效,达到符合专业救治的时效性要求。

5. 以信息化统领现代转运方法达到及时准确的分类疏散,从而提高抢救的时效性,降低伤残率与死亡率。

只有个体时效性和群体时效性有机地结合,在最佳时间窗内应以群体时效性为前提,使个体救治达到最佳化,这样才能最大限度地提高抢救成功率。

二、根据现场条件因陋救治

在现场救治条件简陋或者携带医疗制备不能满足救治条件的情况下,为争取到"黄金

1 小时"的最佳救治效果,救援人员必须因陋就简地进行救治。以下介绍几种因陋救治的方法。

(一)止血

可采取直接用手指或尽可能干净的物品压在出血伤口上或出血的供血动脉上进行止血;对四肢受伤出血的,使用现场可获取的腰带、领带、证件带、粗布条、丝巾等物,也可将衣服撕成条状代替,在大臂上 1/3 处和大腿中间处进行绑扎止血。如果血液浸透了用来覆盖伤口的物品,不要去掉被血液浸透的覆盖物,可以再多加几层(如 T 恤、毛巾),并保持按压的力度。

(二)畅通呼吸道

如果胸部受伤出现呼吸障碍,维护胸腔压力与外界大气压的压力差,是保障呼吸能够顺畅的关键。可使用身份证或其他非吸水性卡片贴住身体压住伤口;也可以使用保鲜膜类的薄膜,撕下约 20 cm×20 cm 大小,贴住伤口,用布带或碎布条固定住上、左、右三个边,留出下方,以便让伤口流出的血水排出;也可以张开手掌紧贴身体压住伤口。

(三)骨折现场固定

可就便选取棍、树枝、木板、拐杖、硬纸板等作为固定材料,长短要以能固定住骨折处上下两个关节或不使断骨错动为准。从地上抬起伤者时,要多人同时缓缓用力平托。运送时,必须用木板或硬材料,不能用布担架或绳床。木板上可垫棉被,但不能用枕头。颈椎骨骨折伤者的头须放正,两旁用沙袋将头夹住,不能让头随便晃动。如果是胳膊受伤,就把这只胳膊曲肘,悬吊在胸前。

将伤员从事故现场安全转移、避免进一步损伤时,应注意移动伤员时动作要轻柔,移动过程中要特别注意可能发生的脊髓损伤,或使原有的损伤加重。对可疑脊髓损伤者要由 2 名以上急救员同时行动,移动前先固定颈部,移动过程中保持头、颈、脊柱成一直线。

三、熟悉特殊伤急救技术

(一)异物插入

已经刺入胸、腹部的利器,不要自己拔出。应设法固定利器,环绕异物进行加压止血包扎后,送医院救治。

(二)内脏脱出

切勿还纳脱出的脏器,也不要擦除肠管上的黏性物质。可先用敷料覆盖脏器,再用碗、杯等遮扣保护,用绷带或衣物固定。颅底损伤流出的脑脊液堵塞鼻子的,尽快送医院救治。

(三)肢体离断

首先对伤肢包扎止血;同时,收集离断肢体,用敷料(如干净的布、塑料袋)包裹后,妥善保存于 2~3℃ 干燥环境中,随伤者一同送医院救治。

第三节　现场急救常犯的错误及正确做法

一些错误的现场急救法不仅延误救援时机,甚至还会造成二次伤害,为此,救护人员要清楚现场急救常犯的错误及其正确做法。

一、流鼻血让仰头、杂物堵鼻孔

鼻腔流血,有的人仰着头,并用卫生纸或其他物品堵住鼻孔。其实,仰着头会让血流入呼吸道,造成窒息。若是外伤后流鼻血,很可能是颅底损伤流出的脑脊液,堵塞鼻子可能导致颅内感染。

正确做法:坐下来,身体稍微前倾,张开嘴巴,用嘴呼吸;用大拇指和示指捏住鼻翼两侧,朝后脑勺方向挤压 10 分钟,以稍有痛感为宜。如果还出血,可稍微移动一下捏的位置,直到血止住。如血流不止,应立即就医。

二、老人摔倒急忙扶

看到老人摔倒,许多好心人都会下意识地把老人扶起来,问问有无大碍。然而,老人多患有骨质疏松,跌倒后易出现骨折,匆忙将其扶起可能加重损伤和合并症。

正确做法:怀疑有骨折时,可就地保暖、止痛、防止休克;如出血应马上止血、固定;若怀疑脊柱骨折或情况较严重时,应保持老人身体不动,就地等待 120 急救。若能确认老人未骨折,还要观察其是否昏迷。意识清醒且没有不适的,稍事休息后可将其扶起;如果昏迷不醒,则必须请求 120 救援。在等待救援时,需将老人原地缓缓放平至仰卧位,解开领口,并将其头部倾向一侧,保持呼吸道通畅,防止呕吐物反流。若老人出现突然、快速的意识丧失、大动脉脉搏消失,要马上进行心肺复苏。

三、止血用力捆扎

肢体受到创伤时,伤口鲜血直流。一般人都会包扎止血或紧紧勒住伤口,把伤部勒得发紫。这样会阻碍血液循环,时间一长就会导致肢体肿胀、青紫,严重的还会造成肢体末端坏死。

正确做法:让伤者坐下或躺下,抬高受伤部位;用清水清洁污染的伤口,出血速度快时应先止血;用纱布或干净透气、无黏性、吸水性好的敷料覆盖伤口,用手按压 5～10 分钟(紧急情况下,可直接用手按压伤口止血),若血液浸湿纱布,最好不要取掉,应往上再加敷料;止住血后,用绷带、布条包扎伤口,还可以用手指将伤口近心端的动脉血管压在骨头上,阻断血流,但由于影响血液供应,时间不宜超过 10 分钟。

四、随意搬动患者

事故现场,人们帮忙将受伤者搬到安全地带,虽然是好心,却可能帮了倒忙。因为搬运不当会致二次伤害。比如创伤常造成颈椎伤害,若在搬运中不注意保护,可能压迫神经,造成残疾。

正确做法:情况不明时,切忌轻举妄动。搬运伤员有五大注意事项:先急救,后搬动;尽可能不摇动伤员身体;随时观察呼吸、体温、脉搏、出血和面色改变等情况,注意给患者保暖;人员、器材未准备完善时,切忌随意搬动;运送伤者最好乘坐救护车,途中必须保持平稳,不能颠簸。

五、溺水后倒过来控水

曾有新闻报道,家长提着溺水的孩子双脚做倒立状控水,救活了孩子。其实,这样做不仅作用甚微,还会延误抢救时间。

正确做法:将溺水者平放,迅速撬开其口腔,清除咽内、鼻内异物。溺水后舌头会后坠,堵住气道,因此要抬高其下巴。如溺水者停止呼吸,应尽快施行人工呼吸,捏住其鼻孔,深吸一口

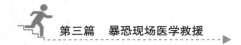

气后,往其嘴里缓缓吹气,待其胸廓稍有抬起时,放松其鼻孔,以每分钟 16～20 次为宜,直至恢复呼吸。一旦溺水者心跳停止,应立刻进行心肺复苏。右手掌平放在其胸骨下段,左手交叉放在右手背上,缓缓用力将胸骨压下 4～5 cm,然后松手腕,手不离开胸骨,以每分钟 60～80 次为宜,直到心跳恢复为止。

(李全岳　聂　峰　程时武　熊　妮　韦　娜)

>> 第五章
常见暴恐事件的现场医学救援

第一节　爆炸恐怖袭击的现场急救

爆炸是恐怖分子袭击的主要手段之一,暴恐分子通过多种形式引燃爆炸物,导致人员伤亡,企图造成社会恐慌。爆炸恐怖袭击突发性强,致伤因素多,短时间内容易造成大批人员受伤,且伤员伤情复杂,现场救治困难。

一、爆炸致伤特点

制造爆炸是最常见也是最主要的恐怖袭击手段,爆炸致伤的基本特点有以下几点。

（一）伤势严重

爆炸中心及其附近的人,常会被炸得肢体离断并抛掷很远,严重的爆炸复合伤伤员常死于爆炸现场,死亡率高。

（二）伤情复杂

爆炸致伤因素多,有可能是炸裂的爆炸物外壳或爆炸时击碎的介质创伤人体形成各种创口;也有可能被爆炸现场的火焰烧灼伤,甚至烧焦;离爆炸中心较远的人,可能受冲击波损伤,造成内脏破裂、出血或骨折等,冲击波还可能将人体抛掷很远,导致再落地时形成坠落伤。爆炸造成的损伤往往是以上几种同时存在,伤情复杂,伤势严重。

（三）伤亡人数多

爆炸的破坏作用异常巨大,其造成的地面杀伤力也非常惊人,人员伤亡数量比其他暴恐类型多,并呈扩大趋势。

（四）易漏诊误诊

爆炸伤伤情复杂,多呈复合伤,常常是内伤、外伤同时存在,出血、骨折、烧伤等外伤显而易见,而由冲击波导致的内伤容易被漏诊。

（五）现场救治困难

爆炸恐怖袭击突发性强,现场人员众多,容易出现批量损伤,再加上装备、设施受损严重,卫生救援力量运筹不及,给现场救治带来困难。

（六）病情发展迅速

爆炸复合伤病情发展迅速,若救援不及时伤亡人数骤增,因此救援人员要在"黄金1小时"内对伤员进行正确处理。

二、爆炸伤现场救治方法

（一）呼吸及心脏骤停抢救

抢救方法包括心肺复苏、人工呼吸、气管插管、快速建立静脉通道及抢救药物输入等。

（二）窒息抢救

根据窒息原因采取不同的处置方法，如清除呼吸道异物、气管切开及建立人工通气等抢救措施。

（三）出血及休克抢救

对开放性四肢大血管损伤、失血休克者进行迅速止血、抗休克等。

三、爆炸伤处理注意事项

1. 检伤分类时，若发现呼吸脉搏消失，应放弃心肺复苏，去救治更需要帮助的人；四肢离断撕裂，应即刻用止血带止血，并马上转创伤中心手术；关注外伤的同时，也要关注内伤，以防漏诊。

2. 尽量保存皮肤、肢体，包括已离断的肢体，为后期的修复、愈合治疗打下基础，最大限度地减少人员伤残。

3. 救援人员进入爆炸现场要注意防护有毒有害气体，有条件的应穿戴专业的防护装备，防护好眼睛、皮肤和呼吸道。

4. 对于意识不清的伤者，要注意先畅通其呼吸道，可用仰头提颏法开放呼吸道，但对于坠落伤或头背部受伤者，则要注意保护好颈椎，慎用此手法。

5. 对于眼睛炸伤者，不要用水冲洗，尽量保留残存的组织，用清洁敷料遮盖双眼止血包扎，并迅速送专科医院进行下一步处理。

第二节　纵火恐怖袭击的现场急救

近几年，暴恐分子通过在公共汽车、地铁、列车等交通工具上及车站等密闭空间纵火发动恐怖袭击。在密闭空间内遇到纵火时，人员要迅速找到安全出口逃离现场，若受伤需要在安全处等待救援。

一、纵火后现场急救的目的

纵火后现场急救的目的在于可以有效地减轻现场人员损伤程度，减少伤员痛苦，降低伤残率和死亡率。烧伤患者的现场急救是烧伤治疗的基础，对患者的生命安全、后续治疗和生存质量都有十分重要的影响。

二、纵火后现场急救的方法

1. 尽快将伤员脱离现场，并马上去除致伤因素，如除去燃烧的衣物等。

2. 尽快检查伤员伤情，对于烧伤人员要尽可能地暴露烧伤创面，并用 MEBO 外涂后以纱布包扎。

3. 人员被火焰烧伤后呼吸道可能受烟雾、热力等损害，救援时要十分重视伤员呼吸道通畅,清除异物、切开气管、给予氧气等。对于已昏迷的伤员也要注意保持呼吸道通畅。

4. 注意检查伤员有无复合伤,对于发生大出血、开放性气胸、骨折、脑外伤等应先进行相应的急救处理。

三、纵火后现场急救的注意事项

1. 对路程较远的危重伤员原则上先就近抢救,待病情平稳后,再转入上级医院进行下一步治疗。

2. 刚被烧伤的伤员,可以对伤处进行降温处理,以防余热对肌肤的深层组织造成伤害,并缓和痛感。

3. 不要刺破水疱。

4. 对严重的烧伤不要包扎,暴露疗法对伤势恢复有好处,可以加快恢复速度,降低留瘢几率。

5. 若伤员有口渴的感觉,需给其口服淡盐水补充水分。

6. 酌情使用安定、哌替啶等镇静止痛。

第三节　驾车冲撞恐怖袭击的现场急救

2014 年 5 月 22 日,新疆乌鲁木齐市沙依巴克区公园北街早市发生一起极其恶劣的严重暴力恐怖事件。当天早晨 7 时 50 分许,暴恐分子驾驶 2 辆车冲破防护隔离铁栏,高速冲撞碾压无辜人群,并引爆爆炸装置,造成 31 人死亡,90 余人受伤。暴恐分子驾车冲撞无辜人群,很容易造成重大人员伤亡。案发后,要立即启动重大突发事件应急处置机制,调集最强医疗救援力量对受伤人员进行现场救治。

一、驾车冲撞后现场救治的难点

(一)事发突然,缺乏预见性

暴恐事件发生突然、伤者众多、伤情严重、时间紧迫、变化迅速、缺乏预见性。救援人员对事发地点、详细路段、路上情况、受伤人数、伤员伤情等了解不够详细,对现场急救所需的急救药品、设备、器械等无法准确评估,这些均给现场救治带来很多困难。

(二)现场混乱,干扰性大

驾车冲撞暴恐事件往往发生在人群较多的路段,现场混乱不堪、围观人群拥挤、嘈杂;救援人员到达现场时,事故险情往往未排除,道路阻塞,交通还处于瘫痪状态,急救车有时无法直接到达伤者身边,需要多方(120、110、119 等部门)协调和相互配合,才能顺利救援。

(三)急救药品不足,急救设备不够

由于就近救治,急救车上配备的药品和器械十分有限,急救车上的急救药品、伤口敷料、止血绷带等消耗性用品储备不足;急救设备不够,导致现场救治工作存在一定的局限性。例如:每辆急救车只能负责 800 m 范围内的伤者救治。而监护型急救车只能保证一个病员平躺,余下的空间太小,在批量伤员救治中很难发挥作用。

二、驾车冲撞后现场救治的方法

1. 初步根据现场人员伤亡情况,派出多辆救护车迅速赶往事发地点,并要求每个急救人员通讯通畅。

2. 抢救伤员生命,以抢救为主治伤为辅,优先处理危及生命的情况,如优先处理心脏骤停、窒息、休克、大出血、气胸、腹内脏器脱出、开放性颅脑损伤等情况。

3. 保持伤员呼吸道畅通,维持其呼吸和循环功能基本正常。

4. 想尽一切办法克服现场困难为伤员开放静脉通路,给伤员保暖、止血、吸氧、快速补液等。

5. 驾车冲撞大多导致伤员骨折,对于骨折伤员,应进行有效外固定,扶持及稳定折骨的上下位置,再用绷带包扎,妥善固定,以减轻疼痛感,并能有效避免局部损伤的加重。

三、驾车冲撞现场救治的注意事项

1. 救治过程要牢记"不伤害"原则,不能因为现场紧急救治行为而加重伤员的损伤。比如在没有固定的情况下,不要搬运脊柱损伤及骨折的伤员,这样容易导致伤员发生二次损伤,严重者可能造成伤员高位截瘫或体内大出血。

2. 面对暴恐挑战,需要多部门的协调、配合,并倡导社会"大救援",动员各行各业乃至全社会力量共同参与紧急救援,树立全民急救意识,如 110、119、120 联动,唯有如此,才能提高急救效率。

第四节　刀斧砍杀暴恐事件的现场急救

2014 年 3 月 1 日晚 9 时 20 分,8 名统一着装的暴徒蒙面持刀在云南昆明火车站广场、售票厅等处持刀砍杀无辜群众,造成 29 人死亡、130 余人受伤。2014 年 7 月 28 日凌晨,新疆莎车县发生一起严重暴力恐怖袭击案件。一伙暴徒持刀斧袭击艾力西湖镇政府、派出所,并有部分暴徒窜至荒地镇,打砸焚烧过往车辆,砍杀无辜群众,造成数十名维、汉族群众伤亡,31 辆车被打砸,其中 6 辆车被烧,数十名民众伤亡,多名民警牺牲。当前反恐形势严峻,在严厉打击各种暴恐活动的同时,也要做好现场急救工作,减少人员伤亡。

一、刀斧砍杀致伤特点

大部分为外伤,伤处多,伤口深,伤势严重,伤员往往大量出血,情况危急,若抢救不及时可能因为失血过多而失去生命。

二、刀斧砍杀暴恐事件现场救援的做法

(一)现场观察,确保安全

救援人员面对暴恐事件时,首先要观察现场环境,判断现场有无危险存在。如仍存在危险,应先除去危及现场人员生命的因素,并排除影响现场救治的因素,再进行救治,确保伤员和救援人员人身安全。

(二)评估伤情,首先处理致命伤

救援人员对伤员进行一次基本检查,掌握生命体征,判断有无致命伤,先救命后治病。刀斧砍杀的致命伤有:开放性气胸、气管破裂、心脏破裂、大血管尤其是大动脉破裂、腹内脏器出血等。找出致命伤后遵循以下救治流程:保持呼吸功能,对与心脏停搏及呼吸停止者应施行胸

外按压,对于有创伤性及失血性休克征象者,应迅速建立静脉通道,对于大出血者要先进行止血。

（三）分秒争夺,积极处理其他伤

对于刀斧砍杀伤员要分秒争夺,积极处理其他伤。对于颅脑刀伤伴其他脏器损伤者,应根据各脏器的损伤程度,遵循先重后轻的原则进行处理;对于四肢刀伤及骨折者,要控制出血并进行骨折固定。

三、刀斧砍杀暴恐事件现场救援的注意事项

1. 腹部受伤时,如果是开放性伤口,小肠外露时,可用水打湿上衣,包住小肠,不使其暴露于空气中,避免细菌感染或失水干燥坏死。千万不要把沾染污物的内脏填回腹腔,这样会使内脏在腹内相互感染,产生粘连,加速内脏坏死。

2. 如果伤者看上去面色苍白,全身发冷,头目眩晕,即表明体内供血不足,有可能危及生命,应立即进行抗休克处理。

3. 在所有抢救伤员的过程中,都要注意为伤员保暖,但也要避免过冷或过热。同时,要安慰伤员,稳定伤员情绪。

第五节　核化生恐怖袭击及医学救援

核生化恐怖袭击因其隐蔽性强、危害严重、影响巨大,近年来已成为恐怖分子威胁利用的重要手段。他们直接实施核生化恐怖袭击或者对核电站、化工厂、大型生物实验室等设施进行破坏从而造成次生灾难。

一、核辐射恐怖袭击的特点及其医学救援

核辐射恐怖袭击通常是指由核武器或放射性装置实施的恐怖袭击。前者主要包括"制式"核弹(原子弹、氢弹)与"粗糙"核弹("简易"核弹)。目前,国际上核材料不难获得,且制作高威力简易核装置的技术已无秘密可言,这些为恐怖分子核恐怖袭击提供了便利条件和可乘之机。贫铀弹(高密度、高强度、高硬度贫铀或贫铀合金炮弹)和"脏弹"(利用常规炸药或特殊简易装置经非核爆炸方式,将放射性物质以液态或固态微粒形式撒布于空气、水源、土壤等环境中,造成严重的近、远期放射性污染)就属于这类装置。值得警惕的是,目前,全球已有多个国家具有核武器或潜在的核材料生产能力,制造简易核弹已不是难事。

针对核恐怖袭击危害的冲击波损伤、放射性损伤及放射性污染等,构建军队医院二级医学救治的紧急救援体系,包括可随时提供咨询和专业协助的外科学、血液学、放射医学和辐射剂量学等多学科的专家库,各任务医院设置随时可开启的专用通道直接通往放射性污染处理室,设置危重伤员外科手术台,并具有独立处理体外放射性污染及防止放射性污染扩散的条件和能力(二级医学救治的基本任务是收治中度和中度以下急性放射病、放射性复合伤、放射性核素内污染者及严重非放射性损伤伤员)。对上述伤员的伤情须详细记录,全面系统检查,然后进行二级分类诊断。将中、重度伤员尽快安全后送至三级医学救援单位进行救治。对有放射性核素内污染的伤员及时进行去污处理,必要时对一级医疗救治单位给予技术支持和业务指导;二级医疗救治单位的医务人员和管理人员,应定期接受相关专业教育和培训。

二、化学恐怖袭击的特点及其医学救援

(一)化学恐怖袭击常用的有毒有害物质

1. **农药**　如有机磷类农药包括对硫磷、甲基对硫磷、内吸磷、马拉硫磷、乐果、敌敌畏等;有机氯类农药包括七氯、六氯苯、滴滴涕、六六六、五氯酚等;拟除虫菊酯类农药包括嗅氰菊酯;其他农药还有百菌清、呋喃丹、毒死蜱等,以及氨基甲酸酯类农药如西维因等。

2. **神经性毒剂**　如沙林、梭曼、塔崩、VX 毒剂等。

3. **糜烂性毒剂**　如芥子气、路易氏剂、氮芥等。

4. **中毒性毒剂**　如氢氰酸等。

5. **窒息性毒剂**　如光气、氯气等。

6. **细菌或化学类毒素**　如肉毒毒素、破伤风毒素和黄曲霉毒素等。

7. **强酸强碱类腐蚀性化学物质**　如硫酸、盐酸、硝酸等。

8. **其他有毒有害化学物质**　如苯丙芘等。

(二)化学恐怖袭击的特点

1. **毒性强,中毒快**　此类事件无论是实施于人口稠密地区还是人口相对稀少的边境地区,均可在短时间内造成大量人员伤亡,死亡率高,对环境污染严重。

2. **持续时间长,波及范围广**　化学战剂对空气、地面、物体的染毒时间多则数十天,少则几分钟即可形成污染。同时,在空间形成的毒剂云团会流动、扩散,造成大范围的空间染毒,并渗入到工事、车辆、建筑物的内部,使染毒范围不断扩大。

3. **致伤病途径多,防护困难**　化学战剂能通过眼、呼吸道、皮肤黏膜和伤口直接染毒,还可通过地面、武器装备、食品和水源等间接染毒,因此致伤途径多,防护困难。化学战剂还可通过多种方式投放,防不胜防。

4. **救治难,社会影响面广**　由于中毒人员多、地域复杂、中毒物质不易判定,又缺乏特效药,给救治工作带来极大难度。公众对此类事件没有足够的专业知识,容易造成社会恐慌,心理伤害大。

(三)化学恐怖袭击危害区划分

化学恐怖袭击发生后,首先要对事件可能带来的危害进行快速评估,然后根据危害程度,对事件现场划分出核心区、扩散区和安全区。核心区,即热区,是指染毒现场的区域。依照毒物(剂)对人的损害程度不同,核心区还可分为重度、中度、轻度 3 个区。一般用红线将该区域标识。救援重点为切断毒源,抢救中毒伤员。在此区域救援人员必须佩戴防护装备避免被染毒。扩散区,即温区,是指围绕核心区以外的区域。在此区域的人员应根据需要穿戴防护装备,避免染毒。一般用黄线将该区域标识,此线也称为洗消线。安全区,即冷区,是指洗消线以外的区域。一般指挥保障机构和医疗救援机构设在此区。

(四)卫生防护要求

1. **抢救人员的卫生防护要求**

(1)使用防护器材,服用预防药物。抢救人员进入核心区前,按规定口服或注射预防药物,并佩戴制式防护器材。对于神经性毒剂、全身中毒性毒剂、糜烂性毒剂的防护,应穿戴全身防护装备。若是失能性毒剂、窒息性毒剂或刺激性毒剂,还需戴防毒面具。

(2)进入核心区时,应从上风方向或侧风方向进入,尽量乘车,既可争取抢救时间,又可减

少毒剂染毒。行车途中要拉开距离,防止扬尘。在核心区内不得脱去防护器材,不得随地坐卧、吃东西和吸烟。避免触摸染毒物体,离开核心区要进行洗消和毒剂检查。

2.核心区伤员的卫生防护要求

(1)发现中毒伤员后,迅速给伤员佩戴防毒面具,就地进行局部消毒,防止伤员继续中毒。

(2)对中毒伤员进行现场急救治疗,包括注射急救针,严重者做人工呼吸和心肺复苏,对染毒部位进行消毒,并从上风或侧风方向撤离核心区等。

(3)伤员应分散安置,及时消毒担架和车辆,防止交叉染毒。

(五)化学恐怖袭击卫勤保障任务

负责现场调查和医学应急处置;负责现场采样、取证,化学毒物(剂)初步检验,样本后送;指导核心区人员防护、化学损伤伤员救治、染毒消除;评估事件危害及处置效果,提出改进措施、资源补充和能力支援建议等。

(六)化学恐怖袭击医学救援实施要点

1.应急响应阶段 响应行动从接到化学恐怖事件预警、或上级指令、或发现化学恐怖袭击起,至救援行动展开为止。主要工作:组织核实危害情况,进行事态评估与动态监视,及时决策;启动应急处置预案,提出应急处置卫勤保障建议,调整部署卫勤力量、组织药材装备供应;做好随时派出力量到事发地域指导、协助伤员救护的各项准备工作等。

2.现场处置阶段 现场处置工作从事发地现场处置展开到查明毒物(剂),完成现场的伤员、人群和环境处理,伤员全部后送并实施专科救治为止。救援人员应统一着装,佩戴醒目标识,在现场指挥部领导下,配合相关部门,共同完成现场救援任务。具体实施方法为:

(1)情况判断:根据防化分队的初步侦检结果,判断可能的毒物(剂)危害源,侵害人体的途径,确定防护装备级别(由重至轻分 A、B、C、D 4 个级别),采取有效的个人防护措施。

(2)抢救分类:沿已标识的染毒边界由上风向或侧风向进入核心区。指挥员迅速划分工作区域,明确核心区伤员集中点。按划分的区域,依照先重伤区、后轻伤区的顺序,由内向外,采取网状或梯式疏散队形,寻找伤员。根据伤员损伤类型、伤情程度、化学毒物(剂)性质等情况,进行战(现)场伤员抢救。

(3)消毒后送:按照先重后轻、先急后缓的原则,对染毒的伤员及其服装、装具进行消毒;对染毒的器材、车辆、地面和通道消毒。根据伤员的分类,送至相应医疗功能组室进行处理。做好后送伤员的准备工作,并及时后送。

(4)危害评估:综合快速侦检结果、流行病学调查、实验室检测、环境监测等资料进行综合分析,评估染毒区域、杀伤范围、伤亡率,预测危害发展趋势,评估医疗资源状况等。

(5)卫生学评价:对战(现)场环境以及受毒物危害源污染的相关样品,如水、食品、空气、土壤等进行安全性指标的检验(毒检),对照卫生学标准和卫生要求,评价其卫生质量和对健康的影响。

(6)染毒消除:核心区采取自然净化与局域消毒相结合的处理措施。处理时,按先重点后一般、先室内后室外、先人员后装备的原则进行,直至核心区已不再对人员产生危害为止。

三、生物恐怖袭击的特点及其医学救援

所谓生物恐怖,是指以蓄意使用生物武器并扩散病原微生物或生物毒素的方式进行袭击,企图制造人、动物或植物的疾病或死亡的恐怖活动,以实现胁迫政府或相关部门来达到其政治

或社会目的的行为。近年来，国外发生的各类生物恐怖袭击事件给我们敲响了警钟，相关部门及人员必须提高防范生物恐怖袭击的意识。

（一）生物恐怖战剂的特征

国境口岸生物战剂包括细菌类（如炭疽杆菌、鼠疫杆菌、霍乱弧菌、布鲁杆菌、土拉菌、鼻疽假单胞菌、伤寒杆菌、痢疾杆菌、大肠杆菌 O15、结核杆菌）、病毒类（如天花、埃博拉、马尔堡、裂谷热、拉沙热、口蹄疫、禽流感）、真菌类（如组织胞浆菌、肺球霉菌、烟曲霉菌）、立克次体类（如流行斑疹伤寒立克次体）、衣原体类（如鸟疫衣原体）、毒素类（如肉毒毒素、相思子毒素、产气荚膜杆菌 e 毒素、蓖麻毒素、金黄色葡萄球菌肠毒素）等各种生物病原体和毒素。用作生物战剂的病原菌一般需具备 3 个条件：一是有很高的毒性，对人员伤亡率高；二是有极高的传染性，常为气溶胶状态的吸入性传播，更严重的是可在人与人之间直接传播；三是有较强的对外环境的抵抗力和运输及投放手段。生物恐怖战剂的特征有：

1. **致病力强**　各种生物战剂的致病作用不同，有的可造成失能，有的可导致死亡，但没有绝对的界限。

2. **易感染**　被生物战剂感染途径主要有 3 种，一是可以附着在食物上进入肠道，形成肠道性感染；二是飘浮在空气中，吸入肺部形成吸入性感染；三是手或身体外部接触后形成接触渗透性感染。

3. **易传播**　有些生物战剂可引起人与人之间的传染，这是其他武器所没有的间接效果。能否引起传染病流行与战剂的特点有关，如果是人间可以传播的生物战剂且毒力强，对常用抗菌剂有耐药性的变异株，就有可能造成较大的流行。

4. **隐蔽性强**　生物战剂感染不同于化学和核损伤，生物战剂气溶胶无色、无味、难以察觉，从感染到发病有一定的潜伏期，且有些病症在潜伏期内很难发现，但可以传染他人，难以控制。生物恐怖材料不容易被侦检。它可以放在食物、饮料、手提包中，甚至可以放在信封中邮寄，用常规手段无法检查。另外，从感染到发病之间有一定潜伏期也导致在公共场所隐蔽散布生物因子不会立即出现效应。当施放生物战剂气溶胶时，在气象、地形适宜的条件下可造成较大范围的污染。

5. **突发性**　生物恐怖的隐蔽性决定了生物恐怖具有突发的特点，恐怖分子可以在任意地点、任意时间进行生物恐怖活动，而且不需要太多的特殊装备与手段。突发性决定了生物恐怖非常难于在第一时间进行预防和控制。

（二）生物恐怖袭击医学救援的具体做法

1. **生物战剂样本采集**

（1）采样原则：①采样必须与检疫密切结合。根据检疫线索及流行病学指征，确定采样的时间、地点及对象；②根据先动（气雾、昆虫、小动物）后静（物体表面、土壤、杂物）、先近（距袭击点）后远、先密集后稀疏的原则，结合具体的环境特点，仔细选择采集可能带病原体最多的材料；③所有标本采集工作都应在开展消毒、杀虫和灭鼠等措施前进行；④采样器具于每次使用后，须经消毒处理方能再次使用；⑤采样中如遇可疑的未爆炸的炸弹或未打开的邮包、容器等，则不可随意打开或移动，应派专人看守并立即上报请示如何处理；⑥所有采集的敌投容器或标本，均须贴上标签，填写采样记录表，并在已采集的地区树立标志。有条件时争取拍摄现场照片。

2. **现场应急处置**　经结果判定为恐怖事件的，立即按照不同级别的预警水平启动《口岸生物恐怖事件应急处置预案》,开展处置行动。根据现场情况对污染区实施检疫措施,划定污染区,设立明显标志。立即保护现场,限制人员出入,将患者或疑似患者及时送往传染病院或定点收治医院(或就地)进行隔离、抢救和治疗。对患者或疑似患者的密切接触者和一般接触者进行登记,实行医学观察、临时留验或隔离观察。开展流行病学调查,填写个案调查表。对出入境交通工具、货物、集装箱、行李、邮包等采取限制措施,禁止移运。封存可能导致突发事件发生或者蔓延的设备、材料、物品。在污染区出入口设检疫站,进入污染区的人员应做好个人防护,离开者要进行消毒处理。

第六节　海上暴恐事件的医学救援

随着海洋科学和航海事业的飞跃发展,暴恐事件发生在海上的概率也随之增多,海上救援已成为医疗救援的重大课题和重要方向。因海上救援时间紧、任务重、环境艰苦、伤情多样,所以做好海上灾害救援卫勤保障工作任重道远。相比陆上救援,国家和军队尚缺乏海上救援的经验。为了应对海上暴恐事件,尽量减少伤亡、降低损失,防止事件扩散和消除影响等,须尽快摸清我国海上救援的发展方向。

一、海上医学救援的特点

海上暴恐事件有可能由于暴力恐怖分子制造的船只碰撞、触礁、搁浅、爆炸、化学渗漏或武装冲突等引发的人为灾害,瞬间发生,短期内造成大批不同类型的重度伤病员。伤员一旦落水伤口被海水浸泡,则出现海水浸泡继发性脏器损伤的创伤特点。海上灾害医学救援的特点有以下几种。

(一)救援场所的流动性

一般情况下海上灾害发生后,救援地点多选择在舰船和码头上,救援场所多处于动态,具有流动性。在这种情况下就要充分发挥医院船和救护艇的作用。医院船与救护艇是海上收容治疗伤病员的专用勤务船舶,是海上灾害救援及海上卫勤保障训练与教学的平台。

(二)救援内容的多样性

海上灾害发生的原因和受灾程度不同对海上人员的伤害也各不相同,如船只碰撞、触礁时落水伤员较多;海上火灾与爆炸、化学渗漏发生时大面积烧伤、缺氧性窒息和中毒会比较多;恐怖袭击中枪伤、复合伤和烧伤会比较多,落水伤员也比较多。由于伤情复杂多样,决定了救援内容的多样性。

(三)救援措施的具体性

海上灾害发生的原因不同所导致的临床症状也各不相同,因而具体的救援措施也不同:止血、创口临时处理、包扎伤口、固定肢体;海水淹溺者有呼吸道阻塞等应及时吸出,必要时行气管插管或气管切开;有手术指征者应该迅速开展手术治疗,具体手术根据不同的部位与不同脏器的损伤选择不同的手术方法;并发海水浸泡伤者按海水浸泡伤处理。

(四)救援环境的复杂性

海上救援工作往往在十分恶劣的情况下进行,常会伴随大风、大浪、晕船、涌、高温、低温、高湿等的影响。如果救援舰船长时间在海上航行,很容易造成救援人员体力消耗过大,影响救援工作的持续性,同时海上灾害救援远离陆地,不可避免地给救援工作带来困难。

二、完善海上医学救援救治体系

现今海上灾害救援迫切需要提高的是救援效率,主要途径是打造海上医疗救护体系。海上医疗救护体系是海上灾害或暴恐事件发生后生命安全保障的关键支撑,其核心是大型海上救生平台即医院船建设。海上医疗救护体系是一个制约因素庞杂的工程,是由专业医学救援队伍构成的立体救护阶梯,其核心构成是大型海上医院救生平台。除此之外,救护直升机和高速救生船的运用为专业医疗救生队和救灾物资的投送提供了可能。水上飞机、卫生运输船、综合补给舰等设施为海上伤病员运输的良好载体。海上医疗救护体系的主要作用是,能够在海上搜寻伤病员并利用医院船等进行及时的现场救治,从而降低伤病员的病死率,同时为中度以上伤势的伤病员提供一个由海向陆的完整救治链,提供良好的治疗环境,提高存活率。

三、海上医学救援的注意事项

1. 针对人员存在的恐慌、担忧、焦虑等情绪,以及个别发生的创伤后应激障碍、适应障碍和各种神经症等其他心理问题,应提前制定相应的心理保障预案,组织专业人员开设心理咨询处,定时进行心理巡诊和团体辅导等,解决转运人员的心理问题,稳定其情绪。

2. 海上大批量人员输送的医疗技术难题的突破。如海上血液供应和储存问题、海上手术环境的改善、伤病员远距离后送支持系统,需要根据暴恐事件造成的伤情配备具体科学合理的医疗保障舱室和设备。

3. 海上暴恐事件现场救援航行距离远、输送伤员多而杂,对防病防疫要求高。应筹划在前,做好细化分工,提高海上医疗服务质量;提前成立海上防疫小组,制定详细的防病防疫实施计划,进行定时消毒和防疫防病知识宣传教育,建立疫病检测中心,监测人员身体状况,防止疫情的传播。

（赵东海 吴凤富 邓英古 唐 哲 黄志华）

>> 第六章

伤员的转运与后送

近年来,我国边境地区暴恐事件多发,暴恐分子常利用暴力工具袭击无辜群众,导致短时间内出现大量伤势严重的伤员,且我国边境属欠发达偏远地区,医疗救治条件有限。因此,紧急救治后的医疗后送也是医疗救援的重点之一,加强医疗后送可有效提高抢救成功率,降低伤残率和死亡率。

第一节　伤员后送指征

伤病员后送是指将伤员从前方救治后,伤情稳定再转入后方医院康复治疗的运送过程,也是保证大批伤病员及时获得医疗救治的重要手段。为避免伤员遭受二次损害,应把握以下后送指征。

有下列情形之一的伤病员应该迅速组织后送:①在后送途中没有生命危险者;②紧急手术后伤情已经稳定者;③应当实行的医疗处置已全部处理妥当者;④伤情有变化但已经处置完毕者;⑤骨折已固定者;⑥体温在 38.5℃ 以下者。

有下列情况之一的伤病员暂缓后送:①休克症状未纠正,病情还未稳定者;②颅脑伤疑有颅内高压,有可能并发生脑疝者;③颈髓损伤伴呼吸功能障碍者;④已接受胸、腹部手术但病情仍未稳定者;⑤骨折未经妥善处理或骨折固定不确定者;⑥严重撕裂伤、大出血、内脏器严重损伤、颅脑重伤、严重挤压伤、开放性骨折、窒息性气胸、颈部伤等伤情特别危重者,应暂缓后送。

第二节　批量伤员转运与后送的组织实施方法

暴恐事件发生突然性大,事先难以预测,特别是边境地区的通讯设施往往欠通畅,卫生机构、交通情况等信息传递受阻的情况下,伤员数量预计困难,不便进行人员抽组、物资车辆筹备等工作。如何根据反暴恐应急医学救援医疗后送的特点建立高效的医疗后送体系,提高医疗后送能力是挽救人民群众生命、降低伤死率和伤残率的关键。

一、构建快速后送体系

伤员转运与后送是对暴恐事件中受伤人员进行医疗救援的重要环节。暴恐现场环境恶劣,对伤病员进行医疗救治面临诸多困难,绝大多数伤病员在现场经初步处理后需及时后送至后方医院实施进一步治疗。根据伤员数量及伤情特点,明确医疗后送任务,构建快速后送体系,成立专门的医疗后送组。医疗后送组人员以检伤分类组成员为主,必要时抽调其他组人员。医疗后送要统一组织筹划,每个后送组均要配备医师、护士及担架员。后送医师是由参与反暴恐医疗救援中具有丰富临床经验和较强应变能力的高年资医师担任,护士则以急救护理专业护士为主,负责后送途中的医疗保障工作。

二、选择后送途径线路

为确保及时、快速、安全地将伤病员后送至后方医院,应根据暴恐地理位置及伤病员情况选择合理的后送工具和线路。

(一)伤员后送急救车

伤员后送急救车是指装有急救器材、药品、担架及其他急救设备,供陆地转运与后送伤病员并能在后送途中实施急救处理的车辆。后送急救车能够较快配置,靠近暴恐现场用时也较短,后送效率高。但其装载容量少,又受道路限制,不适合大批量、远距离的伤员后送。

(二)飞机空运后送

伤员空运有着平稳舒适、运输速度快、不受道路限制等优点,在远距离大规模医疗后送中发挥着重要作用。但空运飞机不容易配置,在空运途中伤员也容易受高空缺氧、高空低气压、加速度、噪声及温度变化等的影响,对于严重休克、血压不稳、创伤性气胸及有严重心脏病史的伤员不适于空运后送。

(三)列车转运后送

列车转运后送的特点是转运数量多、分类时间充足、医疗救治相对连续,是分流密集伤员的有效手段。暴恐事件产生大批量伤员时,利用列车转运后送伤员,既能够提高医护人员使用效率,又能保证每个伤员都能得到及时的转运和救治。在列车转运途中,要对伤员实施科学分类,并记录伤员情况,避免因为伤员过多造成工作秩序紊乱、伤员交接时信息疏漏等情况。

(四)船舶转运后送

边境地区突发的暴恐事件还可能发生在海上,由于受地域限制,海上暴恐事件在救治和后送等方面都存在一定难度,这就需要利用船舶来后送伤员到陆地医院进行救治。用船舶转运伤员时需要对伤员进行固定,防止由于船舶颠簸摔倒,同时还要注意船舱通风。

三、后送流程

1. 受领伤员后送任务后,要根据暴恐现场实际情况,调整后送组人员,与上级联系协助,迅速满足后送需求。

2. 由负责后送的医师对拟后送的伤员进行一次复查,检查必要的救治处理措施的实际完成情况,并检出不宜后送的伤员。

3. 后送医师协助救治组完成对拟后送伤员的必要补充救治措施,同时要明确伤员在后送途中的监护要点、注意事项、特殊交接等情况。

4. 检查拟后送伤员的病案资料完成情况,并督促尽快完善,做好伤员交接。

5. 根据伤员的实际情况,明确伤员的后送次序、后送工具、后送体位,确保后送安全。

6. 选择后送运输工具,联系担架员。

7. 组织伤员、陪护医护人员有序登车。

8. 选择合适道路迅速后送。

第三节　伤员转运与后送的注意事项

一、避免二次损伤

为避免造成后送伤员的二次受伤,后送医护人员都必须保证有良好的专业素质和娴熟的操作技能;牢固掌握后送指征、伤病种类;选择快速安全有效的后送工具;脊柱伤伤员在后送时,应先固定后搬运,并尽量减少途中的搬动,搬运时须用硬板担架,采用二人平托或滚动法搬动,以防搬运中造成脊髓损伤。

二、选择合适运输工具

我国边境地区弯急坡陡的简易公路及羊肠小道较多,路况不好,故应尽量选择合适的运输工具。短距离后送时主要运用各种担架,中距离主要是各类轻型救护车,远距离主要采用空中运输。

三、注重军地协同后送

反暴恐医学救援中,往往是军队和地方医疗机构共同参与,因此在建立医疗后送体系时,应将地方医疗机构纳入到医疗后送阶梯当中,充分发挥军地医疗机构各自的优势,确保车辆、船只甚至飞机的调用速率以及其他后送工具的筹措速度,保证整个医疗后送体系的运行顺畅。

四、保证信息畅通

据资料分析,重大伤亡事件中许多死亡和致残是由于信息阻断,未能有效利用和调动医学救援资源所致。暴恐事件发生地域越偏远,医疗资源越缺乏,信息保障必须越有效。在暴恐事件发生时通过网络信息平台调配医学救援人员、筹措后送运输工具、联络后方医疗机构、接受远程会诊指导,将极大地提高大批量伤员的救治效能。提高信息化手段的方法如下。

（一）建立伤员卡和信息识别系统,提高救治效率

伤员卡上的信息可通过应急医学救援信息系统迅速传递给各级救治机构,使应急医学救援行动做到无缝链接。

（二）运用远程医学系统,提高救治质量

通过远程医学系统请全国各地专家对复杂病例和疑难症状进行会诊,减少后送。

（三）建立统一的信息标准,使伤员救治信息得到共享

应急医学救援系统的数据路径应统一规范,以便为信息共享及卫勤指挥机构调整医疗后送阶梯、补充救援力量提供依据。

五、注重立体后送

在应急医学救援行动中,时间对急救的重要性不言而喻。立体后送既可提高后送速度,又可避免道路中断等造成后送困难。空运后送具有反应迅速、机动灵活、作业范围广、地域影响小等特点,可以减少救治阶梯、缩短救治时限、降低死亡率和伤残率,在边境反暴恐医疗救援中具有不可替代的作用。

空运后送的最大优势在于后送速度快,能以最快的速度把伤病员后送到确定性医疗机构进行救治,这就决定了空运医疗队应以"送"为主、以"救"为辅,"送"和"救"结合。我军《战伤救治规则》规定空运医疗队负责伤病员在空运途中的继承性医疗护理,实施必要的检伤分类和紧急救治,交接伤病员,协助组织伤病员的上乘和下载。

空运后送医疗队需要参与专业知识技能和空中紧急医疗处置技术培训。培训内容主要包括:空运伤病员的适应证和禁忌证;空运后送分类方法;空中伤病情观察,主要包括医患沟通技巧和空运途中血压、脉搏、呼吸、心跳、体温监测和神志、意识的观察;空中医疗护理操作技能,包括在飞行中进行肌内注射、静脉输液、给氧、气管插管和气管切开术、环甲膜穿刺术、心内注射、心外挤压和人工呼吸等;伤病员登机、离机的组织实施方法;空运后送文书的填写与空运后送资料统计;机上医疗卫生装备的使用方法与注意事项;空中常见医疗紧急处置技术,包括急性呼吸道梗阻、大出血及休克、脑疝、突然出现的心功能障碍及呼吸、心脏骤停等的处置方法。此外,空运后送医疗队还要了解空运后送的体制、组织指挥及卫勤协同方法与要求,并参加适应性训练,以适应机上救治环境。

（吴凤富　李全岳　聂　峰　邓英古　王慧英）

第四篇

院内救治

>> 第一章
急诊绿色通道

　　暴力恐怖袭击发生后短时间内可能出现大量伤员,伤员经过现场紧急救治后,伤情稳定,符合后送指征时,就要有序分批转入医院接受专科治疗。这就要求医院迅速反应,积极配合,严格按照快速准确、科学有序、先急后缓、合理分流的原则,对送到医院的伤员进行专科治疗。医院接到救援通知后,由医务处牵头,急诊科负责联系协调,为危急重症伤员建立快速、高效、规范的急救医疗体系,即就诊绿色通道。经就诊绿色通道妥善安置伤员,进行全面系统检查,并明确诊断,区分伤员危重程度、安排处置先后顺序和护理等级,紧急抢救重症伤员,及时实施外科手术,并对症进行抗感染、抗休克、解毒治疗等一系列医疗处理措施。

第一节　急诊绿色通道的组织管理

　　加强急诊绿色通道的组织管理,完善各项规章制度,并强化科室间的沟通与协作,可提高急救响应速度,及时有效地挽救伤病员的生命。

一、组建急救抢救小组

　　医院成立急救抢救小组,院长担任组长,业务院长、医务处主任、急诊科主任、护理部主任担任副组长,组员由各科室主任和经验丰富的高年资医师组成。小组统一指挥管理,明确分工和救治职责,所有成员要保持 24 小时通讯畅通,确保随叫随到。

二、落实各项规章制度

　　医院制定并完善各项规章制度,包括抢救制度、交接班制度、值班制度、消毒隔离制度、传染病管理制度、药品管理制度和各类人员在岗制度等。同时要定期总结工作,奖惩结合,责任到人。

三、规范急救流程预案

　　医院要制定并规范急救流程预案,包括《突发公共卫生事件应急救援预案》《急救抢救流程》及《传染性疾病转运流程》等。将急救抢救常规知识汇编成册,交急救抢救小组成员人手一份,并要求他们掌握常见危急重症的抢救流程和紧急处置方法,确保抢救过程顺畅。

四、抢救设备和药品管理

　　医院用于急救抢救的设备和器械要保证处于良好的备用状态,抢救药品由专柜存放、专人

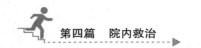

负责保管、固定基本数量、固定时间检查更新,用后及时补充。急救车要处于应急备用状态,要确保能随时出车。

五、强化科室间沟通与协作

暴力恐怖袭击造成大量危重多发伤患者,对于大批量伤员的抢救,需要医院多个科室间的紧密协作,默契配合,共同抢救。为了增强科室间的合作默契,使抢救迅速、无障碍,平时科室间要相互学习、共同讨论。

第二节　急诊绿色通道的急救流程

为了确保从暴恐现场送来的危急重症伤病员得到有效的医疗救治,最大限度争取抢救时间,提高危急重症伤病员的抢救成功率,医院要畅通急救流程。同时,急救中心、手术室、检验科、影像检查、药房等科室要对进入急诊绿色通道的伤病员提供快速、有序、安全、高效的诊疗服务。

一、接诊伤员,评估伤情

医院接到批量伤员后,急救抢救小组迅速评估伤情。同时,检查伤员有无呼吸道堵塞,密切观察病情,对伤员主要伤情初步诊断(找出致伤原因、院前指数 PHI 评分),判断是否要启动"严重创伤救治绿色通道"。若 PHI >4 分,则立即启动"严重创伤救治绿色通道",通知相关科室和人员做好抢救及手术的各项准备。如果伤员伤情特殊不适宜搬动,则立即通知麻醉科、手术室值班人员在急救中心紧急实施手术。

二、迅速抢救,稳定生命体征

分诊护士将伤员送入抢救室,并迅速摆放伤员的合适体位,给予吸氧、建立静脉通道、监护生命体征、采取血液标本(常规、生化、凝血、交叉配血标本)以检查;专科医师进行胸、腹腔穿刺以及床旁彩超、X 线、心电图检查等,并继续给予吸氧和液体复苏;同时,对于需要会诊的伤员,要尽快请专业医师紧急会诊。会诊医师要在接到会诊通知后 10 分钟内到达抢救现场。

三、分流患者,进入专科治疗

对于心肺复苏成功的伤员,若生命体征还不稳定,又无手术指征的,就要转入 EICU 进一步高级生命支持;对于诊断基本明确、病情基本稳定者,要转入专科病房进行专科治疗;对于伤情较轻者则转入日间病房;对于伤情好转、治愈者给予出院。

(蔡　广　吴凤富　李全岳　宋　莹　邓英古)

>> 第二章
专科诊治

目前,暴力恐怖袭击事件频繁发生,暴恐分子凶狠毒辣,袭击手段多种多样,从常见的爆炸袭击、纵火焚烧、枪杀、劫持、刀斧砍杀、驾车冲撞,到少见的核生化武器攻击,都可能发生机体伤害,造成人体多部位、多脏器损伤。暴力恐怖袭击造成的创伤性休克、颅脑伤、胸部外伤、腹部外伤、骨折、严重烧伤、核生化损伤等,均需要进行专科诊治。

第一节　创伤性休克

创伤性休克(traumatic shock)在创伤休克中较为常见,多见于爆炸恐怖袭击、枪杀袭击、刀斧砍杀或纵火焚烧等,导致的软组织挤压伤、挫裂伤、血管破裂、出血,通常在迅速失血超过全身总血量的20%时,即出现休克。另外,疼痛也可以引起休克。

一、临床表现

创伤性休克症状重,临床表现复杂。

(一)意识变化

伤员机体缺血引起大脑缺氧,最初临床表现为兴奋,烦躁不安,当血压进一步下降至9.3 kPa以下时,脑组织缺氧进一步加重,脑细胞从兴奋转为抑制,伤者从烦躁不安、焦虑激动转为表情淡漠、精神恍惚、意识模糊,最后昏迷。

(二)皮肤、黏膜颜色变化,肢端温度降低

皮肤、黏膜由正常的红润变为苍白色,皮肤由温暖干燥变为湿冷。早期肢端温度降低,并多见于手指和足趾,如果出现四肢厥冷向肘部和膝部扩延时,表示休克向严重发展。

(三)呼吸

休克伤员呼吸表浅而快,偶有叹息样呼吸。

(四)表浅静脉塌陷

正常人平卧时,颈外静脉充盈良好,休克时,由于血容量不足,静脉张力增加,颈外静脉和其他表浅静脉均收缩塌陷。

(五)尿量减少

肾脏是休克时血流改变最早、最明显的脏器之一,在轻、中度低血容量时,肾脏的自我调节能力还能使肾皮质血流相对维持;而重度休克时,肾脏血流量急剧下降,尿量明显减少甚至无尿。

(六)疼痛

伤员的复杂的骨折、软组织挤压伤、挫裂伤都可以引起疼痛。

二、诊断依据

根据病史和上述临床表现,不难做出诊断。

主要诊断依据包括:

1. 动脉收缩压低于 12 kPa 或较以前的基数下降 4 kPa。

2. 血流量减少,主要依据:

(1)尿量少于 20 ml/h,多为低钠性;

(2)意识障碍;

(3)外周血管收缩,皮肤湿冷。

三、治疗

爆炸袭击、枪杀、劫持、刀斧砍杀、纵火焚烧、驾车冲撞所造成的损伤都容易诱发机体全身炎症反应综合征,引起血管通透性增加,液体第三间隙丢失,细胞因子作用,肠道屏障功能受损,发生内毒素吸收入血,血管张力下降,心功能受损。因此在早期抗休克复苏和外科处理后,需要进一步做好循环功能支持治疗。在维持水、电解质、酸碱平衡的基础上,使用血管活性药物调整循环功能,继续循环功能支持。

(一)及时有效止血、止痛

减少机体伤处的出血是制止休克发生和发展的重要措施,可简单采用压迫、止血带等手段进行止血,复杂时必须手术止血。创伤后疼痛刺激严重者需适当给予镇痛镇静剂。

(二)快速扩容补足血容量

正确评估失血量是扩容治疗的基础,补充有效血容量是早期治疗休克的关键。休克早期很难准确判断失血量,必须通过心率、血压、尿量和意识状态等临床指标的变化来调整补液的量和速度。中心静脉压的监测可以较为准确判断患者输液量。休克早期应从静脉快速补充血容量,先输入 1~2 L 的平衡液,再输入血液等,通过中心静脉压或肺动脉压监测能准确把握补液量。没有中心静脉压监测的,可通过尿量[尿量需达到 0.5~1 ml/(kg·h)]、血压、心率、意识、皮肤颜色温度等指标综合判断补液量。

(三)液体选择

失血性休克患者补充液体要晶体、胶体液交替进行,原则上先快速补充易于得到的晶体液,再适当补充胶体液,临床上应根据伤员机体实际情况选择复苏液体的种类和补液量。

(四)镇静止痛

创伤后疼痛严重者需适当给予镇痛镇静剂;妥善临时固定(制动)受伤部位;对危及生命的创伤如开放性或张力性气胸、连枷胸等,应行必要的紧急处理。手术和较复杂的其他处理,一般应在血压稳定后或者血压初步回升后进行。受伤继发休克后,还应使用抗生素,避免继发感染。

四、临床护理

1. 休克伤员取平卧位或抬高头胸部 10°~20°,抬高双下肢约 30°。

2. 伤员出现畏寒、四肢厥冷、体温下降时,要适当提高室内温度,也可加盖棉被保暖。

3. 进行扩容治疗,建立两条静脉通路,遵医嘱输入全血、血浆、代血浆、右旋糖酐或等渗溶液。同时,进行中心静脉压监测,准确判断休克和心功能。

4. 持续吸氧,必要时呼吸机辅助呼吸。

5. 观察尿量和尿比重,准确记录出入量。当每小时尿量 < 30 ml,尿比重增高时,应当加快输液速度,并及时报告医生。

6. 护理工作中应当严格执行无菌操作和消毒隔离要求,做好医疗器械消毒灭菌、医护人员手卫生、医疗场所环境及空气的清洁与消毒工作,预防和控制伤员交叉感染和医源性感染。发现传染病疫情,要及时采取相应的消毒隔离措施,严防传染病的传播和扩散。

7. 护理人员应当依据药材装备标准,对药品、器材的品种和数量进行清点,对器材功能和药品有效期进行检查。药品使用后要及时补齐,必要时申请加大储备量。

第二节　颅脑外伤

颅脑界线为眉间—眶上缘—额骨颧突—颧弓上缘—外耳孔—乳突根部—上顶线—枕外粗隆的连线。连线以上为颅骨盖,以下为颅底骨,形成密闭式颅腔,该区损伤称之为颅脑伤。头颈部占人体体表面积2%,暴恐分子利用爆炸、枪杀、劫持、刀斧、纵火焚烧和车辆冲击等方式最容易造成人员的颅脑损伤。

一、临床表现

(一)病史

颅脑外伤病史十分重要,轻型伤员可自诉受伤经过,严重者多有意识障碍,不能描述受伤经过,可询问护送者或旁观者。

(二)一般检查

1. 头面部检查　检查受伤部位,有无开放伤、钝挫伤,有无脑脊液外漏、有无耳鼻出血或溢液,推断有无颅内病变和颅底骨折。

2. 生命体征检查

(1)血压:头部受伤后,血压逐渐升高,这多为颅内压增高表现,血压急剧升高,提示颅内急性出血。闭合性颅脑损伤,伴有低血压及休克表现时,多与合并伤有关,应特别注意胸、腹内脏伤、高位截瘫、严重骨折、大动脉破裂出血等。

(2)呼吸:由创伤引起的疼痛,可使呼吸轻度增快,如果伤后伤员立即昏迷,出现病理性呼吸、瞳孔多变、肌张力增高、强直发作,多提示脑干损伤及弥漫性轴索损伤。呼吸逐渐变慢、不规则或暂停,常为枕骨大孔疝表现。

(3)脉搏:脉搏变慢,尤其低于 60 次/min,提示颅内压增高;脉搏变快,提示疼痛、休克或血容量不足。

(4)体温:伤后迅速出现高热、昏迷、多尿,提示视丘下部损伤。创伤性蛛网膜下腔出血也可引起体温升高,但多伴有脑膜刺激征,头颅 CT 或 MRI 或腰穿脑脊液为血性可确诊。

(5)意识状况:意识是颅脑创伤后最重要观察项目,需要经常对照检查。意识变化的临床分为以下几个类型。

① 清醒。意识清楚,计算力、定向力正常。

② 嗜睡。精神怠倦,欲睡,但唤醒后可准确回答问题。

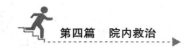

③ 朦胧。反应迟钝,回答问题不正确,检查不合作。

④ 浅昏迷。意识大部丧失,对中、强刺激有反应,呼之不应,有角膜及睫毛反射,能吞咽和咳嗽。

⑤ 昏迷。意识完全丧失,对各种刺激均无反应,肢体无自主动作,无角膜及睫毛反射,不能吞咽和咳嗽。

昏迷程度是判断颅脑损伤轻重的可靠标志,而昏迷的变化,又是颅脑创伤病情变化的重要依据,医护人员要注意观察颅脑伤伤员的意识状态,以便及时采取措施。如果合并烧伤的昏迷,还要与一氧化碳中毒、缺氧相鉴别。

3．神经系统检查

(1)瞳孔、眼球位置及眼底:伤员如果双侧瞳孔散大固定,光反射消失,多提示脑疝晚期、严重休克或一氧化碳中毒、濒死状态;一侧瞳孔逐渐散大,直、间接光反射迟钝或消失,并有对侧肢体瘫痪,提示小脑幕裂孔疝;动眼神经损伤时,伤后瞳孔散大,直接、间接对光反射消失,出现眼震,多提示小脑损伤;瞳孔缩小如针尖样,伴有生命体征改变,提示桥脑损伤。

(2)肢体运动及感觉变化:如伤员清醒,检查时要注意主动运动情况,比较双侧的肌力、肌张力和感觉。昏迷或不合作,可采用针刺肢体或压迫眶上神经的方法,观察和对比肢体活动情况。伤后立即出现的运动、感觉障碍,首先考虑脑挫裂伤;伤后逐渐出现的运动、感觉障碍,多为脑受压引起。

(3)反射变化:检查包括四肢腱反射、腹壁反射、提睾反射及病理反射。一侧浅反射减弱或消失常提示对侧大脑半球损伤;伤后立刻出现双侧病理征阳性,则为脑干直接损伤证据;逐渐出现意识不清、瞳孔散大,双侧病理征阳性,则为脑干间接损伤的表现,提示颅内血肿或脑水肿。

三、辅助检查

辅助检查要根据伤员病情,选择安全、有效、准确、无创的检查方法。

(一)CT 检查

是目前诊断颅内损伤最迅速、可靠的无创检查,是中、重型颅脑损伤的首选检查,该检查对明确颅内水肿、脑挫裂伤、脑水肿、脑部伤道及异物的存留情况,有肯定的价值。

(二)颅骨 X 线检查

条件允许,列为常规检查,可判断有无骨折、骨折的位置、有无碎骨片、有无异物等。

(三)颅脑 MRI 检查

对于颅脑 CT 难以发现的小的脑挫伤、等密度的硬膜下血肿、脑干损伤、弥漫性轴索损伤、外伤性脑梗死的初期,位于颅底、颅顶或后颅凹等处的薄层血肿,MRI 诊断率明显提高,但是MRI 检查成像时间长,需要伤员配合。

(四)腰椎穿刺

要求设备简单,但为有创检查,通过腰穿,可了解脑脊液有无出血、颅内压高低,对于轻度脑挫裂伤的确诊,准确性高于颅脑 CT。

(五)持续颅内压监测

持续颅内压监测为有创监测,适用于重型颅脑损伤,目前多采用硬膜外压力持续监护及脑室内压力持续监护两种方式,时间以 4～5 天为妥,以免引发感染。

（六）脑血管造影

用于怀疑有外伤性脑动脉瘤、动静脉瘘的伤员。

四、治疗

（一）紧急救治

颅脑损伤发病急、病情重、变化快，应尽力抢救，在检诊同时实施紧急救治。

（二）迅速查明休克原因

对休克伤员，在抗休克治疗的同时，迅速查明引起休克的原因（头部伤口失血过多、胸腹脏器伤、骨折等），并作相应的处理。

（三）早期清创

目的是将污染、出血、内有破碎脑组织和异物的开放性损伤，变成洁净、止血彻底、无异物的闭合性损伤。早期清创应力争在伤后数小时到 24 小时内进行，在应用抗生素的情况下，也可延长到 48 小时或者 72 小时。清创的基本原则是彻底，由浅入深，逐层进行，彻底清除头发、碎骨片、泥沙、帽子碎片、碎脑组织和血肿，在不增加脑损伤的情况下，摘除或用磁性导针吸出伤道内或其附近的金属异物，做到彻底清创，确保伤口没有脑组织膨出、坏死和渗出液，伤道塌陷，其周围的脑组织恢复正常颜色及波动，术后颅内压降低。

（四）预防合并症

清创结束后，严密修复硬脑膜和缝合伤口。术后加强抗感染和抗癫痫治疗。

五、临床护理

（一）术前护理

颅脑伤员剃光头发，彻底检查创口，注意创口部位、大小、形状，有无脑脊液或脑组织碎屑外溢，有无遗漏创口。

（二）手术护理

手术时揭开创口上覆盖的纱布，伤口再覆盖无菌纱布，用肥皂液清洗创口周围皮肤，再用无菌生理盐水冲洗。彻底清除伤口和伤口深处的坏死组织和异物。

（三）伤情观察

严密观察体温、脉搏、呼吸、血压、瞳孔、意识的变化，观察有无颅内高压症状。

（四）脑脊液漏的护理

1. 前颅窝骨折且神志清醒者取半卧位，昏迷者抬高床头 30°；中后颅窝骨折者取患侧卧位，维持特定体位至停止漏液后 3 天。

2. 保持外耳道或鼻前庭的清洁，防止液体逆流。

3. 避免打喷嚏和咳嗽，勿用力排便，防止颅内压升高。

4. 警惕颅内血肿和脑挫裂伤的发生，定时观察意识、瞳孔、生命征的变化。

（五）癫痫的护理

观察癫痫发作前的先兆症状，遵医嘱按时给予镇静药。

（六）冬眠低温疗法的护理

冬眠低温治疗时间一般为 3～5 天，治疗期间严密观察伤员生命体征变化，体温维持在 32～35℃，一般以肛温表示。

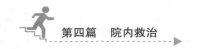
（七）饮食护理

伤后或术后 1～2 天一般禁食,肠鸣音恢复后,可采用鼻饲给予高蛋白、高热量、高维生素且易消化的流质饮食。

第三节　胸背部外伤

胸廓由胸骨、肋骨、胸椎构成,外有较厚的软组织。胸廓上口为胸骨柄上切迹,第一肋骨和第一胸椎所构成的环形口,有气管、食管、大血管等经此口进入胸腔。胸廓下口为膈肌所封闭,其上有 3 个裂口,即主动脉裂孔、食管裂孔和下腔静脉裂孔。膈肌以上的腔隙为胸腔,有左、右两个胸膜腔和一个心包腔。位于两胸膜腔之间的结构为纵隔。以上这些区域的损伤为胸背部伤。胸背部占人体体表面积 16%,暴恐分子利用爆炸、枪杀、劫持、刀斧、纵火焚烧和车辆冲击等手段均可造成人员的胸背部损伤。

一、临床表现

（一）症状

胸部创伤的临床症状随胸部损伤的严重程度而异,主要有以下几点。

1. 胸痛　肋骨骨折及胸壁缺损累及肋间神经时疼痛剧烈,因为疼痛,伤者不敢咳嗽,痰及分泌物不能排出,不仅造成缺氧,严重者还可能导致窒息。

2. 出血　胸部损伤出血既可能是胸壁伤口出血,也可能是肺及胸内血管出血。胸部创伤伤员咯血往往提示肺或支气管有损伤,邻近肺门损伤的咯血出现早且量大,而肺周边的损伤血晚且量少,肺部冲击伤常有血性泡沫样痰。

3. 呼吸困难　表现为气短、胸闷、呼吸费力,主要为剧烈胸痛限制呼吸运动;血液、分泌物引起的呼吸道梗阻及昏迷后发生误吸;气胸及大量血胸所致肺受压萎陷;肺实质的损伤如肺挫伤、肺冲击伤等。

4. 心悸　胸部创伤因急性失血,血容量迅速减少,导致心输出量下降,反射性地引起心率改变,出现心悸症状。

（二）体征

1. 休克　早期为躁动不安,随后出现表情淡漠,神志不清,面色苍白,出冷汗,脉搏快而弱,血压下降。原因有:出血量大导致血容量不足;心脏挫伤导致心包填塞;血气胸导致纵隔摆动,影响静脉回流。

2. 呼吸困难　呼吸加快,不能平卧,严重时各辅助呼吸肌均参与呼吸运动,端坐呼吸、鼻翼扇动。

3. 发绀　胸部创伤导致呼吸困难,血氧交换受限,表现为口唇及黏膜青紫。

4. 胸壁畸形　胸骨、肋骨骨折可导致局部凹陷,张力性气胸伤侧胸部饱满。

5. 反常呼吸运动　多根多处肋骨骨折可出现反常呼吸运动,主要是因为失去骨性支撑部分的胸壁吸气时向内凹陷,呼气时向外凸出。

6. 皮下气肿　常见于外伤后气胸伤员,尤其见于张力性气胸者,气管或食管破裂可先引起纵隔气肿,继而出现皮下气肿。该体征为用手按压气肿部位可有捻发感或握雪感。

7. 伤口和伤道　应检查伤口或伤道有无气体出入。

8. 压痛　受伤部位常有压痛，尤其在骨折部位更为明显。

9. 气管移位　移向健侧多出现在大量血气胸时，移向患侧多为肺不张。

10. 叩诊音改变　气胸侧胸部叩诊呈鼓音，血胸则呈实音。

11. 呼吸音改变　血气胸、肺不张均可导致呼吸音减弱甚至消失，肺水肿、肺冲击伤时可听到双肺有广泛性干、湿啰音，分泌物聚集可听到痰鸣音。

二、诊断

出现以下临床表现，提示严重的胸部创伤。

（一）进行性呼吸困难

呼吸费力、口唇发绀、三凹征，呼气喘鸣，常常提示血气胸的可能。

（二）休克

表现为血压下降，脉搏细弱，心率快，少尿，皮肤湿冷，烦躁不安。可能原因是严重血、气胸、心包填塞、大出血等。

（三）昏迷

呼吸循环严重损伤导致脑细胞缺氧性损害，临床上可出现昏迷。

出现上述症状，应积极根据病情全面进行 X 线、CT、超声、心电图等检查明确损伤部位，采取血气分析、血常规、血生化等检查明确损伤程度。

三、治疗

1. 保持呼吸道通畅。

2. 补充血容量。

3. 及时处理创伤。

4. 张力性血、气胸应积极建立闭式引流。

5. 心包填塞因积极进行心包穿刺或引流。

6. 纠正反常呼吸运动。可采用局部宽胶布叠瓦式包扎或带金属板的敷料包扎，严重者需手术处理。

7. 进行性呼吸困难。不排除 ARDS，积极用呼吸机辅助呼吸，维持呼吸循环稳定，解除病因。

8. 药物治疗。常规运用止血、抗生素、镇静止痛、纠正酸碱、水电解质失衡等药物治疗。

四、临床护理

（一）术前护理

1. 给氧。一般选择鼻导管吸氧，氧流量为 3～5 L/min，密切观察吸氧效果。

2. 减少胸壁活动度。

3. 止痛。

（1）自控镇痛。使用镇痛药物，应用于严重胸壁创伤的伤员，自控止痛药物间隔时间不少于 30 分钟。

（2）由麻醉师进行脊间神经封闭，1 次/12 h，或应用液氮肋间神经止痛。

（3）应用止痛药，慎用抑制呼吸或咳嗽反射的止痛药。

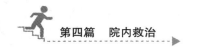

（二）术后护理

1. 根据伤情选择鼻导管吸氧、面罩加压给氧或呼吸机给氧。

2. 鼓励并辅助伤员咳嗽、咳痰，做深呼吸训练。

3. 术后注意伤员体温变化，体温 > 38.5℃时，要采取降温措施，做好记录并及时报告医生。

4. 对于心脏及肺手术后循环功能不稳定者，要监测每小时尿量，并根据中心静脉压调节输液速度。

5. 心肺手术后次日可进流食，以后逐渐改为半流食。

6. 胸腔闭式引流护理：

（1）尽量使用一次性密闭式胸腔引流袋。

（2）妥善固定引流管，翻身时首先摆好引流管，防止脱出。定期挤压胸腔引流管，避免引流管受压或扭曲。

（3）更换引流瓶内液体时，应夹闭引流管，防止气体进入胸腔。

（4）严密观察引流液性质和量，及时做好记录。

（5）引流管水柱波动正常为 4 ~ 6 cm，若水柱波动突然停止，提示引流管堵塞；水柱波动范围变宽，提示气胸加重，应立即报告医师。

第四节　腹部外伤

腹前壁上界为剑突和两侧肋弓，下界为髂嵴、腹股沟韧带和耻骨联合。从腹前壁可以看出腹部的形状，肥胖型人腹部上宽下窄，瘦长型人则与之相反。这些改变可以影响腹内脏器的位置。腰部呈四边形，上界为第十二肋，下界为髂嵴，内侧界为背正中线，外侧界为腋后线。腹前壁由多层肌肉及其腱膜所构成，是富有弹性及收缩能力的组织，具有保护腹腔内脏器官，维持身体平衡以及辅助排尿、排便作用，并参与呼吸及躯干的运动。临床上常用左右肋弓间和髂嵴间的两条横线及通过锁骨中线的两条纵线将腹前壁划分为上腹部、左（右）季肋部、脐部、左（右）腰部、下腹部及左右髂窝等几个部分，其内藏有各种脏器。腹、腰部面积占人体体表面积11%，易遭损伤，此区域损伤称为腹部伤。

一、腹部伤分类

腹部外伤按是否穿透腹壁、腹腔是否与外界相通可分为开放性和闭合性两大类。开放性损伤有腹膜破损者为穿透伤（多伴内脏损伤），无腹膜破损者为非穿透伤（偶伴内脏损伤）。闭合性损伤可能仅局限于腹壁，也可以同时兼有内脏损伤。暴恐分子常利用刀刃、枪弹或受弹片等利器所造成腹部开放性损伤，或因碰撞、冲击、挤压、拳打脚踢、棍棒等钝性暴力所致人员腹部闭合性损伤。无论开放或闭合，都可导致腹部内脏损伤。

二、临床表现

腹部外伤的临床表现因致伤原因不同，伤情差异极大，从无明显症状体征到出现重度休克甚至濒死状态。常见自主症状和体征如下。

（一）自主症状

1. 腹痛 腹腔脏器损伤大都具有腹痛症状,发生率95%～100%,疼痛的剧烈程度,往往与腹腔内脏器损伤的严重程度正相关,而伤员早期诉说的疼痛部位,常常是脏器损伤的部位。

2. 恶心呕吐 空腔脏器破裂、内出血,均可刺激腹膜,引起反射性恶心、呕吐;细菌性腹膜炎发生呕吐,是肠麻痹表现,多为持续性。

3. 腹胀 早期无腹胀,晚期由于腹膜炎导致肠麻痹,腹胀十分明显;腹膜后血肿,也可导致肠麻痹从而引起腹胀。

（二）体征

1. 腹膜刺激征 腹内脏器损伤会伴有压痛、反跳痛及肌紧张等腹膜刺激症状,压痛最明显的部位,往往是脏器损伤所在的部位。单纯脾破裂一般没有腹膜刺激征或腹膜刺激征较轻。

2. 肝浊音界消失 提示空腔脏器损伤,气体进入腹腔形成膈下积气。

3. 移动性浊音 伤后晚期出现移动性浊音是腹腔内出血或膀胱损伤的依据。破裂出血的脏器部位可出现固定性浊音,这是脏器附近积存凝血块所致。

4. 肠鸣音减弱或消失 早期由于反射性肠蠕动受抑制,晚期由于腹膜炎肠麻痹所致肠鸣音减弱或消失。

根据伤员上述症状和体征还不能及时诊断时,可结合医院的技术力量和医疗设备及时进行特殊项目的检查。

（三）必要特殊检查项目

1. 血红蛋白和红细胞变化可以了解有无实质性脏器破裂出血,白细胞变化可以提示有无空腔脏器损伤;尿常规检查可以有助于发现泌尿系脏器损伤。

2. 诊断性腹腔穿刺对判断腹腔内有无脏器损伤和哪一类脏器损伤有很大价值,阳性率可达90%以上,但在严重腹胀或有肠麻痹,或者既往有严重肠粘连的情况则要慎重。若诊断性腹腔穿刺阴性,又高度怀疑腹内有严重损伤,可采用诊断性腹腔灌洗术进一步诊断。

3. 超声波检查对内脏的外形、大小、腹腔内积液的检查有帮助。

4. 放射科检查,腹部立位片检查和CT检查可以发现内脏破裂、腹腔积液、系膜血肿、腹腔游离气体等。

经上述检查方法未能证实者,选择性血管造影可有一定的诊断价值。

三、诊断

早期诊断是减少并发症、降低死亡率的重要因素。掌握受伤过程和仔细体格检查是诊断腹部外伤的主要手段,腹部外伤首先要确定有无内脏损伤,再评价内脏损伤严重程度,同时要判断有无腹部以外的对生命威胁较大的多处损伤,以免延误伤情。

（一）腹部闭合性伤诊断依据

闭合性腹部损伤首先判断有无内脏伤,可疑腹部脏器损伤难以排除,应及时进行剖腹探查。

1. 详细询问受伤史 包括受伤时间、受伤地点、致伤物、致伤部位、受伤姿势、伤情、至就诊前的伤情变化和现场的急救处理。伤者意识障碍或其他情况不能回答问话时,应向护送医务人员、陪同人员、家属询问。

2. 观察基本生命体征 包括脉搏、呼吸、血压、体温和意识,尤其要注意有无休克征象。

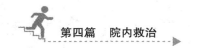

3. 全面重点的进行体格检查　如腹部压痛、反跳痛和肌紧张的程度及范围,是否有肝浊音界消失和移动性浊音的出现等。还应注意腹部以外部位有无损伤。

（二）腹部开放性伤诊断依据

开放伤诊断一般不难,根据伤口的部位和伤道方向,并且结合受伤时的姿势,大都可以判断有无脏器损伤。腹部开放性损伤,只要腹膜穿破,就应进行剖腹探查手术。

四、治疗原则

（一）检伤

检伤的目的是判断伤情,可和术前处理同时进行,使有手术适应证的伤者能及时接受手术。

（二）剖腹探查术适应证

无论是开放性还是闭合性腹部损伤者,腹腔内有脏器损伤往往需要进行剖腹探查术。剖腹探查术的适应证如下。

1. 有明显的腹腔内脏损伤征象,全身情况有恶化趋势,出现口渴、烦躁、脉率加快或体温及白细胞计数上升或红细胞计数进行性下降。

2. 休克伤者经过积极抗休克治疗,血压不上升,或者上升后又下降,未能查出腹部外出血者。

3. 腹痛和腹膜刺激征有进行性加重或范围扩大。

4. 肠鸣音逐渐减弱、消失或腹部逐渐膨隆。

5. 膈下有游离气体,肝浊音界缩小或消失,或者出现移动性浊音。

6. 出现消化道出血。

7. 腹腔穿刺抽出气体、不凝血、胆汁、胃肠内容物等。

8. 直肠指诊有明显触痛。

（三）积极术前准备

术前准备主要是抗休克,包括如下内容。

1. 保持呼吸道通畅、吸氧。

2. 建立两条以上可靠静脉通道,并进行血型鉴定、交叉配血。

3. 快速补液。

4. 留置导尿,记录每小时尿量。

5. 放置胃管,接负压吸引器进行胃肠减压。

6. 术前使用有效的抗生素,开放性外伤者,应注射破伤风抗毒素。

五、临床护理

（一）胃肠减压的护理

放置胃管后接一次性负压引流袋,观察负压引流袋是否通畅,引流液的量、颜色、性质和气味及有无漏气等现象。胃肠减压期间禁食,一般停用口服药。保持胃肠减压持续通畅,负压引流袋每日更换。

（二）手术后护理

术后宜取半卧位,使用腹带,咳嗽、咳痰、翻身时按住切口,防止腹内压增高致伤口裂开。

观察切口有无出血、渗血、渗液、敷料脱落或其他有无异常情况,并及时更换敷料。

(三)腹腔引流的护理

腹腔引流管接一次性负压引流袋或中心负压吸引。保持腹腔引流管通畅,经常挤压引流管。观察引流液的量、颜色、性状,发现异常及时报告医师。一次性负压引流袋每日更换。用负压引流瓶时每日用生理盐水清洗。

第五节　骨　折

人机体由 206 块骨头构成,在日常生活中任何因素都有可能造成机体的骨折。骨折是由直接暴力、间接暴力或其他原因造成骨的完整性和连续性中断。暴恐分子利用爆炸、刀斧砍杀和车辆冲击等手段造成人员某一部位或多部位复杂性的骨折。

一、骨折的分类

根据骨折处皮肤、筋膜或骨膜的完整性分为闭合性骨折和开放性骨折;根据骨折的程度和形态分为不完全骨折和完全骨折;根据骨折端的稳定程度分为稳定性骨折和不稳定性骨折。

二、临床表现

(一)全身表现

大多数骨折只引起局部症状,严重骨折或多发骨折可导致全身反应。

1. 休克　骨折伴有大量出血时容易并发休克,特别是骨盆骨折、股骨骨折和多发性骨折,出血量最大可达到 2000 ml。

2. 发热　骨折后一般体温正常,出血量较大的骨折,如股骨骨折、骨盆骨折,出血吸收时出现低热,体温多在 38℃ 以下,如果骨折患者合并了感染,往往会出现高热。

(二)局部表现

1. 骨折的一般表现　局部疼痛、肿胀和功能障碍。

2. 骨折的特有体征

(1)畸形:骨折端移位可使患肢外形发生改变,表现为缩短、成角或旋转畸形。

(2)异常活动:骨折部位出现了正常情况下不能出现的活动。

(3)骨擦音和骨擦感:骨折后,两骨折端互相摩擦时,可出现骨擦音或骨擦感。

(三)影像学检查

1. 骨折的 X 线检查　X 线检查对骨折的诊断和治疗具有重要价值。X 线检查可以了解骨折的类型、断端移位情况,对于骨折的治疗具有重要指导意义。同时还可以发现临床体征不明显的线性骨折、撕脱性骨折、深部骨折等。

2. 骨折的 CT 检查　X 线检查是骨折最常用的和最经济的检查,但是对早期不典型病例或复杂的解剖部位的骨折,CT 可以弥补 X 线的不足,CT 具有分辨率高、无重叠和可以做图像后处理等优势,例如骨盆、脊柱、骶髂关节等解剖复杂的部位,CT 能提供更为详细的信息。

3. 骨折的 MRI 检查　磁共振是生物磁自旋成像技术,图像异常清晰、精细,分辨率高,对比度好,信息量大,特别对软组织、脊髓损伤和椎体挫伤显示较好,能进行横轴位、矢状位、冠状位或任一断层扫描。常可以发现 X 线和 CT 未能发现的隐匿性骨折。

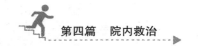

三、骨折诊断标准

具有以上三个骨折特有体征之一,即可诊断为骨折。但是,部分骨折如裂缝骨折、嵌插性骨折、脊柱骨折和骨盆骨折等,没有上述三个典型的骨折特征。所有骨折均应进行 X 线平片检查,必要时进行 CT 或 MRI 检查,以明确诊断,判断病情和预后,评价治疗效果。

四、骨折治疗的原则

骨折治疗的三大原则,即复位、固定和康复治疗。

（一）复位

复位是将移位的骨折端恢复正常或近乎正常的解剖关系,重建骨的支架作用。这是治疗骨折的首要步骤,也是骨折固定和康复治疗的基础。骨折的复位分为解剖复位和功能复位两种,两种复位在骨折愈合后都能达到恢复患肢功能的目的。

（二）固定

将骨折恢复正常解剖位置后,使其在良好对位情况下达到牢固愈合,是骨折愈合的关键。固定分为外固定（小夹板、石膏、支具固定、持续牵引和骨外固定等）和内固定两种,内固定主要用于闭合或切开复位后,采用金属内固定物,将已复位的骨折予以固定。

（三）康复治疗

在不影响固定的情况下,尽快地恢复患肢肌肉、肌腱、韧带和关节囊的软组织的舒缩活动。早期合理的功能锻炼和康复治疗,可以促进患肢的血液循环,减轻肿胀,减少肌肉萎缩,保持力量,防止关节僵硬、骨质疏松和促进骨折愈合,恢复患肢的生理功能,防止并发症的发生。

五、临床护理

1. 密切观察患者生命体征和病情变化,必要时监测中心静脉压及记录 24 小时尿量。

2. 遵医嘱予以输液、输血等治疗。

3. 镇静止痛。观察伤员疼痛的程度、部位和变化情况,注意有无局部皮肤红、热、肿、痛,有无石膏绷带固定过紧或牵引重量过大引起的伤肢剧烈疼痛,并对症处理。

4. 严密观察伤肢端的感觉和血运情况。

5. 对卧床伤员定时翻身、拍背,加强口腔及会阴护理。

6. 指导伤员循序渐进地进行功能锻炼。

第六节　纵火烧伤

纵火烧伤是指由火焰、热液、激光、炽热金属液体等所引起的组织损伤。在边境地区暴力恐怖分子利用汽油、鞭炮、火柴、燃气等燃料燃烧造成人员烧伤。

一、伤情的判断

烧伤分为体表烧伤和呼吸道烧伤。烧伤诊断并不困难,重要的是伤情判断,其最基本的要素是确定烧伤的面积和深度,同时还应考虑患者的全身情况,如休克、吸入性损伤和较重的复合伤等。

（一）体表烧伤

1. 体表烧伤深度的判断　主要运用三度四分法。

（1）Ⅰ度:仅伤及表皮浅层,生发层健在。

（2）浅Ⅱ度烧伤:伤及表皮的生发层和真皮乳头层。

（3）深Ⅱ度烧伤:伤至真皮乳头层以下,但仍残留部分网状层,深浅不一致,也可能有水疱。

（4）Ⅲ度烧伤:又称为焦痂型烧伤。全层皮肤烧伤,可深达肌肉甚至骨骼、内脏器官。

2. 烧伤面积的判定　烧伤面积是指皮肤烧伤区域占全身体表的百分数,一般应用中国九分法,即将体表面积划分为 11 个 9% 的等份,另加 1%,构成 100% 的总体表面积,即头颈部 $=1×9\%$,躯干 $=3×9\%$,双上肢 $=2×9\%$,双下肢 $=5×9\%+1\%$(会阴部)。对散在的创面可用手掌法,将患者手指并拢,单掌面积为 1%,依次测量体表烧伤面积之和。

3. 烧伤严重程度的分类　成人烧伤的严重程度分为四类。

（1）轻度烧伤:总面积在 10% 以下的Ⅱ度烧伤。

（2）中度烧伤:总面积在 11% ~30% 或Ⅲ度烧伤面积在 10% 以下的烧伤。

（3）重度烧伤:烧伤总面积31% ~50%;或Ⅲ度烧伤面积11% ~20%;或Ⅱ、Ⅲ度烧伤面积虽不到上述百分比,但已发生休克等并发症,或存在较重的吸入性损伤、复合伤等。

（4）特重烧伤:烧伤总面积50% 以上;或Ⅲ度烧伤面积20% 以上。

（二）呼吸道烧伤

又称"吸入性损伤",除了由热力引起外,燃烧时还含有大量的化学物质,如一氧化碳、氰化物等,被吸入至下呼吸道,引起局部腐蚀或全身中毒,这时死于窒息者往往多于体表烧伤者。合并严重吸入性损伤仍是当今烧伤救治中较为突出的难题。

二、治疗原则

体表面积浅度烧伤按外科原则处理,及时给予清创、保护创面等治疗,大多数可以自愈。大面积深度烧伤者全身反应重、并发症多、死亡率和伤残率高,应遵循以下治疗原则。

1. 早期及时补液,迅速纠正低血容量休克,维持呼吸道通畅。

2. 使用有效抗生素,及时有效地防治全身性感染。

3. 尽早切除深度烧伤组织,用自、异体皮肤覆盖,促进创面修复,减少感染来源。

4. 积极治疗严重吸入性损伤,采取有效措施防治呼吸道畸形和恢复其正常功能。

5. 早期实施救治与功能恢复重建一体化理念,同时还要重视心理、外观和功能的恢复。

三、临床护理

（一）烧伤创面的护理

1. 剪除创面周围的毛发,去除创面上的异物,用肥皂水洗净擦干。冲洗创面一般用0.9% 氯化钠溶液,创面水疱尽量保持水疱皮完整,若水疱皮已破损皱褶,应及时剪除。

2. 躯干、颈部、肢体的深度烧伤,应立即行焦痂切开减张术,术后保持伤口干燥。

3. 创面可行包扎疗法,适用于创面不大的伤口,敷料要均匀平铺伤口上,加压包扎绷带从远心端到近心端缠绕,趾(指)间用敷料隔开,以免发生粘连,趾(指)露出,便于观察血运情况,保持抗挛缩功能。暴露疗法适用于炎热环境中的烧伤,或面部、会阴、臀部等不容易包扎部位

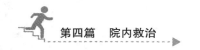

的烧伤,或暂时敷料供应不足时。半暴露疗法适用于焦痂脱痂后有较多皮岛生长的深Ⅱ度创面、不方便包扎的植皮或供皮区。

4. 湿敷疗法适用于肉芽创面、脓液较多的创面或已溶痂的创面。

5. 浸浴疗法适用于感染创面,或常规处理方法不能清除分泌的创面、烧伤后期残余创面。残余创面应当保持清洁干燥。经久不愈的小创面给予清创植皮后,封闭创面。

(二)烧伤手术护理

1. 术前护理　术前1天备皮区域用肥皂水清洗,剃净毛发,头皮作供皮区时术晨再剃头一次。训练伤员有效咳嗽和卧床大小便。术前8小时禁食,4小时禁水。保证睡眠,必要时给镇静药。

2. 术后护理　密切观察患者生命的体征变化,保持术区清洁干燥,严密观察有无渗血、渗液等情况。

第七节　核辐射损伤

边境地区暴力恐怖分子通过利用核爆炸或散布放射性物质或破坏核设施等方法,造成环境污染使人身遭受核辐射损害。

一、发病条件

急性放射病是机体在短时间内受到大剂量射线(>100 cGy)照射后发生的全身性疾病。急性放射病的病情轻重主要与受照射的剂量大小有关,也与射线种类、机体状况及复合损伤有一定关系。

二、急性辐射损伤发病特点

1. 病情严重程度主要取决于受照射剂量大小。
2. 损伤范围广泛,依据受照射部位和器官的不同,临床症状表现复杂。
3. 临床经过有明显的阶段性。
4. 在一定剂量范围内,机体有自行恢复的可能性。

三、临床表现

根据受照射剂量、存活时间、主要受损脏器不同,急性放射病分三型:骨髓型、肠型和脑型。

(一)骨髓型急性放射病

根据照射剂量大小、病情严重程度分为轻度、中度、重度和极重度。主要表现为全血细胞减少、感染、出血、代谢紊乱等。

(二)肠型急性放射病

受照射剂量一般为 1000 ~ 5000 cGy。呕吐和出血是主要临床表现。该型患者由于照射剂量大,肠道损伤是基本损伤,并且发病急、病程短,临床分型不明显,患者照射半小时即可出现频繁呕吐、腹泻,也拒绝进食,最终导致脱水、电解质紊乱、酸中毒。造血系统损伤更加严重,已经失去自身恢复的可能性。目前,还没有该类患者经抢救存活的病例。

(三)脑型急性放射病

受照射剂量 >5000 cGy,以脑和中枢神经系统损伤为基本损伤,病情较肠型更为严重,发病迅猛,临床分期不明显,主要症状有严重呕吐、共济失调、肌张力增高、肢体抽动、眼球震颤、抽搐、低血压,最后全身衰竭,大多在两天内死亡。

四、诊断

急性放射病诊断程序分为:早期分类诊断和临床诊断。诊断依据包括是否受到照射、照射剂量大小估计、临床分型,同时结合化验检查结果,预判病情,指导临床合理救治。

五、治疗原则

(一)骨髓型急性放射病的治疗原则

1. 早期应用有治疗作用的抗辐射药物,减轻损伤,促进和改善造血功能。
2. 针对各期特点,采取抗感染、抗出血和纠正代谢紊乱为主的综合治疗措施。
3. 极重病例,对于评估造血功能不能自身恢复者,宜早期进行造血干细胞移植。

(二)肠型急性放射病

早期应用可减轻肠道损伤的药物,纠正脱水和电解质紊乱,纠正酸碱失衡,加强抗感染和抗出血治疗,尽早实施造血干细胞移植,以重建造血功能,积极综合对症治疗。

(三)脑型急性放射病

脑型急性放射病所受辐射剂量特大,机体脏器损伤基本不可恢复,只能对症处理,如早期镇静解痉、输液、抗休克、强心、改善循环等。

六、治疗进展

急性放射病主要病理基础是骨髓造血功能极度受抑制,伤员外周血中白细胞和血小板数量严重低下,造血干细胞移植可以治疗照射剂量在 10 Gy 以下的急性放射病,然而数十年来的实际治疗结果表明,造血干细胞对过量照射所致的重症病例并不乐观。

近些年来应用造血细胞因子治疗急性放射病取得一定成果,武汉、山西和吉林都有应用造血细胞因子治疗获得成功的病例,国外也有对 4 起放射事故共 13 个病例应用造血细胞因子取得令人鼓舞的效果之报道。但是,虽有临床治疗病例,仍缺乏系统研究和循证医学依据,尤其是血小板的恢复未见明显改善,造血细胞因子治疗如何确定最佳治疗方案、适宜剂量和给药最佳时机等问题尚不明确,随着生物工程技术的发展,深入系统研究细胞因子治疗急性放射病,为临床救治提供实验依据将具有重大的现实意义。

七、临床护理

(一)一般护理

轻伤员可同住一室;中度损伤伤员根据血象变化一人一室;重度损伤伤员住单间病房或住层流病房,防止交叉感染;危重伤员建立全环境保护隔离制度。病房设置污染区、过渡区、无菌洁净区。

(二)穿刺护理

1. 行锁骨下静脉双腔导管插管或中心静脉导管穿刺术,减少外周静脉穿刺。
2. 静脉导管穿刺部位换药 1 次/d,保持局部皮肤清洁干燥,输液器更换 1 次/d,导管与输液器连接处用酒精纱布包裹。

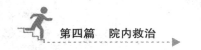

3．减少各种注射穿刺,选择较细的针头,拔针后延长局部按压时间。

（三）口腔护理

口腔护理 3～4 次/d,进食或呕吐后及时漱口。口腔溃疡剧烈疼痛时,用 0.1% 地卡因漱口。口腔黏膜出现血疱时,不得轻易碰破,让其自然吸收。

（四）出血护理

牙龈出血用明胶海绵压迫止血;鼻出血用冷敷和肾上腺素棉球压迫止血。测血压时不得将袖带充气太足,皮肤黏膜局部出血时用压迫法止血。

（五）皮肤护理

保持皮肤清洁,褶皱处保持干燥,避免热敷,高热时禁用乙醇擦浴。皮肤红肿期防止机械、物理因素刺激,局部避免使用刺激性药物。避免局部创面受压,改变体位时谨防碰撞患处。

（六）消化道反应护理

伤员出现不同程度的恶心、呕吐、腹泻等症状时,遵医嘱给镇静、止吐治疗,输入足量的液体,保持水和电解质平衡。密切观察腹胀、腹痛变化,不能进食者,给予肠外营养,恢复期鼓励伤员进食。

（七）疼痛护理

观察伤员疼痛的部位、性质、持续时间。遵医嘱应用止痛药。

（八）脑型急性放射损伤护理

密切观察病情变化,定时监测生命体征,遵医嘱定时快速静脉滴入 20% 甘露醇 200～500 ml,给予苯巴比妥 100 mg 或氯丙嗪 100 mg 肌内注射,制止惊厥或抽搐。

（九）骨髓移植术后护理

严密观察体温、脉搏、呼吸、血压、尿量的变化,观察是否出现咳嗽、呼吸困难、黄疸、皮疹等症状。伤员出层流室和出院后尽量少接触外人,1 年内应坚持戴口罩,避免感染其他疾病。

第八节　生物恐怖袭击损伤

生物恐怖袭击是指恐怖分子使用生物毒剂诱导人类、动物及植物疾病甚至导致其死亡。生物毒剂作为武器被恐怖分子利用后,将不可避免地造成大规模感染,而且这种感染会随着人员的流动而扩散,使感染区不断扩大。被生物病原体感染比其他无传染性的疾病预防救治困难得多,再加上生物毒剂感染的检测确定需要一定的时间、医疗设施和医疗人员等条件,这也给早期治疗增加了一定的难度。因此,需要高度重视,做好生物恐怖袭击的防治工作。

一、生物毒剂的特点

（一）容易实施

生物恐怖袭击能选用的生物毒剂种类很多,据资料统计,到目前为止至少有 70 多种,其中烈性生物毒剂就有 20 多种。虽然我国严密监控生物毒剂,但不能保证不向社会流失,也有些境外恐怖分子向我国边境的恐怖组织提供生物毒剂。有些生物剂品种,只需小量的菌种即可在适宜的条件下,在较短时间内大量繁殖。并且掌握这些生物武器技术不需要特别高深的专业知识,只要有生物常识,就可以轻而易举掌握其增殖技术,以及使用这些生物毒剂进行攻击的手段。

（二）隐蔽性强

作为恐怖袭击手段，生物毒剂不需要复杂的专业外包装，可以冻装，可以冻干或制成胶囊，甚至可以直接放在瓶子里随身携带并投入使用。同时，暴恐分子为了取得更好的效果，多在拂晓、黄昏或夜间施放，并且生物毒剂气溶胶无色、无味，使用后也没有痕迹，很难被发觉，污染区很难确定。因此，要严密组织不断侦察。生物毒剂潜伏期一般比较长，没有立即杀伤作用，恐怖分子使用生物毒剂对人体进行攻击后，发病期短的少则 3～5 小时，长则 3～5 天及以上，甚至更长时间。这就便于恐怖分子撤离现场和隐匿逃逸，而当人们发现自己受到生物毒剂攻击时，有关源头的线索已经很难查到了，尤其是在流动性大的国际大城市更不易被侦破。

（三）具有多样性

生物毒剂种类多样，袭击目标有人群、动物和植物等。其感染途径也多种多样，可通过呼吸道、消化道、损伤的皮肤和媒介昆虫叮咬引起感染发病，或通过污染地面、物体表面、水源及食物等，引起人员间接感染发病。生物毒剂的使用与常规武器、核化武器也有明显的区别。生物毒剂不但可以抛撒、散布，也可以随手丢弃、置放等，还可以用飞机进行更大规模的撒播，这是最为严重、最可怕和必须高度警惕的恐怖袭击手段。被袭击者感染发病也具有多样性，在遭受感染后的人群中，不同代的感染者并存。由于每个人的体质和健康状况不同，临床症状也不尽相同，有的很难进行诊断和治疗。即使进行较为有效的治疗，也需要采取多种医疗手段和多种特效药品。这必须有较强的医疗保障和供应支持，非一般国家所能承受的。

（四）具有突发性

生物恐怖袭击与其他传统袭击方式不同，前者本身具有散发式的突然性，有时并不需要事先进行多方面的物质和人员准备，而其他袭击方式就不一样了，它不但需要物质准备，还要人员掌握一定的技术。例如，利用航空器进行恐怖袭击时，恐怖分子必须事先熟练地掌握航空驾驶技术，以及有关的欺骗术，还必须亲自登临飞机，并以付出生命代价的自杀式手段进行具体的实施。又如，利用炸药进行恐怖袭击时，恐怖分子必须得事先踩点放置炸药，或者利用汽车携带进行自杀式攻击，前者需要时间和人员准备，后者需要付出生命的代价。而生物恐怖袭击则不同，其隐藏在普通的生活中，可能让一般人措手不及，恐怖分子也不需要付出自身的生命。这种恐怖袭击没有时间和空间上的限制，它可以突然地出现在人们平静的生活中。

（五）威胁性大

生物毒剂的病原体感染一旦发生，尤其是在人口密集的大都市里爆发生物恐怖袭击时，除了将对人们的机体不可避免地造成严重伤害外，还会对人们的心理造成长期的巨大伤害，引起全社会大范围的精神恐惧。边境地区恐怖分子为达到分裂祖国、破坏民族团结的目的，也会运用生物毒剂对当地人民进行恐吓。此外，生物毒剂对农作物或牲畜也能造成极大的伤害，生物毒剂在外界环境的生存能力极强，散布的气溶胶或携带病原体的昆虫，如果传染给了当地的动物，就会形成长期的或新的疫源地，对人的危害更大、更长久。

（六）侦检和救治困难

长期以来，对生物毒剂致病的侦检和救治，虽然很多国家都在大力研究中，仍然没有很大的进展。现在，虽然有些特殊药品可以治疗某些生物毒剂的感染者，但一些病原体已随着药物的运用逐渐有了抗药性，病原体基因发生变异，原有的药品已经失去了疗效。同时，一些已经消失的疾病，例如天花病毒，由于人们不再接种牛痘，也基本丧失了对天花的抵抗力，如果恐怖分子以此作生物毒剂作为袭击武器，其后果不堪设想。随着现代生物技术的飞速发展，还可通

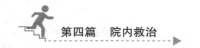

过改变生物毒剂的致病性或抗原性,造成传统手段难以侦检或常规治疗难以有效。

（七）受自然、社会因素影响大

生物毒剂绝大多数是活的致病微生物,在储存、运输和施放过程中不断死亡。温度、湿度、日光、降雨、风速及地形等自然条件,使生物气溶胶的存活和扩散受到限制。社会制度和卫生防疫措施对生物毒剂危害的影响很大。因此,建立卫生防疫机构、开展群众性卫生运动,改善环境和个人卫生状况,进行预防接种等措施将在反生物恐怖袭击中起巨大作用。

二、卫勤保障特点

（一）卫勤保障的对象多、工作范围广

从暴恐分子使用生物毒剂的目的和袭击目标看,前方和后方、军队和居民均可能受到生物毒剂的危害引起疾病,而且可以相互传染、蔓延流行。因此要组织好单位防护,又要协助人民群众进行防护;既要保障救护人员,又要保障后方人员;既要对全体人员进行预防,又要对遭受生物恐怖袭击伤员进行隔离、治疗,既要参加具体组织指挥,又要实际进行防护技术指导;既要对当前引起的危害进行防护,又要预防可能形成的疫源地所造成的长期危害。保障对象多,范围广的特点,要求卫勤部门要有充分准备。

（二）任务复杂、艰巨,技术性强

对生物毒剂的卫勤保障是保障的一部分,除了需要开展一般的卫生防疫工作外,还要采取一些特殊的组织和措施。如组织侦察、调查,人员的卫生处理及救护人员要紧密结合现场情况,周密的组织计划,规定明确的制度和要求,而且这项工作技术性强,还要组织大量卫生专业分队进行具体技术指导与保障。

（三）需要保持有效而持久的防疫措施

由于生物毒剂没有立即杀伤作用,生物毒剂主要是微生物等,而且受自然、社会因素影响大,因此,只要及时采取有效持久的卫生预防措施,就可以避免或减少人员发病。这与核化毒剂相比较,其防护手段和方法多、效果好。所以卫勤部门应及早明确毒剂种类、污染范围,以便及早采取有效措施。

（四）检疫、留治任务重

生物毒剂所引起的病员,多数具有传染性,病员和接触者都要就地隔离检疫和留治,以免疫病传播。无论前方或后方,只要条件允许都要就地就近组织隔离检疫、治疗。为此,各级救治机构任务重,应严密组织、周密计划,努力完成任务。

三、隔离治疗和后送工作

（一）隔离

通过对污染区或疫区巡回医疗,及早发现伤员。生物恐怖袭击所致传染病,一般多为烈性传染病,能直接或通过媒介昆虫传染给易感的健康人,故应早期诊断,早期隔离。隔离的基本原则是就地就近组织隔离、治疗。隔离时,确诊与未确诊的病员,不同种的病员,单一感染与混合感染的病员,均应分区隔离,防治交叉感染。对传染病患者的隔离办法:救护所设隔离室,医院设传染病房,或设传染病医疗所或传染病院,分别对传染病患者进行隔离治疗。

（二）治疗

对传染病患者的治疗,应及早采取就地特效治疗和对症治疗相结合的综合措施,在病原体未查清前,应选用广谱抗菌药物;病原体查清后,选用最敏感抗菌药实施特效治疗。

(三)转运与后送

如情况不允许就地隔离治疗时,在严格进行防疫措施后,按规定的后送办法,迅速组织后送。传染病患者的后送,应使用专用车辆,派医务人员护送。车上应备有抢救、消毒及防护药品器材。不同病种的患者、确诊与未确诊的患者应分车后送,护送人员应加强个人防护。后送用过的车辆、物品须彻底消毒后,方可再用或予以废弃。后送任务完成后,后送人员应进行全面卫生整顿。

四、临床护理

1. 密切观察伤员的生命体征,有无发热、腹泻、皮疹、惊厥、出血等症状,出现异常及时报告医师,按常规进行相应的对症护理。

2. 根据生物毒剂的种类进行针对性的特异性免疫。

3. 根据生物毒剂的种类进行消毒,污染的衣物进行煮沸、浸泡、熏蒸等消毒处理,人体沐浴,水温 38～40℃,肥皂搓洗 2 次,冲洗 15 分钟。

4. 及时留取血液、尿、便、痰和分泌物标本,标本采集后放入密闭容器中,容器外表必须消毒,立即专人送检。

5. 常见的生物毒剂感染的护理

(1)克里米亚—刚果出血热病毒感染的护理:进行虫媒、血液、体液隔离。观察体温,高热时采用物理降温,禁用乙醇浴、温水擦浴和退热药。观察全身出血情况,及时止血。观察尿量,肾衰竭时给予血液透析。循环衰竭时给氧,遵医嘱补液和使用血管活性药物。

(2)炭疽芽孢杆菌感染的护理:严密隔离。裸露部位皮肤出现水肿、黑痂、大片坏死,用1:2000 高锰酸钾溶液局部冲洗,切忌按压和外科手术。高热禁用乙醇浴和温水擦浴。出现头晕、关节痛或者脑膜刺激征、呼吸衰竭时,配合医师进行对症处理。

(3)葡萄球菌肠毒素感染的护理:消化道严密隔离。伤员最好在床上排便。剧烈腹泻、呕吐时禁食,观察排泄物的量、颜色、性状,记录 24 小时出入量。观察有肌张力减低、肠胀气、心律失常等低钾及脱水表现,遵医嘱快速输入液体及药物。

第九节 化学恐怖袭击损伤

部分恐怖分子借助有腐蚀性的化学物质侵害人体,污染食品、饮用水和破坏城市公共设施等方式,进行一种大规模的化学物质袭击,杀伤对方有生力量、牵制和扰乱人员行动,引起人员或社会恐慌。

一、化学恐怖袭击的特点

1. 毒害威力大、范围广,造成伤员数量多。

2. 中毒途径多,伤类复杂伤势重。暴恐分子可能采用突然袭击,大量集中使用化学武器,通过眼、呼吸道、皮肤和伤口使人员直接染毒;还可能通过地面、武器装备、食品和水源等染毒物造成间接染毒。同时还可能与其他化学物质配合使用,甚至几种毒剂混合使用,以增强综合杀伤的效果。因此化学恐怖受伤伤员种类复杂,伤势重而急。

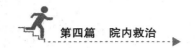

3. 毒害作用持久,其杀伤作用时间长,在暴恐分子施放毒剂后的一定时间内,空气、地面、以及各种物体上,毒剂能保持毒害浓度,对人员有伤害作用。

二、救治

(一)首先治疗危及生命的伤害,然后再采取其他对症治疗措施

若外伤不严重,则应首先进行抗病毒治疗,若外伤也是致命伤,则应在抗病毒治疗的同时,实施紧急外科手术。

(二)采取特效治疗与综合治疗相结合

对毒剂中毒的伤员,应针对不同的毒剂和症状,首先应进行特效治疗,同时注意综合治疗,要特别注意维持呼吸循环功能。做到治疗和护理并重,尽量减少并发症和后遗症。对各种毒剂中毒伤员,应针对症状,抓住重点救治。

(三)遭受化学袭击伤员的后续治疗

化学袭击伤员的后续治疗由后方医院组织实施。在救治中实施抗病毒治疗和综合治疗,并积极治疗并发症和后遗症。在规定的范围内不能治愈的伤员,应后送到专科医院或指定的地方医院进行最终治疗。对治愈的伤员进行健康鉴定。

三、临床护理

(一)全身中毒性毒剂中毒的护理

1. 呼吸心跳骤停时,立即进行口对口人工呼吸和胸外心脏按压。气管插管或气管切开维持呼吸,高浓度给氧。

2. 遵医嘱给予解毒剂,给药过程中严密观察血压变化,血压下降时,应当减慢给药速度。

3. 密切观察呼吸、瞳孔大小及对光反射,观察血压、脉搏变化。

4. 痉挛伤员用牙垫防止舌咬伤,有舌后坠时,托起下颌或用舌钳牵出舌头。使用床栏或者约束带防坠床和抓伤。恶心、呕吐时平卧,头偏向一侧。

(二)神经性毒剂中毒的护理

1. 观察意识、体温、血压、心率、呼吸、瞳孔大小,有无肌颤、大汗及流涎。

2. 及时吸出呼吸道分泌物,保持呼吸道通畅。呼吸心搏骤停时,立即进行口对口人工呼吸和胸外心脏按压。

3. 遵医嘱注射神经性毒剂解救针,症状复发时,重复注射神经性毒剂解救针 1~2 支,间隔 1~2 小时。

4. 出现惊厥时迅速使用牙垫,防止咬破唇舌,无牙垫时,可用毛巾或被角代替,同时将伤员头转向一侧,防止误吸。

(三)失能性毒剂中毒的护理

1. 遵医嘱使用催醒宁、复苏平、毒扁豆碱等解毒药,密切观察用药反应,用药过量出现流涎、多汗、呕吐、肌颤、心动徐缓等症状时,配合医生采取救治措施。

2. 床头放置软枕,使用床挡,躁动、抽搐时使用约束带、牙垫等防止损伤。

3. 注意每 2~3 小时翻身、拍背一次,尿潴留时行导尿术,必要时留置导尿管。

(四)窒息性毒剂中毒的护理

1. 伤员绝对静卧休息,保持室内暖和、空气新鲜、安静。

2．立即吸氧，持续到症状稳定或消失。出现喉头水肿、支气管痉挛时，遵医嘱雾化吸入，给予解痉药及镇静药，密切观察疗效，并做好气管插管切开准备。

3．严密观察呼吸道症状和体征，出现粉红色泡沫痰、呼吸困难、发绀等肺水肿征象时，立即高流量给氧，用30%～50%乙醇湿化氧气，双下肢下垂，同时吸入二甲硅油气雾剂，遵医嘱给予强心利尿药，控制输液速度。

（五）刺激剂中毒护理

1．注意观察咳嗽、咳痰、胸痛等上呼吸道刺激症状，出现胸闷、气急或呼吸困难时立即给氧，咳粉红色泡沫痰时，50%乙醇湿化给氧或吸入二甲硅油气雾剂。

2．眼结膜充血水肿时，用2%碳酸氢钠或3%硼酸冲洗，冲洗水温30～37℃。有角膜炎的伤员，病室光线要较暗。

（六）糜烂性毒剂中毒的护理

1．遵医嘱使用解毒药。

2．出现畏光、流泪、双眼结膜充血、视物不清等症状时，用2%碳酸氢钠溶液冲洗眼部；0.25%氯霉素及0.5%可的松眼药水点眼；有角膜损伤时遵医嘱滴1%阿托品，口角鱼肝油、维生素B、维生素C等。鼻腔内糜烂涂金霉素药膏或薄荷油。呋喃西林溶液漱口。

3．呼吸道有坏死假膜形成时，应用祛痰药，并大量吸入水蒸气、雾化吸入2%碳酸氢钠及蛋白酶，脱落的假膜阻塞支气管发生窒息时，立即协助医师取出假膜。

4．皮肤出现红斑，局部涂紫草双参膏、清凉膏、0.1%去炎松霜等，避免搔抓等机械刺激。大水疱早期以1%氯胺乙醇涂局部创面，水疱张力过大时可在无菌条件下抽液减压；大面积皮肤损伤，搬运时用油纱布包扎创面；在水疱破溃时，用灯烘烤，保持创面干燥，疱皮脱落处剪除浮皮，用3%硼酸液清洗后以庆大霉素溶液湿敷。腐烂及溃疡较小时，可使用紫草双参膏或抗感染药物油纱布包扎局部；面积较大时，预防继发感染，择期切痂植皮。

第十节　溺水救治

淹溺时，呼吸道及肺部被水所堵塞，引起缺氧及窒息，造成呼吸、心跳停止。如为淡水淹溺者，大量低渗淡水从肺泡渗入血管中，引起血容量增加及溶血。由于溶血，钾自细胞释出，血钾增高；血液稀释，使钠、氯化物及血浆蛋白下降，导致心力衰竭及肺水肿。如为海水淹溺者，则高渗海水通过肺泡将液体吸出引起严重肺水肿，血液浓缩及血容量减少，血钠、钾、氯化物增高。我国边境地区有不少省市临海，暴恐分子可能在海上实施恐怖袭击，造成人员落水，因此，也要注重溺水救治。

一、临床表现

由于窒息缺氧。患者面部青紫肿胀，双眼充血，鼻和口腔充满泡沫，肢体冰冷，烦躁不安或神志不清，昏迷。可伴有抽搐。胃内充满积水，上腹胀大。呼吸频率不规则，两肺有弥散性湿啰音。心音弱或心律不齐，以及呼吸和心跳先后停止。

二、治疗

1．病员从水中救出后，立即将口腔和鼻孔内的泥沙污物除去，并把舌拉出口外，以保持呼

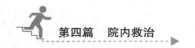

吸道通畅。

2. 控水：迅速将肺、胃内的水倒出。

3. 人工呼吸，以俯卧压法较适宜（有利于肺内积水流出），并同时给予呼吸兴奋剂，如尼可刹米、洛贝林等。如心跳已停止，应采取口对口或鼻人工呼吸，同时进行胸外心脏按压，心内注射三联针，必要时开胸进行胸外心脏按压，或用心脏起搏器起搏。经短期抢救心跳和呼吸不恢复者，不可轻易放弃，至少坚持 3～4 小时。有条件时可及早采用气管内插管，正压给氧。

4. 新针：素髎、合谷、内关等。

5. 心跳呼吸恢复后，应进一步纠正酸碱及电解质失衡。如为淡水淹溺，红细胞有明显降低时，可输血细胞和全血。如为海水淹溺应输血浆以纠正血容量不足。

6. 应用抗生素，预防吸入性肺炎。

7. 重视脑复苏，对昏迷患者限制入水量，并采取降温措施（体温保持 30℃）。有脑水肿者给予 20% 甘露醇 250 ml 快速静脉滴注，可每 4～6 小时一次；地塞米松 10～20 mg 加入 10% 葡萄糖液中静脉滴注，每日 1～2 次。警惕脑水肿、肾衰竭及 DIC 的发生，并给予相应处理。

三、临床护理

（一）继续保持有效通气功能

1. 清洗口、鼻腔，去除口鼻内的残留物。

2. 疑有颈椎外伤者，应立即固定颈部。

3. 自主呼吸恢复者，应使用面罩给氧（高浓度），必要时加压呼吸。

（二）进一步处理

1. 放置胃管排除胃内容物，吞入大量水分时，应予胃肠减压引流，以防止呕吐及呕吐物误吸或引起窒息。

2. 加强护理，严密观察。定时观测血压、脉搏、呼吸、瞳孔、意识并记录；留置导尿并记尿出、入量。

（蔡 广 熊 妮 程时武 刘蔚然 袁 芳）

>> 第三章

精益治疗

恐怖分子实施暴恐手段多样,导致伤者伤类多而复杂,有烧伤、锐器伤、挫伤,有颅脑伤、四肢伤,也有放射性损伤、毒剂伤,有时甚至暴发烈性传染病。由于短时间内出现批量伤情复杂、伤势严重的伤员,因此,在院内治疗过程中,当效果不佳,愈合时间延长或出现并发症时,就需要请求上级医院和专家教授指导治疗。

第一节　专家巡诊指导

为做好收治伤员的治疗和康复工作,避免或减轻伤员残疾,有效改善伤员机体功能,促使伤员早日回归家庭、单位和社会,应该组织我国各专业最高水平的专家和教授(如骨科、神经外科、呼吸内科、心血管内科、精神心理科等专科教授)组成专家指导组,到收治伤员的各家医院,对住院治疗的伤员逐一进行巡诊指导。

一、详细了解伤情

专家指导组首先听取有关收治伤员的情况汇报,详细了解所有伤员的伤情和治疗方案。仔细查看病历、影像资料、化验结果等,对各医院制定的康复及治疗方案进行研究、讨论,提出处理意见,使住院伤员得到最佳治疗。

二、现场指导

专家组深入每个病房进行巡诊查房,对每位伤员的伤情进行现场会诊,认真细致地检查每位伤员的受伤部位,了解其伤情特点和伤后功能状态,并对当前的治疗方案和预后效果进行评估,同时对下一步的治疗、护理、饮食、心理疏导和功能锻炼等方面,提出科学具体的指导意见。

三、综合治疗

对于部分伤情较复杂、保守治疗效果差、手术难度大的危重伤员进行集中会诊,专家指导组应与医院技术骨干进行研究讨论,最终确定切实可行又安全有效的综合治疗方案,提高伤员治疗效果。

通过专家巡诊指导,使伤员得到较高水平、较具权威的诊治,确保以最佳的治疗方案、最科学的康复措施,取得最好的治疗效果。

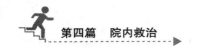

第二节 远程会诊

远程会诊是指利用电子邮件、网站、信件、电话、传真等现代化通讯工具,为暴恐袭击的伤员进行病史和辅助检查资料分析,从而诊断伤情,进一步确定治疗方案。远程会诊是极其方便、行之有效的新型就诊方式,是传统治疗方式的改革和进步。

一、会诊医院要求

会诊医院要有专门的远程会诊办公室,其技能部门包括:信息接收部、信息分检部、信息分流部、会诊专家团、会诊记录部、会诊档案部、会诊寄送部、会诊回访部,各部门的主要职责如下。

(一)信息接收部

负责接收、记录有关于伤者的电话、信件、传真、电子邮件等信息。

(二)信息分检部

负责把接收部的信息按病种、轻重、信息类别等要求进行分类。

(三)信息分流部

负责把分检部的信息按病种、轻重、信息类别等转入相应的会诊专家组。

(四)会诊专家团

由相应疾病的资深专家组成,主要负责对患者的病情进行会诊,并制订诊断、治疗方案、详细用药、患者日常注意事项等会诊结果。

(五)会诊记录部

负责详细记录专家的会诊结果,会诊结果记录后,由会诊专家和会诊助理审核、签字。会诊记录一般一式三份,分交会诊档案部、会诊寄送部和会诊回访部

(六)会诊档案部

负责把会诊记录部的会诊结果存档、备案。

(七)会诊寄送部

负责把会诊记录部的会诊结果准确寄送给相关患者或通过传真、电子邮件的形式通知伤者。

(八)会诊回访部

负责监督会诊寄送部的会诊记录按时寄出、发出,并在信件寄出后 10 天、传真、电子邮件发出的次日回访伤者是否收到,确保患者收到会诊结果并负责解释伤者对会诊结果不明白的地方。

二、会诊步骤

1. 会诊专家在会诊前 30 分钟进入专家诊室(会诊系统),检查视频、音频是否正常,建议准备纸、笔,将想咨询的问题记录下来,防止会诊时忘记。

2. 会诊开始,对方主管医师简要向会诊专家介绍受伤史、伤情特点、体检情况、辅助检查结果和治疗经过(为避免影响伤员情绪,从而影响伤者治疗效果,伤者此时应该回避)。

3. 会诊专家向主管医师询问病情,并做出诊断意见和治疗建议。

4. 专家解答主管医师提问。

5. 伤者与专家进行交流(一般为 5～10 分钟)。

6. 会诊结束后,会诊专家向请求会诊的医院发送会诊意见书,供对方参考。

三、注意事项

1. 开展远程会诊最好是建院 7 年以上、在当地乃至全国有一定知名度、有一定专科专长的医院。会诊单位应有具有公信度的各医疗专家及具有相应的远程会诊设备,为申请会诊医院进行正确会诊。

2. 申请会诊医院应有专门的进行远程会诊室,为对方提供具有功能俱全、性能良好的远程会诊设备,保证会诊的效果准确。

3. 双方单位(申请单位和会诊单位)必须有专供远程会诊使用的多部直拨电话、传真和电子信箱,以满足远程会诊各种交流方式的需求,同时供患者打入的咨询、查询电话和供工作人员打出询问伤者伤情、回访伤者的电话要严格分开,两不相误。

4. 会诊时间一般为 30 分钟,但务必预留 5～10 分钟为专家与伤者的交流时间。

5. 主管伤员的医师和责任护士参加全程会诊(必要时伤者或家属参加旁听)。有关技术问题,请技术人员参加随时解决。

6. 会诊病情摘要书写要工整(电子文本为好)并有医师签名。

7. 在医师汇报病情时,情绪不要紧张,要求语言准确、简洁,使用相应的医疗术语。使用普通话,语速不要太快,

8. 为确保会诊效果,任何人员不得进入镜头拍摄区域,手机调成静音。

(蔡 广 刘蔚然 王慧英 朱小蓓 黄碧香)

第五篇

暴力恐怖袭击伤员护理

>> **第一章**

概 述

暴力恐怖袭击的伤员护理是指在暴力恐怖袭击事件发生的情况下,对大量伤员实施医疗护理的组织措施和工作方法。掌握对伤员进行检伤、分类、后送、清创和野外护理技术,以及生理、心理疾病的预防和控制等知识和技能,能够有效保障伤员生命安全,减少伤残率,降低死亡率。当前反暴恐医学救援任务给护理工作提出了新的要求,面对新任务,需要我们审时度势,正确认识反暴恐医学救援中护理人员的地位与作用。

第一节 反暴恐袭击伤员的医学护理难点

暴力恐怖分子大多选择在人口密集的区域实施暴恐袭击活动,以追求尽可能大的人员伤亡、造成破坏和影响。暴力恐怖袭击后,可能在现场短时间内出现大量的人员伤亡,这势必造成应急救援护理人员不足,反暴恐袭击的医学护理工作还存在其他方面的难点。

一、现场护理技术项目难以操作和实施

受到暴力恐怖袭击的伤员往往是复合性损伤,应急救援护理技术项目较多,特别是通气护理技术、止血护理技术、包扎护理技术、固定护理技术、搬运护理技术等五大救护技术,护理人员难以在现场进行迅速、精确操作,需要多学科和专业人员参与救护。

二、现场建立静脉通道难度加大

暴力恐怖袭击的现场环境复杂,有可能没有电源或者夜晚光线昏暗,而抢救生命则要尽快建立静脉通道,在暗视条件下静脉穿刺难度大。

三、心身疾病同治同护难

暴力恐怖袭击发生突然,易造成人群的心理创伤和生理失衡,他们的心理变化大,对其进行心理护理和解除心理障碍及身体上伤病治疗,达到心身疾病同治同护较难。

四、特殊环境下护理人员适应能力差

暴力恐怖袭击现场秩序混乱,充满血腥与恐惧,有的现场缺乏照明设施,条件极差。有的暴恐袭击现场还处在高温、高湿、暴雨等特殊自然环境下,护理人员突然进入高原、丛林、海岛等特殊环境其身体整体素质、心理适应能力差,不能正常发挥护理技能,因此平时锻炼少的护理人员就难以完成本职救护任务。

五、人身安全难保障

暴恐袭击的现场可能造成核袭击伤、化学袭击伤、生物袭击伤及新概念武器伤害。特殊武器造成的伤害影响范围广,作用于伤员体内潜伏时间长,不易被发现,护理人员往往忽视自身的保护工作,也把自己暴露于危险环境中。在平时训练中,要加强对护理人员的自我保护培训,提高他们的自我保护意识和能力。实施救援同时暴恐分子随时可能再次暗中袭击或预埋爆炸装置再次爆炸,造成二次创伤,施救人员人身安全难以保障。

六、及时外送有困难

我国边境省市地区地阔人稀,经济欠发达,多靠公路运输,公路等级低、路况差。遭受暴恐袭击后,卫生机构和卫生设施遭到破坏,失去全部或部分的现场急救能力,急危重伤员要及时外送救治,但由于运输条件差,及时外送伤病员有困难。

七、专科救护人员不足

现代恐怖袭击方式手段复杂,有绑架、爆炸、纵火及导弹、火箭等杀伤攻击,还有投放生物战剂和化学毒剂进行攻击,造成无辜人员伤亡,人员多处伤、多部位伤和复合伤。因此在边境地区反暴恐医学救援中,要有多种专业护理人员参与,但有时人员配置有限,难以保证一些专科医护人员的参与。

八、卫生力量十分有限

边境地区少数民族较多,宗教、民族关系复杂,卫生动员困难。边境地区人烟稀少,经济文化落后,卫生资源匮乏,技术水平较低,可动员利用的卫生力量十分有限。再加上社会不稳定因素较多,增加了卫勤机构的保障难度。

九、特殊药材需求量大、数量不足

反暴恐医学救援药材需求特殊,而卫生机构药材储备针对性不强。部队遂行反暴恐任务是一种非战争军事行动,非对等性和非预见性的行动。伤员的伤类特殊,救治伤员的解毒药品,以及防生化器材等特殊药材需求量大,而平时医疗机构储备的此类应急药品器材数量不足,针对性较差。

第二节　反暴力恐怖袭击医学救援中对护理人员要求高

对参加反暴恐医学救援的护理人员要求较高,要有夯实的医学理论知识和娴熟的护理操作技能,不是每个人都适合参与的,具体要求如下。

一、有反暴恐的责任感

按照《护理人员条例》规定,护理人员有义务参与突发事件的医疗救护和疾病预防控制工作。发生自然灾害、人为事故等严重威胁公众生命健康的突发事件,护理人员应当服从县级以上人民政府卫生主管部门或者所在医疗卫生机构的安排,积极参与救援工作中。反暴恐医学护理工作作为护理人员应承担的任务之一,护理人员参加反暴恐医学救援是履行护理人员的工作职责。

二、掌握反暴恐医学救援知识

暴力恐怖袭击事件发生时,要全面暴恐现场的情况。暴恐事件往往造成大量伤员,伤情多样、复杂,伤员的伤类很多,首先护理人员应该具有扎实的反暴恐医学救援知识和进行果断决策的反应能力。到达暴恐现场后护理人员要立即搜集信息,迅速做出正确的判断,抓住要害、沉着果断、因地制宜,采取适当的护理措施。这样护理措施得当,才可能有效挽救伤员生命,为医师抢救赢得时间。因此,在平时工作中护理人员要加强团队合作训练,全面掌握反暴恐医学护理知识。

三、要具备三种素质

由于暴力恐怖袭击发生突然,几乎没有任何先兆,事件发生后更无充分时间进行准备;反暴恐医学护理工作要在各种地形、季节、时间和不同的气候条件下进行,现场条件简陋,没有先进的设备,没有人配合或者只有很少人配合,护理人员必须具备三种素质,即心理素质、能力素质、身体素质,才能胜任反暴恐医学护理工作。

（熊　妮　陈宝玉　黄碧香　蒋　静）

>> 第二章

反暴恐知识培训

随着暴恐分子的手段越来越残忍,护理任务更加艰巨复杂,在第二届灾难医学大会上众多专家指出,应培养一批掌握灾难医学科学救援知识与技能的护理人员,并对护理人员的教育与培训提出了新的课题和更高的要求。

第一节　反暴恐知识培训的作用

暴力恐怖袭击事件事发突然,影响恶劣,会给人民群众的生命财产安全和社会秩序带来巨大的影响。暴恐袭击发生后,为了使护理人员"拉得出来,冲得上去,展得开,护理得好",培训反暴恐医学护理是护理人员当前最需要做的大事,要用一定的时间努力培训出这支队伍,培养出一批掌握护理救援知识和技能的反暴恐医学护理人才,构建国家反暴恐医学护理的中流砥柱。

一、提高护理人员的应急能力

平时加强护理人员分类、分批的护理知识学习与培训,提高护理人员的应急能力,保证伤员能在第一时间得到及时有效的治疗护理,减少伤残率,降低死亡率。

二、明确护理人员工作职责

积极参与反暴恐医学护理应对方案的制定,明确自身应承担的角色和职责,就能够在反暴恐袭击中沉着应对,减少内心的恐惧感,因此,只有参加过正规的反暴恐培训的护理人员,才能做好反暴恐医学护理工作。

三、降低人员伤亡率

经过反暴恐医学护理培训,形成一套适应现实需要,行之有效的反暴恐培训体系,使反暴恐医学护理培训走上科学化、专业化、精细化的轨道。平时的治疗护理的原则是尽最大努力抢救每个患者,而在反暴恐中是尽最大努力抢救最多数量的伤员,因此没有参加过正规的反暴恐医学护理培训的护理人员,是不能参加反暴恐医学护理工作的。

四、强化全民反恐意识

全民反暴力恐怖袭击,减少对社会的危害。暴恐袭击中公众既是暴恐袭击的受害者,更是应对反暴恐袭击的重要力量。大力宣传普及反暴恐应急知识,增强公众的社会安全意识和社会责任意识,完善社会应急准备,提高公众防暴恐技能,对及时控制暴恐事件,有效减少暴恐事件带来的危害,保证社会的安定和人民生命财产安全至关重要。

五、提高护理服务质量

反暴恐医学护理培训,普及急救知识及急救技能的培训,找准定位,突出特色,充分挖掘优质护理服务的内涵建设,提供不断延伸优质护理服务。

第二节　培训单位要求

一、领导重视

各级领导都要重视反暴恐医学护理培训工作,积极成立反暴恐医学护理培训机构,设置领导小组、教学组和教学秘书,全面负责反暴恐医学护理培训工作。建立重症监护、急诊急救、静脉输液、伤口造口、手术护理、康复护理等专科小组,并开展形式多样的专科活动。

二、培训目的

培训目的要明确,培训的内容要创新,注重质量的原则。老师要对科学前沿知识熟练掌握,要把反暴恐医学护理培训的内容与多样化非军事任务相结合,与军事医学相结合,确保学有所成,学有所用,提高反暴恐护理人员的适应能力和创新能力。

三、形式多样

先进的培训设备和优良的培训环境。医院要有文化长廊、报刊、广播、电视、黑板报、宣传栏等媒体,宣传培训反暴恐医学护理的意义,介绍反暴恐医学护理培训的目的、内容、时间和培训的组织机构,各项活动紧密结合培训内容。按照培训班情况和发展的要求优先安排专业和接收培训反暴恐医学护理人员。

第三节　反暴恐知识培训内容

反暴恐医学护理是医疗救护的关键技术,平时要加强护理人员培训,确保其在暴恐现场沉着冷静,技术熟练地进行医疗护理。

一、做好双语培训,掌握地方语言

暴恐袭击易发生在边境地区,多属于少数民族地区,各民族语种多,语言交流困难,容易违反民族宗教政策和少数民族风俗习惯,必须加强双语培训,使其了解当地宗教信仰、社会传统、风俗习惯和司法制度,使医护人员更好地与当地群众交流、合作。

二、多学科培训

反暴恐救援护理工作的推进需要突破多部门和系统之间的屏障,以"救人第一"为原则,要开展应急管理、医疗救护、卫生防疫、心理援助、后勤保障、重建规划等多个环节的综合学科的知识培训。

三、求救技能培训

在暴恐袭击的现场,为了防止出现还没救人,自己就先牺牲掉的情况。反暴恐医学护理护理人员除了要具备有过硬的专科理论与技术知识外,还要掌握一定的军事知识,如体能、求救技能培训。

四、生存能力培训

反恐护理人员要求在各种地形、季节、时间和不同的气候条件下生存和进行护理技术操作,要做好生存能力培训。

第四节　反暴恐知识培训方法

一、根据科室反暴恐医学护理人员的工作实际,采取多措并举改进培训方式

采取统一进行培训、分头上小课、结对帮学等,分层聚力抓培训。利用电子政务系统上传培训课录音、电视电话会议录像、授课幻灯,在局域网上开辟培训论坛等,以"第二课堂"形式化解人散、点多、事杂导致培训难落实的问题。以小展板宣传、小卡片助记、小评比激励等办法,将相关资料下发到反暴恐医学护理人员手中,方便她们见缝插针在工作间隙中学习。

二、一般护理知识培训与反暴恐医学护理知识培训相结合

一般普通护理人员培训与反暴恐医学护理骨干培训相结合,新护理人员与反暴恐护理人员培训相结合,通过传帮带的形式提高反暴恐医学护理人员的积极性,从而带动反暴恐医学护理团队的学习热情。

三、分层级培训

根据反暴恐医学护理人员工作年限、职称、专业水平、实施分层级反暴恐医学护理知识培训。

(一)新入(毕业、实习、进修)护理人员反暴恐医学护理培训内容
培训反暴恐医学护理基本理论、基本技能,了解反暴恐各种伤病的防护知识、常用急救技术和现场逃离。

(二)低年资护理人员反暴恐医学护理培训内容
掌握反暴恐医学护理基础理论、各种护理操作规程及常用急救技术;暴恐事件发生时,能解决本专科常见的护理问题,做好病情观察及记录,参与配合危重患者抢救,熟练使用各种抢救器材和药品。

(三)中年资护理人员反暴恐医学护理培训内容
熟练掌握反暴恐医学护理基础理论,具有全面的专业理论知识及熟练的专科技能,专科护理及常用急救技术;面对突发暴力恐怖袭击事件时能独立准确评估、判断和处理本专业护理问题,突出急、重、危急症的急救护理;能根据伤员的伤情制定护理计划并组织实施。

（四）高年资护理人员反暴恐医学护理培训内容

精通反暴恐的相关护理理论和专业技能，掌握相关学科知识，掌握专科危重患者的救治原则与抢救技能，在突发暴力恐怖袭击事件及急危重症患者救治中发挥重要作用。解决伤员所面对的各种复杂疑难护理问题，具备能够指导其他护理人员面对暴力恐怖袭击事件迅速有效开展基础护理、专科护理能力。掌握暴力恐怖袭击事件发展的前沿动态，组织、指导本专科领域的技术及业务工作。重点培训独立决策、领导感召和沟通协调三种能力。

（五）多参与实践

医院急救中心是最好的实践平台，不但天天都有急诊患者，而且患者病情多样复杂，能够参与实践的机会较多。参加单位岗位训练或野外训练，跟着部队拉练训练，最后让护理人员参加卫生应急救援队、野战医疗队、医疗防预救援队工作，提高实践能力。

第五节　反暴恐知识培训的注意事项

一、以反暴恐医学护理质量安全为主线

根据患者病情、自理能力及护理人员工作能力科学配备人力，采取弹性排班和连续性排班相结合的模式，将传统功能制的护理模式转变为"以患者为中心"责权统一、职责明确的责任制整体反暴恐医学护理护理体系。

二、注意反暴恐医学护理培训过程中出现的问题

根据问题及时改进反暴恐医学护理培训的内容与方法，完善护理技术，提高反暴恐医学护理服务质量。

三、严格考核处罚制度

实行患者满意度相挂钩的绩效考核制度，对反暴恐医学护理培训中突出的个人给予奖励，对不达标的人员也要给予适当的处罚。

四、建立反暴恐医学护理岗位培训制度

从护理人员岗位设置、岗位配置、岗位培训、岗位考核、岗位绩效管理等方面，完善反暴恐护理人员岗位培训制度框架。

五、深化分层培训

目前一些医院中没有开设反暴恐医学护理知识培训课程，对反暴恐医学护理专业生疏，知识薄弱，要对护理人员提供侧重不同的层次护理培训，结合他们临床护理人员工作年限、职称、工作能力、专业技术水平实施分层级培训。

六、纪律作风的培训

参加反暴恐医学护理人员有的家庭负担重，有的年龄偏大，参加培训有一定困难，有的对培训的目的要求认识不足，有时在外面培训环境气候条件差，在紧张培训时有为难情绪，所以

要加强他们纪律作风的培训。

第六节 反暴恐知识培训的体会

反暴恐医学护理培训应做好各方面的准备,如制订培训计划、内容、方法和目标,并精选好教员等。

一、精选好教员

反暴恐医学护理是医学科学的复杂工程,要全面掌握它,除了自己刻苦学习钻研外,还要好的老师领进门,所以办反暴恐医学护理培训提高班要精选好教员。对参加反暴恐医学护理培训的教员进行严格挑选,做到"三结合"原则,即全面考察与领导决定相结合,培训与医院工作相结合,操作与设备配置相结合的方式。教员以男性为主,并做到"三多"优势,即科室主任多,高学历人员多,专业技术特长人员多。把曾经参加抗震救灾等多样非军事行动任务的医务人员作为首选人员。还将人员分成若干个功能组,即特殊伤救治组和心理救援组、普通外科组、普通内科组、急诊急救组、常见病和多发病专科组等,按照培训人员急需开展项目立即训,其他项目依次训等方案。

二、协调好关系

反暴恐医学护理培训要建立一个统一协调的体系,培训单位和培训人员功能互补、职责明确,强强联合共同办好培训提高班。首先是培训单位和培训人员协调沟通好,保证双方人员精神饱满地、无忧无虑地参加培训班;其次是与培训人员紧密联系,了解他们的学历和医疗情况,请他们为反暴恐医学护理培训提高班出谋划策。在培训班中,聘请反暴恐医学护理专家带教和指导等办法,学习应急管理、医疗救治、卫生防疫、心理援助等课程。指导基础训练、岗位技能训练,抓落实学好反暴恐医学护理技巧、技能。

三、发挥专业优势

上级医疗机构要充分发挥反暴恐人才和专业优势,并为他们提供必要的、优良的学习、生活环境。拟制培训方案,有计划地安排护理人员参加临床各科室护理业务学习和技术交流等活动。对反暴恐医学护理人员提出的临时需求,按计划进行反暴恐医学护理理论辅导和技术演示,采取"交叉补训、岗位轮训、集中强训"等推行弹性培训方式,提高反暴恐医学护理培训质量。

四、严格的科学施训

确保恐怖袭击时护理人员"拉得出来,冲得上去,展得开,护理得好"。培训班要帮助开展新技术、新业务培训。做到"五结合",即平时专业训练与国家、军队应急需要的内容相结合;与多样化军事任务相结合;与卫生新装备、防疫新技术相结合;院内培训和现场培训相结合;医学专业和军事医学相结合;不能因岗位人员紧缺、部分内容涉及专业面窄而粗训或不训。要努力使基础训练向临床应用,由技能向能力,由分组向模块,由单元向集成,由协同向联合的转型。不断探索现场训练、模拟训练、网络训练的医学培训新思路,才能不断提高反暴恐医学护理人员适应能力、执行能力、统筹能力、自控能力和创新能力。

五、采取多样的宣传教育

反暴恐医学护理培训要采取多种方式进行反暴恐医学护理知识的宣传教育。一是采用黑板报、宣传栏等传统宣传方式,使人们乐于接受;二是系统、全面地组织宣传反暴恐医学护理内容、方法及注意事项,翔实、生动地进行反暴恐医学护理卫生知识宣教;三是进行反暴恐医学护理的专题讲座。要根据反暴恐的需求和随季节、环境变换而改变的疫情或流行病特点及时安排反暴恐医学护理内容讲座,进行针对性强、与时俱进的宣传教育;四是到现场对反暴恐医学护理知识的面对面指导。

（熊　妮　陈宝玉　宋　莹　黄志华）

>> 第三章

模拟训练

　　反暴恐医学护理模拟训练所使用的环境有别于医院,救援护理技术不像医院常规的护理操作技术一样,使培训常规化,护理人员操作规范化。反暴恐医学护理技术一日不用会很快生疏,一些少用的护理技术也会忘得一干二净,因此要注重对护理人员的模拟培训,抓好反暴恐模拟培训,借助军地急救中心巧搭平台,能够使护理人员在实践中得到提高。

第一节　模拟训练的价值

　　使护理人员从常规护理向反暴恐医学护理迅速转换的能力提高,逐渐从模拟培训到实战,达到模拟培训的最终目的。

一、提高面对恐怖袭击事件的风险意识

　　通过参加模拟培训,护理人员能够从训练中得到直观、感性的认识,使护理人员能够"身临其境",提高对恐怖袭击事件的警惕性,增强应急意识。在暴恐事件发生时有效减少人员伤亡,迅速从恐怖袭击事件中恢复正常状态。

二、增强对恐怖袭击事件的应急反应能力

　　通过现场模拟训练,可以帮助护理人员第一时间做出反应,提高应急熟练程度和现场的救护技能。更重要的是可以让护理人员在面对恐怖袭击时保持良好的心态,减少恐惧感,从而提高整个护理团队的应急反应能力。

三、暴露护理人员自身的缺陷问题

　　根据在模拟训练中发现的问题,护理人员可以针对性地对自身技术进行完善和改进,增强应对恐怖袭击护理救援的信心和应急意识,提高应急反暴恐医学护理救援人员的基本技能熟练程度和应急水平。

第二节　模拟训练的准备

　　暴恐事件发生后,大批伤员转入医院,与普通患者掺杂在一起会引起明显的混乱。因此必须为反暴恐伤害的人员争取有效的时间、有效的治疗护理、达到预期的效果。平时要对护理人员进行反暴恐医学护理模拟训练。按照反暴恐医学护理模拟训练要求,做好模拟训练程序安

排,积极做好人员与物资准备,保证反暴恐护理人员模拟训练有计划、有目的、有成效地进行。

一、模拟训练人员准备

医院要做好模拟训练人员的工作,确定模拟训练人员的名单和人数,召开模拟训练人员动员大会,做好他们思想动员工作,使他们认识参加反暴恐模拟训练的重大意义及价值。及时召集急诊科、创伤外科、神经外科、血液外科、眼科,以及骨关节、颌面部的相关医护人员,此外,还应联系好产科、儿科、麻醉科、放射科的相关人员和辅助人员参加模拟训练会议,宣布模拟训练时间、内容、方法和注意事项。

二、模拟训练物资准备

为尽快开展模拟训练,要选择好模拟训练场所,备好所需的模拟训练设备,包括自动心脏除颤器、简易呼吸器、气管插管、胸穿腹穿包、胸腔引流管、氧气瓶、长短夹板、脊柱板、颈托、石膏、绷带、敷料、塑料袋、转运床、轮椅、输液架等。联系药房准备有关药品,如麻醉剂、抗生素、破伤风、止痛药等。所有涉及处置伤员的护理人员都需要防水长袍、外科口罩、护目镜和手套(常规防护)来避免经血液传播的感染,同时携带个人照明、通信等设备。筹集与人口密度相适应的反恐护理器材、急救和洗消药品,同时应制定不同情况下应急救援护理的行动指南,保证现场急救、伤员转运救治、卫生防疫等能得到快速、规范、有序的实施。

三、抓住模拟训练的重点

按反暴恐计划要求进行模拟训练,暴恐袭击事件的护理模拟训练作为一项独立训练课目,模拟训练主要从实际出发,强化护理人员的应急反应能力和快反体能,落实课堂与实践操作两者训练时间比约为 1:5 的制度,快训练时间超过总训练时间的 20% 要求,从模拟训练几个方面开展技术、体能、求救技能模拟训练,才能在与恐怖分子的对峙中化被动为主动,迅速出动,抢救伤员的生命。反暴恐现场急救护理关系到急重伤员的一生,不少伤员就是因为没有得到及时的现场急救护理而丧失了本不应该失去的性命,或留下不该有的遗憾。

第三节　模拟训练的注意事项

一、反暴恐模拟训练避免形式化,走过程

训练时装备物质携带齐全,使护理人员实施中抓住"四个性"——科学性、实用性、合理性、严谨性,认真总结经验教训,根据模拟训练过程反映的问题对反暴恐模拟训练预案进行改进,指导今后反暴恐模拟训练。

二、尽可能地将各种暴恐事件环境因素考虑在内

暴恐事件可发生在任何地点任何时间,为营造逼真的训练环境,需根据各种暴恐事件种类和各种地域与气象制定不同的模拟训练应急预案,最好在夏、冬两季分别组织模拟训练,以减少因暴恐事件环境因素导致救援工作无法顺利开展的可能。

三、模拟训练时应充分考虑实际情况

尽可能贴近实际,做到模拟训练中现场救护与后续救护环环相扣,不耽误一点时间,整合军队和地方的救援力量,形成卫生、消防、交通、运输、通讯等部门沟通合作、共同模拟训练的机制。

四、准备好反恐护理器材,进行人装组合训练

准备与人口密度相适应的反恐护理器材、急救和洗消药品,同时应制定不同情况下应急救援护理的行动指南,保证现场急救、伤员转运救治、卫生防疫等能得到快速、规范、有序的实施。

五、总结分析护理模拟训练中好的经验做法和存在的问题

进一步做好反暴恐应急护理准备工作,总结好的方面,对不足加以借鉴,发现问题及时解决。

（熊　妮　曲海燕　陈宝玉　陈乐乐）

专项护理

随着国家反暴恐袭击策略的不断完善,普通大众反暴力恐怖意识不断增强,专业、民间救援队伍的不断增加,面对反暴恐医学救护有了越来越多的应对办法。

第一节 心理护理

暴恐袭击容易造成群体伤害,伤员护理中出现了新问题,即反暴恐医学护理。为了解决反暴恐医学护理中的难题,保障反暴恐医学护理质量,医院应对伤病员进行全方位创新护理,提高护理人员对伤员的心理护理水平,提升护理质量,让伤员有一种安全感和舒适感,促进康复。

一、反暴恐心理护理价值

(一)提供关爱及支持

暴恐袭击后幸存者有了心理急救人员的关爱及支持,他们的早期心理反应就可以得到有效的控制,避免发展为严重的心理障碍。反暴恐心理护理主要开展以"爱要让你看见"为主题的可视护理服务活动,大力倡导"为伤员多做一点,多巡视、多观察、多关心、多照顾、多为幸存者解决实际问题"的作为。

(二)减少心理障碍

心理护理为幸存者多讲一点,多指导、多宣教、多沟通、多解释伤员疑问,主动做好健康宣教、主动征求幸存者意见,减少心理障碍的发生,还能使幸存者在接收后续心理服务时更加舒服。

(三)反暴恐心理护理理念

为伤员方便一点,满足伤员的基本需求,提供伤员便捷服务。让伤员满意一点,通过开展心理创伤护理温馨服务活动,提高护理人员服务品质,由温馨服务迈向感动服务,最后提升卓越反暴恐心理护理的服务理念。让伤病员感受医护人员真诚的服务,使伤员早日康复是十分必要的。

二、反暴恐心理护理的必要性

反暴恐心理护理主要针对暴恐袭击事件发生导致创伤而引起机体发生急剧变化,伤员产生一种紧迫感和危机感,随之发生不同程度心理行为的变化。过度的心理行为障碍会引起躯体的病态,导致免疫功能下降而致各种疾病。如暴恐袭击现场有各种气味,若长期处于这种环境,人的嗅觉、味觉都会失灵,吃东西没有味道。因此,必须协调和疏导伤员的心理行为,使伤员处于最佳的心理状态,机体健康。

三、反暴恐心理护理的方法

护理人员对反暴恐伤员的心理护理,贯穿整个医疗护理的全过程,减少因心理创伤导致的疾病、伤亡;在促进伤员机体康复的同时,促进其心理康复,使其回归社会。

(一)治疗阶段的心理创伤护理

治疗阶段为伤员进行心理创伤护理,为其转入医院进行系统治疗,帮助伤员保持最佳的身心状态,护理人员可依据反暴恐心理护理程序来进行针对性、有效性的心理创伤护理。收集伤员损伤等基本信息情况,以及相关需求信息、身心反应的信息,便于根据个体的需求调整和优化干预措施。给予切实有效的帮助。

1. 科学评估伤员的心理创伤状态　在进行心理护理前要尽可能获知准确的消息,这有助于科学评估伤员的心理创伤状态。心理救助人员首先要介绍自己,询问他们目前的需要,以尊重和富有同情心的方式提供帮助,要保持冷静和表示理解,建立良好的护患关系、取得伤员信赖的基础上,可以采用心理问卷测量,如 SAS、SDS、LES 以及其他相关心理测验问卷,全面了解伤员的心理创伤状态,了解其需要、个性、行为、情绪状态等特征,依据心理创伤学的实施方法,评估伤员当前存在的心理创伤问题,确定其性质(如抑郁、焦虑、恐惧等)、程度(如轻、中、重度)以及找出心理失衡的主要原因,从而采用具有针对性的心理创伤护理方法对伤员进行心理护理。与儿童实施心理理护时,可以携带有些卡通图片或玩具,确保儿童在安全的区域玩耍,并有人看管,以拉近距离,减少恐惧心理。对于失去孩子的亲人,一些转移注意力的活动如绘画、听音乐、阅读等,会比谈话更容易让人平复心情,实施心理理护。

2. 提供社会支持系统　有效的社会支持系统由医护人员、单位领导、同事、朋友、亲人等共同组成,应鼓励他们尽可能地利用这个社会支持系统能为自己及时提供物质援助和精神支持,帮助伤员恢复自信。鼓励伤员多和亲人、朋友、同事一起交流自己的看法和感受。激励伤员战胜伤痛,增强伤员的归属感,减轻负性情绪。帮助伤员恢复自信,树立坚定的信念,正确地与他人交往,在不伤害他人利益的情况下,适当地表达自己的要求、情感和权益。同时注意提供支持时,要避免使伤员产生依赖心理,失去自我主见,教会他们应对的方法,比如放松技术、情绪管理等,以促进其适应性功能的完善。

3. 纠正认知偏差　一些不合理的创伤认知影响着心理的发生、发展和转归。采取合适的、易接受的方式,通过教育使伤员认识到自身的心理个性缺陷及心理发展的过程,帮助其正确对待应激事件,尽力减少应激事件对伤员心身的不良影响。帮助伤员调整自身期望水平,使期望值与客观条件相符合。帮助其宣泄和解脱,培养良好的生活习惯,多参加娱乐活动,恢复伤员的安全感,提高对外界环境的抗干扰能力,不断增强心理承受能力,促进身心健康。

4. 自我调节情绪　反应灵活、情绪稳定、能自我调控是健康情绪的特征。因此在遇到挫折困难时,学会自我调节情绪,是对付应激、避免精神过度紧张的有效方法。伤员救治期间鼓励伤员以交谈或痛哭的形式发泄内心痛苦,耐心启发诱导伤员正确面对伤痛与残疾。实施疏导疗法鼓励伤员进行情绪宣泄,并耐心倾听,帮助伤员改善情绪。

(二)康复期的心理创伤护理

1. 树立战胜伤残信念　医护人员帮助伤员调动主观能动性,正确认识疾病、伤残,接纳已经发生的事实,对伤残持正确的态度,鼓励伤员多与同事、亲人、朋友沟通,以增强患者的自信心,消除自卑感。同时帮助残疾伤员制定切合实际的计划,寻求适合的工作,积极参加社会实践,学习掌握一门技术,树立人生的自信心理。

2. **开展各种康复期间行为训练** 如生物反馈技术、松弛训练、运动疗法、气功疗法等,都可使患者得到不同程度的心理创伤康复。生物反馈疗法既是利用现代电子学仪器(生物反馈治疗仪),把与心理生理过程有关的人体功能活动的生物学信息,如肌电活动、皮肤温度、心率、血压、脑电波等加以放大和处理,以视觉或听觉的形式显示给机体,训练人们对这些信息的有意识控制,从而达到调整机体功能和治疗伤病的目的。生物反馈放松训练,可以克服由于伤残而带来的负性情绪和精神创伤,而且能够通过训练使痉挛和紧张的肌肉逐渐放松。特别是还可以加强对伤残部位生理信息的感知和控制,鼓励伤员增加康复信心,达到心理平衡。

3. **日常生活训练** 重点训练残疾状态下或安装义肢残疾者的生活、生存技能,帮助伤员制定适宜的作息时间表,逐步开始有规律的生活,做到起居有节,饮食如常,睡眠良好,做一些力所能及的事情。

(三)集体心理创伤护理

组织伤病类似的伤员进行系统的、有步骤的讲解和讨论,解决相同的问题。治疗的每一个成员都有机会得到其他成员心理上的支持和鼓励,可通过互相交流治疗经验和心得体会,消除对各种疾病的疑虑。还可邀请已治愈的伤员进行现身说法,调适心理,促进心理健康。

四、反暴恐心理护理注意事项

(一)做到心中有数

在与伤员的交谈中做到心中有数,了解伤员的伤情,一定要在当时、当事人的协助下了解当地习俗,准备好交谈的内容和目的,使谈话内容有针对性,使伤员乐意接受。

(二)要求护理人员在整个护理的过程中都要善于运用沟通技巧

如应用倾听、保证、支持心理护理三原则。安静地陪着他们,耐心倾听伤员的诉说,鼓励其表达自己的情感,设法理解伤员内心存在怎样的不安,从而对症下药。

(三)重视非语言性的沟通

适当的目光接触和自然、放松的姿势都能让伤员放下心理防备,为沟通创造良好条件。

(四)避免伤残病员造成心理创伤

对于伤残的病员,注意避免因言语暗示、解释含糊、指导失误等而造成的医源性心理创伤。

(五)无害性也是心理急救需要遵守的原则

作为心理援助者,首先要尊重幸存者的隐私和他们的自主性,注意保密,不能不顾他们的意愿和感受而谈论灾难经历。

(六)建立良好的护患关系

当护理人员与患者进行心理护理时,让他们知道只要他们想说话你就在身边,或者给予他们一些实际的帮助,不再感到尴尬与别扭,一切过程都是那么自然与亲切;当护理人员与患者交谈时,不再只有专业性的严肃,而是更多聊些轻松诙谐的话题来调解他们住院期间的沉闷无趣;当同病室的病友们在交谈住院体会时,不再是相互附和的埋怨声,而是连连称好。

(七)注重护理人员的心理素质的训练

由于暴恐事件导致的伤类复杂,伤情变化大,参加救护人员不仅需要具备良好的护理知识,还要求具备一定的反暴恐心理护理学知识,才能对伤员进行有效的心理疏导,减少心理障碍的发生。同时暴恐事件引起的死伤随处可见,对护理人员自身也是一次巨大的心理应激考验。因此护理人员注重反暴恐心理素质训练,也有利于保持自身心理的稳定。

第二节　夜视下静脉穿刺

夜视下静脉穿刺就是指在光线不充足、环境暗淡的情况下进行静脉穿刺,将治疗药物输送到机体内的技术。静脉穿刺是护理人员必须掌握的基本护理技术,它是反暴恐医学护理必备的技术、急用技术,对抢救休克和危重伤员尤其重要。

一、夜视下静脉穿刺的作用

1. 能在夜视下静脉穿刺做到一针见血,使群体伤员,失血过多或脱水严重的伤员得到及时有效的治疗护理。

2. 夜视下静脉穿刺技术过硬,才能提高在野外恶劣的环境,或车、船、飞机颠簸摇荡的运输工具、光线不足和伤员静脉塌陷等情况静脉穿刺成功,减少反复重复穿刺,减少伤病员的痛苦。

3. 新护理人员和实习护理人员练习夜视下静脉穿刺,掌握静脉穿刺的基本功,可以提高其操作水平,还可以锻炼她们的心理素质。

二、夜视下静脉穿刺方法

1. 常规洗手,戴口罩,备好用物。

2. 利用骨性标志由远向近选择合适穿刺静脉,在穿刺部位上 6 cm 处扎好止血带。

3. 静脉暴露明显,用络合碘以进针点为中心消毒,范围 8 cm×8 cm。

4. 左手拇指绷紧静脉穿刺点下方皮肤,使静脉固定,用消毒后的左手食指指腹触摸穿刺处骨性标志和静脉,确定穿刺点,右手持针小柄(或注射器),使穿刺针尖斜面朝上,针头与皮肤成 20°～25°角,从静脉上方或侧方皮肤刺入静脉,感到有落空感和见回血时,再将穿刺针推进少许,即松开止血带,打开调节器,观察局部无肿胀。用透明敷料或一般胶布固定,调节滴速。最后检查穿刺部位有无肿胀。

三、夜视下穿刺注意事项

1. 护理人员在夜视下静脉穿刺时,做到"稳准快"而精神不要紧张,要有良好的心理素质,做到胆大心细,操作轻巧,摸准血管快速准确进针。

2. 夜视下静脉穿刺做到有序进行,一是熟悉肢体体表静脉解剖位置、走行方向和骨性标志。二是熟练小静脉穿刺和特殊伤病员的静脉穿刺技术后,再过渡到夜视下静脉穿刺。三是用心感受穿刺成功时的落空感,提高成功率。

3. 注意掌握不同伤病员的静脉穿刺法。肥胖伤病员,静脉较深且固定,应摸准后再行穿刺。消瘦伤病员,静脉较滑,穿刺时通过绷紧皮肤固定静脉上下端。水肿伤病员,按静脉走行位置,用手指压迫局部,局部拍打暂时驱散皮下水分,显露静脉后再穿刺。脱水伤病员,可局部热敷、按摩,使血管扩张显露后再穿刺。

4. 穿刺前最好将调节器推至滴壶下端关闭,同时降低输液瓶高度,行穿刺。这样输液管末端液体压强减小,且承受回血的余地增加,针头一旦进入血管,血液就很容易回到输液管内。

5. 负压穿刺,按常规关闭调节器后,将调节器下段输液管前端返折,挤出前端液体0.2~0.6 ml,左手固定好返折处,保持针头液体呈挂珠状,行穿刺。当针头斜面完全进入皮下后,左手松开输液管返折处,一旦针头刺入血管,可见快速回血。

第三节　皮肤压疮护理

2007 年美国国家压疮专家组(NPUAP)将压疮的定义更新为:压疮是皮肤或皮下组织由于压力、剪切力或摩擦力而导致的皮肤、肌肉和皮下组织的局限性损伤,常发生在受压处。

一、发生的原因

皮肤压疮的发生是多因素相互作用的结果,可分为外源性、内源性和医源性。即外源性因素产生于软组织上的机械力,包括压力、剪切力及摩擦力;可见于昏迷、瘫痪、病情危重卧床的患者,自发性身体活动较少的老年人,肥胖患者,身体衰弱的患者,服用镇静药的患者,被约束而无法自行翻身的患者,重度心理障碍的患者,水肿患者,疼痛而不敢活动的患者,使用支架或石膏固定的患者。内源性因素决定于软组织对机械力的敏感性,包括营养不良、贫血、大小便失禁(局部潮湿)及感染等;可见于缺乏蛋白质和维生素、营养不良的患者,体温上升增加组织代谢需求的发热患者,大小便失禁的患者。医源性因素包括护理人员对压疮预防认识不足导致预防不力,对压疮的护理新产品、预防用具及治疗措施落实不到位,或原有局部的伤口和伤道治疗护理不及时,都可直接导致皮肤压疮的发生。

二、压疮的病理特点与分期

(一)压疮的早期病理现象与分期

皮肤受压后皮肤皮下软组织受到压力或剪切力的损害,局部皮肤完整性被破坏,出现颜色改变如紫色或褐红色,或导致充血的水疱,与周围正常组织比较,这些受损区域的软组织可能有疼痛、硬块、有黏糊状的渗出、潮湿、发热或冰冷。病变进一步发展,形成薄的焦痂覆盖,这时即使给予最适合的治疗,也仍会迅速发展为压疮表现。

(二)Ⅰ期压疮

在受压后,骨隆突处皮肤出现压之不褪色的局限红斑,但皮肤完整。深色皮肤可能没有明显的苍白改变,但其颜色可能和周围的皮肤不同。发红部位有疼痛、变硬、表面变软,与周围组织相比,皮肤发热或冰凉。此期对于肤色较深的个体可能难以鉴别,但显示个体处于压疮发生的危险中。

(三)Ⅱ期压疮

表皮和真皮缺失,在临床可表现为粉红色的擦伤,完整的或开放破裂的充血性水疱或者表浅的溃疡。表浅溃疡可表现为干燥或因充血水肿而呈现发亮但无组织脱落。此阶段不能描述为皮肤撕裂、胶原损伤、会阴部皮炎、浸渍或表皮脱落。如出现局部组织淤血肿胀,需考虑可能有深部组织损伤。

(四)Ⅲ期压疮

皮肤伤口,全层皮肤组织缺损,除了骨、肌腱或肌肉尚未暴露外,可见皮下脂肪组织,有坏死脱落,但坏死组织的深度不太明确。可能有潜行和窦道。此期压疮的深度随解剖位置的不同而变化。鼻梁、耳、枕部和踝部缺乏皮下组织,因此,这些部位的Ⅲ期压疮可能是表浅的。相比之下,脂肪明显过多的区域Ⅲ期压疮可能非常深,但未见或不能触及骨和肌腱。

(五)Ⅳ期压疮

皮肤伤口,全层皮肤组织缺损伴骨、肌腱或肌肉外露。局部可出现坏死组织脱落或焦痂。通常有潜行和窦道。第Ⅳ期压疮的深度随解剖位置的不同而有变化。鼻梁、耳、枕部和踝部没有皮下组织,所以溃疡比较表浅。第Ⅳ期溃疡可延伸至肌肉和(或)支撑结构(如:筋膜、肌腱或关节囊),可导致骨髓炎。可以看见或直接触摸到外露的骨或肌腱。

(六)难以分期的压疮

皮肤伤口涉及全层皮肤组织,溃疡的底部腐痂(黄色、黄褐色、灰色、绿色和褐色)和(或)焦痂(棕褐色、褐色或黑色)覆盖。只有腐痂或焦痂充分去除,才能确定真正的深度和分期。如果踝或足部的焦痂是稳定的(干燥、黏附牢固、完整,且无发红或波动),可以作为身体自然的(或生物学的)屏障,不应去除。

三、压疮预防护理措施

1. 根据病情使用 Braden 压疮危险因素评估表评估患者。

2. 对活动能力受限或长期卧床患者,定时变换体位或使用充气床垫或者采取局部减压措施。

3. 保持患者皮肤清洁无汗液,衣服和床单位清洁干燥、无皱褶。

4. 大小便失禁患者及时进行局部皮肤清洗和保持干燥,肛周可涂皮肤保护剂。

5. 危重急伤病员局部隆起或突起的部位,可使用半透膜敷料或者水胶体敷料保护,皮肤脆薄者慎用。

6. 需要限制体位的伤员,采取可行的压疮预防措施。原有的伤口、伤道要及时正确地治疗护理。

7. 出现压疮按照"湿性愈合理论",以"结合坏死组织""抗感染""吸收渗出液""促进肉芽生长""保持湿性促进上皮爬行""皮肤愈合"的原则护理压疮。

8. 每班严密观察并严格交接伤员皮肤状况。

四、注意事项

1. 感觉障碍的伤员避免私自使用热水袋或冰袋,防止烫伤或冻伤。

2. 受压部位在解除压力 30 分钟后,压红不消褪者,缩短变换体位时间,禁止按摩压红部位皮肤。正确使用压疮预防器具,不宜使用橡胶类圈状物。

3. 实行五级护理监控体系,即护理部—伤口护理组—骨干—联络护理人员—护理人员监控护理,做好压疮预防护理工作。

第四节　管道护理

遭受暴恐袭击的伤员,常伴随多部位伤、复合伤、多发伤,一般伤情危、急、重,救治复杂,术后各种管道多且护理难度大。暴恐袭击致伤的伤员管道护理列为临床护理的重点,对护理人员进行管道护理相关操作流程培训,掌握常见管道护理知识和相关的护理措施。

一、管道护理价值

医务人员根据伤病员伤病情的特点,在伤病员身上安置的各种管道,有其重要的价值。按照管道功能分为两大类,即救命的管道和配合治疗的管道。救命的管道,指没有此管道,伤病员可立即出现伤情加重或死亡,如吸氧管、气管导管、输液导管、中心静脉输液导管等。配合伤病员治疗的管道,起到及时用药治疗,减轻伤痛,防止病情恶化,补充机体营养,促进伤病员早日康复。

二、临床上管道种类

在临床医疗中救命管道和配合治疗管道种类繁杂,反暴恐护理人员要根据伤病员的伤病情特点,科学地护理好各种管道。临床上常见管道种类包括:头面颈部常见有吸氧管、气管导管、中心静脉输液导管、伤口引流管、鼻饲管;胸部常见有胸腔闭式引流管、伤口引流管、镇痛泵;腹阴部常见有肠道造瘘管、T 型引流管、伤口引流管、导尿管、肛门排气管、膀胱冲洗管等。四肢常见有输液管、PICC、伤口引流管等。

三、管道时效性护理

伤病员身上的安置的管道比较多,治疗的目的不一样,为了保证各种管道正常功能,护理人员在忙碌时尤要加强对各种管道的时效性护理。

(一)胃肠减压管
通常在术后留置 48~72 小时以保持胃管通畅;在肠鸣音恢复,肛门排气后可拔除。

(二)鼻饲管
做到定期更换,一般普通胃管每周更换一次;硅胶胃管每月更换一次。

(三)留置导尿管
定期更换,做到每周更换导尿管一次;硅胶导尿管每两周更换一次。

(四)PICC
1. 定期更换贴膜 在导管植入后第一个 24 小时更换贴膜,以后每 3 天或每周更换一次;出现潮湿、脱落等任何污染情况随时更换。
2. 导管留置时间 不宜超过 1 年,或遵照使用说明书决定留置时间。

(五)中心静脉置管
1. 更换贴膜 在导管植入后第一个 24 小时更换贴膜,以后每 3 天或每周更换一次;出现潮湿、脱落等任何污染情况随时更换。
2. 导管留置时间 2~4 周 可根据治疗所需由医师决定留置时间。

(六)伤口引流管
每天换药时向外移动拔出,3 天后全部拔出。

(七)气管导管
每天清洗内导管。气管导管保留 72 小时后应考虑气管切开,防止气囊长时间压迫气管黏膜,引起黏膜缺血、坏死。

四、护理注意事项

伤病员身上安置的管道尽管多,且形状、大小、长度不一,为达到其管道应有的功能,特别在护理中要注意对它们的护理。

(一)保持管道的通畅

各种管道安置(插入)位置、深度适宜,根据各种管道安置规定进行操作,管道安置到达准确部位,深度要适宜;严防管道弯曲扭转、受压和离开正常位置,以保持管道的通畅。

(二)管道固定牢固,防止松脱

1.要根据各导管固定方法妥善固定导管　导管根部皮肤要干净,清洁,无汗水、潮湿,毛发密集和较长要进行修剪,采取双固定,若胶布松脱时及时更换。

2.做好宣教工作　向患者和家属说明导管的目的及重要性。告诉患者和家属保护管道稳定性;嘱其翻身、脱衣或活动时要特别小心,防止拉出。并做好交接班。

3.导管要防止牵拉、脱出　为伤病员铺床更单、更衣时应保护好导管,以免将导管拉出;为患者留置静脉针时,尽量避免在关节处留置;移动患者时注意将固定于床单位处管道松开,按医嘱更换引流袋或瓶时避免过度牵拉引流管。

4.意识不清、躁动患者用约束带适当约束　必要时根据医嘱使用镇静剂。

(熊　妮　王慧英　黄艳华)

第六篇

心理危机干预

>> 第一章
暴恐事件与心理问题

进入 21 世纪以来,全球各种重大暴恐事件频频发生,如 2001 年 9 月 11 日美国恐怖袭击、2004 年 3 月 11 日西班牙火车站爆炸、2005 年 7 月 7 日英国伦敦系列爆炸等。当前,我国面临着建国以来最严峻的暴恐事件威胁态势,各类暴恐事件猖獗,暴恐事件从内地向边境地区扩散,活动数量多发,手段更加多变。尤其 2014 年以来,从昆明到乌鲁木齐连续发生多起暴恐事件,事件导致的伤亡人数不断增多,规模、危害和社会影响不断扩大。

这些暴恐事件发生突然,除了在短时间内造成大量人员伤亡和财产损失外,更会对社会公众、伤员、伤员家属、目击者及救援人员等造成极度心理冲击,使其长期处于严重心理应激之中,出现各种心理应激损伤。根据世界卫生组织的调查结果,20% 的受伤害人群在事件发生后一年内可能出现程度不一的心理疾患,5% 的受伤害人群可能发生创伤后应激障碍,表现为一系列心理和行为异常,如噩梦、惊醒、焦虑、抑郁、成瘾行为等,有些症状甚至会持续终身,严重影响其生活质量。因此,暴恐事件后心理应激损伤及心理危机干预的相关研究已逐渐成为全世界关注和重视的课题。

第一节 暴恐事件引发的心理问题及心理创伤

亲历暴恐事件后,人们内心的安全感和信任感会瞬间被破坏,导致出现一系列心理和情绪方面的不良反应。不仅仅是事件的亲历者有可能陷入心理危机,他们的亲人和朋友,甚至那些距离案发地点千里之外的社会普通民众也有可能产生心理阴影。

绝大多数暴恐事件中的死伤者都是无辜百姓,犯罪分子随机选择作案目标,和被害人之间没有任何仇怨。从社会学和心理学的角度说,这种没有具体指向见人就杀的暴恐事件行为就是无差别杀人,其产生的可怕后果就是任何人都可能成为被伤害的对象,因此每一个人都成为了潜在的受害者。当感觉自身及家人的生命财产安全难以得到保证时,人们的内心就容易滋生恐慌情绪,继而产生心理问题及心理创伤,严重者发生创伤后应激障碍。

国外有学者将受伤害者的心理问题分为六类:①特定的精神障碍,包括急性应激障碍、创伤后应激障碍、抑郁症、焦虑症等;②非特定的心理痛苦(与应激相关的心理和心身症状);③健康问题及其对健康问题的关注(自我报告的躯体症状和吸烟、饮酒等行为问题);④生活中的长期性问题(灾后遭受生活事件的水平);⑤心理社会资源损失(如社会支持、社会参与、自我效能、自我控制等);⑥青少年特殊问题(如依赖、害怕孤独、情绪失控、尿床、攻击行为、多动、分离性焦虑等)。

美国卫生部(Institute of Medicine)将灾难性事件对人群心理的影响分成三类:①大多数受

伤害者会产生轻度的、暂时的心理问题,如睡不好、害怕、担忧、愤怒、悲伤、更多地抽烟、饮酒等,他们不需要特殊的治疗即可恢复正常功能,社区水平的社会支持和教育干预可能有所获益;②部分受伤害者可能会有中度的心理症状,如持续的失眠、焦虑、改变工作和生活方式等,虽没有达到精神障碍的诊断标准,但可能影响工作和生活,需要心理和医学干预;③小部分受伤害者将产生精神障碍,如创伤后应激障碍和重症抑郁,需要专门的治疗和处理。

Benedek 等则将受伤害者可能出现的情绪和行为问题分为亚临床痛苦反应(如睡不好、害怕、担忧、注意力改变等)、精神健康与疾病(如急性应激障碍、创伤后应激障碍、抑郁等)及高危环境中的行为改变(如吸烟、过度饮酒、逃避、过度卷入等)三类。

第二节　暴恐事件后影响人群心理问题的因素

暴恐事件等人为灾难比自然灾难对受伤害者产生的心理问题的影响更大。暴恐事件所致的创伤后应激障碍作为一种反应性精神障碍,其影响因素主要包括性别、年龄、种族、婚姻状况、教育水平、宗教信仰、应激源大小、创伤经历、亲人丧失情况、躯体损伤情况、生物因素、人格特点、社会文化和支持程度等方面。某些特殊群体,如儿童、妇女、老年人、精神障碍和躯体疾病患者、缺乏社会支持者、贫困人群等可能出现比普通人群更为严重的心理健康后果。

一、性别

研究显示男性经历创伤突发事件的危险性高于女性,但女性往往更易出现创伤后应激障碍。有研究报告显示,女性创伤后应激障碍的发生率是男性的 2 倍,女性不仅发生率高,并且病程趋于慢性化的几率也高。这种性别差异不仅与男女生物学方面的差异有关,而且跟男女在社会家庭中所扮演的角色、社会地位等不同有关。男性与生俱来被赋予社会重任,刚毅坚强而不懦弱,而女性往往则显得柔软和脆弱,更易表现出内心的真实感受。因此对于女性更应注重预防创伤后应激障碍的发生。

二、年龄

儿童由于身心发展水平的限制,经历创伤后容易产生各种心理及行为问题,患儿可有身体畸形、心理后遗症,甚至明显的精神创伤。儿童时期遭受创伤将对青少年的心理健康发育产生重要影响,甚至会持续一生,故早期发现和治疗儿童创伤后应激障碍尤为重要。中年人创伤后应激障碍发生率较高,这可能与中年人所担负家庭与社会的角色有关,创伤事件前已具有了一定的事业与社会地位,创伤事件带给他们的损失相对来说更大,他们是社会的中流砥柱,还要面对创伤事件后的重建及社会角色的再塑造等巨大任务。

三、种族

不同种族间的文化差异,使得不同种族即使面对同一创伤事件也会产生不同的认知、反应和应对方式。Galea 等研究"9·11"恐怖事件后发现,创伤后应激障碍发生率有显著的种族差异,波多黎各裔和多米尼加居民更容易出现创伤后应激障碍。国内对种族与创伤后应激障碍研究甚少,有研究发现,汶川地震后羌族创伤后应激障碍发生率高于汉族,研究者认为处于同一地区的两个不同民族,所目睹的场景和亲身经历应该无显著差异,但不同民族的个体对创伤源的主观体验存在差异,羌族受灾人群的主观体验更多、心理冲击更大。

四、婚姻状况

离异者创伤后应激障碍发生率高于现仍保持良好婚姻关系者,这一点在女性中尤为明显(分别为18.9%和9.6%),男性中则已婚者比未婚者发生率要高(分别为6.1%和1.9%)。丧偶、离异和分居者较易发生创伤后应激障碍,提示良好、和谐、幸福的家庭系统具有保护作用。

五、学历

教育水平、文化修养与素养是应对日常生活事件的有力资源,高学历者往往有更多有效的应对突发事件的策略和方法,所以创伤后应激障碍发生率相对较低。低学历者对突发事件更易出现负性认知,所以创伤后应激障碍发生率高。

六、宗教信仰

汶川地震后对北川羌族自治县极重灾区老年人集中调查后发现,有宗教信仰者更易发生创伤后应激障碍。信仰佛教者约占调查总人数的25%,占有信仰者的79%,突发的地震使得信仰者的体验感受与之前对宗教的认知发生冲突,从而发生应激障碍。

七、应激源大小

应激源的大小、强度是创伤后应激障碍发生的重要影响因素之一,应激源大小不同,创伤后应激障碍发生率也不同。一般来说,创伤后应激障碍跟应激源大小、强度呈正相关,应激源越大,对受伤害人群的心理创伤越大,影响越深,创伤后应激障碍发生率越高。

八、创伤经历

创伤后应激障碍的发生率与创伤性事件的类型有关,创伤后应激障碍诊断标准中要求个体必须经历了对每个人来说都异乎寻常的创伤性事件或处境。不同类型创伤事件所致创伤后应激障碍的发生率存在明显差异,如战争对个体的刺激强度应该来说很高,但其创伤后应激障碍的发生率却低于2%,突然获知爱人及其家人、亲友死亡导致创伤后应激障碍的发生率却高达60%。个体直接被暴力袭击后创伤后应激障碍发生率可高达20.9%,而获知别人经历创伤性事件引起个体创伤后应激障碍的发生率则低至2.2%。

九、亲人伤亡情况

创伤后应激障碍的发生率与亲人伤亡情况呈正相关,面对突发创伤性事件,身边亲人伤亡人数越多、伤亡越惨重,创伤后应激障碍发生率也就越高。

十、躯体损伤情况

躯体损伤越严重、自理能力越差,创伤事件对心理创伤越严重,创伤后应激障碍发病率越高。

十一、生物因素

严重、突发的创伤事件可引起机体广泛的应激反应,下丘脑－垂体－肾上腺轴功能容易发生紊乱,持续低水平的皮质醇和下丘脑－垂体－肾上腺轴的负反馈抑制作用削弱了机体对创伤反应的适应能力,导致神经－内分泌－免疫调节功能紊乱,从而容易引发创伤后应激障碍。

十二、人格特点

Holeva 等应用艾森克人格问卷对 256 名交通事故受害者进行调查,发现具有神经质倾向的个体更易发生焦虑症状,并且焦虑程度与创伤后应激障碍的发生有相关性。个性特征为情绪、情感稳定性差、掩饰性高的个体更易发生创伤后应激障碍。

十三、社会文化和支持程度

不同的社会历史文化下个体的认知模式亦不同的,中国传统文化中赞扬坚忍、内敛、刚毅的品质,忌讳心理及精神的脆弱。国内研究创伤后应激障碍起步较晚,对创伤后应激障碍相关知识匮乏,使受伤害人群更重视肉体上的痛苦,忽视、隐瞒甚至不愿承认及暴露自己的心理问题,任其发展,最后导致发生创伤后应激障碍。良好的社会支持系统,如国家及社会关爱受伤害人群、强大正面的媒体宣传、提供必要的物资重建家园、提供完善的医疗救治、提供积极有效的心理危机干预等对降低创伤后应激障碍发生起到举足轻重的作用。如 2014 年我国昆明"3·01"、乌鲁木齐"4·30"、乌鲁木齐"5·22"系列暴恐事件发生后,国家宣布在新疆开展严厉打击暴恐活动专项行动,集中公开宣判了大批暴恐嫌犯,公开审判和宣判表明人民法院严厉打击暴恐犯罪的坚决态度,起到了震慑犯罪、教育群众、鼓舞引导社会正能量、安抚社会大众恐慌心理的重要作用。

通过对以上影响因素的分析,做好对创伤后应激障碍的早发现、早诊断、早干预,不仅减少创伤后应激障碍的发生率,而且能减轻其症状,缩短病程,从而提高患者生存质量。

第三节 暴恐事件后不同人群心理问题及应对方案

正常人经历过暴恐事件都会有心理上的反应,包括惊恐、紧张、焦虑、担忧,部分受伤害者会出现躯体不适,还有急性应激障碍等。一般一个月之内,如果当事人很明显地出现一些情况是跟所经历暴恐事件有关联的,比如说话多、情绪激动、又哭又闹,就是精神运动性兴奋;不讲话、运动迟滞,和别人少有交流,就是精神运动性抑制。还有一部分当事人表现得更为严重,就是在暴恐事件发生的短暂时刻,可能会出现反应性精神病的表现,甚至出现幻觉、妄想,以及冲动性行为的精神病表现,这就是急性应激障碍的类型。

更为严重的就是创伤后应激障碍,是指个体遭遇突发性、威胁性或灾难性生活事件后发生的精神障碍。如果一个人精神异常超过一个月以后依然表现比较突出,临床症状跟这个灾难事件有明确关联,并且有三个核心症状:一是有不断反复的闯入性的回忆,包括一些当时的画面和感受不断在脑海里闪现;二是易被激惹;三是表现出回避性的反应、过敏性的反应,就可以诊断为创伤后应激障碍。如果这些症状持续 3 个月,就是慢性创伤后应激障碍;如果灾难发生以后半年才出现,这就是延迟型的创伤后应激障碍。还有一些其他和创伤性事件相关联的精神方面的问题,包括抑郁症、抑郁状态,包括物质滥用和惊恐发作等,都可能会被一些灾难性事件诱发出来。

大部分经历过灾难性事件的当事人不会发展成为创伤后应激障碍,因为每个人天生都有自我修复的能力,每个人几乎都有他的社会资源可以运用,经过一段时间的沉淀,便可以从创伤中走出来,甚至比之前的自己更加强大。

根据受到暴恐事件的影响程度不同,一般将群体受伤害者分为4个等级,其心理问题症状的表现特点初步应对方案如下。

一、第四级人群

是指事件发生后通过媒体间接了解暴恐事件的普通市民。

(一)心理症状

1. 不断地刷新网页、看电视、听广播……从所有可能的渠道观看关于暴恐事件的报道,并且不自觉地伴随哭泣、发抖、叹气等。

2. 看到了悲惨画面或者报道,总是在脑子里不断浮现,害怕死亡,整天处在感动、悲伤、恐惧甚至焦虑的状态里。

3. 不停地找人说话,且说的都是关于暴恐事件的事情。

4. 脾气突然变得很平和,对什么事情都没有兴趣,情绪上没有太大起伏。

5. 对现有的工作、生活,或以前所要奋斗的理想目标等,产生了失望和怀疑情绪。

6. 非常激动,有负罪感,想要去做点什么的。

(二)应对方案

1. 尽量离开信息源,降低接受刺激的频率。

2. 多关注正面积极的信息,看到事情乐观的可能。

3. 敞开心扉,相互倾诉,宣泄情感。

4. 调整生活工作节奏,放松情绪。

5. 通过渐渐恢复正常的生活环节,扩散悲痛的情绪,哪怕每天只带入一个小小的细节。让悲伤过后的反思,给自己带来积极的东西,把自己的生活变得更有意义,安排得更加合理。

二、第三级人群

与第一级、第二级人群有关的人,如幸存者和目击者的亲人等。

(一)心理症状

除有四级人群心理症状外,还会不断地给亲人朋友打电话,询问情况,告知消息,叮嘱注意事项等。

(二)应对方案

1. 控制通话频率,尽量维持在暴恐事件前水平。

2. 稳定自身情绪,通话内容尽量以正常生活内容为主,不要主动提及敏感字眼。

3. 多听亲人朋友的倾诉,不要再告诉他们关于暴恐事件的负面消息,帮助他们从紧张情绪中走出来。

三、第二级人群

暴恐事件现场的目击者(包括参与救援者),如目击暴恐事件发生的市民、现场指挥、救护

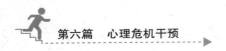

人员(公安干警、武警官兵、医疗救护人员、其他救护人员)。

(一)心理症状

1. 体能下降易疲劳,产生生理上的不适感。

2. 与他人交流不畅,情感迟钝,失去对公平、善恶的信念,愤世嫉俗,对自己经历的一切感到麻木与困惑,因心力交瘁、精疲力尽而觉得生气。

3. 感到软弱内疚,觉得自己本可以做得更好、做得更多而产生罪恶感,怀疑自己是否已尽力,过分地为受害者悲伤、忧郁。

(二)应对方案

1. 不管任务多重,要冷静、从容面对,不要有重负感。

2. 注意节约和积蓄精力,哪怕只有一分钟也可以闭眼静坐一会儿。

3. 不要总与暴恐事件幸存者在一起,要与各方人员打交道,哪怕和他们说说话;与其他救援者保持良好关系,相互肯定、支持和鼓励。

4. 尽量和家人、朋友保持一定的联系,找机会说出自己的感受,尤其是内心的焦虑、恐惧、无助等。

四、第一级人群

是指亲历暴恐事件的幸存者,如死难者家属、伤员、幸存者。

(一)心理症状

1. 不爱说话,语速较之前明显缓慢。

2. 情绪十分低落,对于惨痛记忆的诉说没有任何情绪表露,甚至表现出对身体的严重创伤以及丢失的财产毫无所谓。

3. 睡眠障碍,有的人整夜不眠,噩梦不断;有的人惊恐,敏感,老是感觉有人又来杀人了。

4. 行为失控,经常莫名的喊叫、奔跑……

(二)应对方案

1. 尽早接受治疗,有人陪伴,给予温暖和安全感。

2. 禁揭心灵伤疤,尽量不要让暴恐事件当事人接受频繁的媒体采访,需耐心缓解情绪障碍。

3. 尽早由专业的心理治疗师进行心理干预。

(程时武　蒋　静)

>> 第二章
心理危机干预的概念和原则

第一节　心理危机干预的概念

心理危机干预的鼻祖 Caplan 于 1964 年在对心理危机进行系统的理论研究后,首次提出了心理危机的概念,即当一个人面临困境时,他先前的处理危机的方式和惯常的支持系统不足以应对当前的处境,即他须面对的困难情境超过了他的能力时,这个人就会产生暂时的心理困扰,这种暂时的心理失衡状态即心理危机。Caplan 认为心理危机的产生不但与应激事件有关,还取决于个体对困难情境的评估及其解决应激的有效资源。1968 年,Chaplin 主编的《心理词典》将心理危机定义为"存在具有重大心理影响的事件和决定"。2003 年,美国心理学家 Kanel 对心理危机的实质和发展过程做了更为合理和清晰的解释,他提出无论是怎样去定义心理危机,其实质都包括 3 个基本部分,即发生危机事件;危机个体感受到危机事件并因此痛苦;以前解决问题时的方法对目前问题的解决无效,引起危机个体意识、行为和情感方面的功能失调。

心理危机干预就是在心理学理论指导下有计划、按步骤地针对社会公众和有关人员的心理活动、个性特征或心理问题施加影响,使之发生指向预期目标的变化,以帮助那些受伤害者恢复适应水平,防止或减轻心理创伤的负面影响。心理危机干预不仅可以改善人们的心理现状,防止心理危机的进一步发展,而且还可以帮助个体学会新的应对技巧,提高其应对突发事件的能力,促进尽快适应新环境,恢复甚至超过危机前的功能水平。其意义就在于促进受伤害后心理健康重建,维护社会稳定,保障受伤害人群心理健康。心理危机干预已成为许多国家灾害救援中必不可少的工作内容,正越来越成为人们关注的焦点。在国务院制定的《中国精神卫生工作规划》中,明确规定发生重大灾难后,当地应进行精神卫生干预,并展开受灾人群心理应激救援工作,使重大灾难后受灾人群中 50% 获得心理救助服务。有效的心理危机干预原则和策略能起到缓解痛苦、调节情绪情感反应、调整社会关系、塑造社会认知、矫正社会行为、整合人际关系、鼓舞士气、引导正确心态、积极适应社会等良好作用。

第二节　心理危机干预的原则

暴恐事件发生后,往往会产生很多不可预测的、复杂的因素,这给任何救援都带来巨大的挑战。所以心理危机干预的实施既要科学规范,又要灵活变通,心理干预人员一般要遵循如下一些原则,包括心理救援和实际问题解决相结合、心理治疗和心理自愈相结合、专业实施与热情投入相结合、自我卷入与自我保护相结合、短期干预与长期干预相结合、一般性技术与特殊

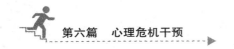

性技术应用相结合、化解消极因素与植入积极因素相结合等原则。

一、把握心理救援和实际问题解决相结合的原则

暴恐事件发生后的心理危机表面上是微观层面上的个体性心理危机,但实际上是宏观层面上的社会性公共危机,因此具有实效的心理危机干预应该把对受伤害民众的心理援助与对其现实生活的问题解决相结合。即当我们准备对受伤害者进行心理干预时,首先要关注其是否已经处于一个可靠的社会支持网络和安全环境中,是否已经获得基本的生活保障,只有在此基础上进行的心理危机干预才可能有效和持续。

二、把握心理治疗和心理自愈相结合的原则

虽然经历暴恐事件的个体处于高应激状态,会出现一系列身心反应。但其中大约有70%的人可以在几个月的时间里依靠自己的力量达到自愈。认识到这一点非常必要,可以避免在实施心理干预工作中过于强调"帮助",而忽视了受伤害民众自身存在的潜力和资源,以至于导致心理干预的盲目性,甚至会增加受伤害民众的恐惧心理和对他人的依赖心理。因此心理干预工作一方面要引导受伤害民众认识到在暴恐事件后出现一系列身心反应是正常的,树立接纳创伤的态度,另一方面要引导他们用发展的眼光看问题,调动自身的资源去处理和消化自己的创伤。

三、把握专业实施与热情投入相结合的原则

暴恐事件发生后,很多心理学工作者都迫切地想要为受伤害民众奉献自己的爱心,这种积极的态度的确极大地推动了灾后心理救援工作的开展。然而,我们必须要认识到心理干预是一项专业性很强的工作,如果只凭满腔热情和自己有限的专业技能,而缺乏灾难心理干预的经验和培训,则难以保证干预效果。

四、把握自我卷入与自我保护相结合的原则

成功有效的心理干预需要心理干预人员适度的自我卷入。即在干预过程中,心理干预人员要始终保持一种共情的态度,深切体会到受助者的想法和情感。但是,如果对此没有更好的把握,有些心理干预人员过高地估计了自我能力或对自我的一些心理问题缺乏有效的解决,则可能会在干预过程中渐渐感到资源枯竭,继发产生心理创伤。因此,心理干预人员要调整干预目标的心理预期,保证必要的休息。一旦发现自身情绪失调,应及时进行自我保护,必要时停止心理干预工作或向心理专家求助。

五、把握短期干预与长期干预相结合的原则

心理创伤的修复是一个漫长而复杂的过程。因此,暴恐事件发生后心理干预需要制定中长期计划,有组织、有步骤、持之以恒、科学合理地进行。但由于我国心理干预专业人员严重不足及分布不均衡等原因,绝大多数心理干预都是短期行为。因此,心理干预人员必须要充分利用有限的资源,灵活采取多种形式为受伤害民众提供持续、有效的服务。例如在暴恐事件后的每个关键时期协助或安排社区民众参加特定的支持团体;建立专门的心理援助站和心理援助训练站,定期为受伤害民众进行心理危机评估;提供专业的电话和网络心理救援服务,以便最

大程度地减少暴恐事件所带来的心理危机后遗效应。

六、把握好一般性技术与特殊性技术相结合的原则

心理干预的方法有很多,有的是一般性技术,比如倾听、共情、支持等技术,而有的方法却有特殊性,比如眼动系统脱敏与再加工治疗、认知行为治疗、催眠疗法、沙盘疗法等。每个人在暴恐事件发生后的应激反应与其个性、文化、内心的需求、创伤程度、过去面对生活事件反应的习惯均有连带的关系,因此心理干预人员在实施干预的过程中应细腻地注意到每位受助者的个别差异。在干预方法的选择上,要处理好一般性与特殊性的关系,掌握好干预技术实施的时机。

七、把握化解消极因素与植入积极因素相结合的原则

暴恐事件给人类带来沉重的打击,使个体的精神世界蒙上了阴影,这也正是心理干预人员工作中需要去化解的消极因素。但是,从辩证法的角度看,没有任何事件是绝对负面的。如果心理干预人员能够通过心理干预把暴恐事件发生后的温暖、团结、尊严、生命的意义等积极因素植入被干预对象内心,那么受伤害民众则会将伤害变成发展的契机,将伤害经验转化成生存的能量,更加珍爱生命、用心生活。

总之,只有采取正确的心理危机干预原则,才能使心理干预工作在初期就设定在稳定、有序的基调上,使受暴恐事件伤害民众在未来的一段时间内始终可能得到顺畅、科学的心理救援服务,才能最终取得良好的心理干预效果。

（程时武　蒋　静　徐子海）

>> 第三章
心理危机干预的策略

第一节 心理危机干预体系的建立

自心理危机干预的鼻祖 Caplan 于 1964 年对心理危机进行系统的理论研究后,美国、荷兰等国家对心理危机的理论研究不断深入。20 世纪 70 年代初,随着危机干预的理论研究不断成熟,心理危机干预正式成为世界卫生组织的研究课题。近 40 年来,一些发达国家建立了较为完善的心理危机干预系统,如美国建立的公共心理健康反应联合体(Mental Health Community Response Coalition, MHRC),在"9·11"事件后发挥了重要作用。美国纽约市健康与精神卫生署认识到"9·11"事件对公众心理健康的影响,通过组织专业医护人员实施程序化的健康教育活动,并适当辅以必要的干预措施,在提升公众健康问题上取得了显著的成效。由此可见,当暴恐事件发生时,通过及时采取有效的防护和控制措施,可以最大限度地减少人员伤亡,减轻公众的心理压力,从而避免大范围的社会恐慌。日本、以色列等危机高发的国家在此领域也积累了丰富的实践经验,每当暴恐事件发生后,政府或有关机构会立即组织专业人员开展心理干预工作。

1994 年,国内有了首次较正式的心理危机干预,当时北大精神卫生研究所专家对新疆克拉玛依市火灾伤亡者家属进行了 2 个月的心理危机干预工作,取得了较好的效果。当前,由于我国的心理危机干预起步较晚,在理论研究、体系建设、实践操作等方面仍不完善,目前的心理干预工作基本上是由医院的精神科、心理科医师、高校研究所的心理咨询与研究人员以及社会上的心理咨询机构与个人组成,存在缺乏统一的组织与管理、心理干预措施多样但缺少统一的救治标准和规范、从业人员素质和专业能力参差不齐、缺少灾害心理危机干预的专业知识和培训、忽视受伤害群众的社会回归和融入等问题,这些问题严重影响了心理危机干预的效果。

国内多次心理危机干预的经验表明,只有在一个组织明确有序、人员搭配合理、工作协同配合的整体干预框架下,干预行动才能顺利实施并获得理想效果。因此,各方面的专家以及社会心理服务组织必须有机整合到一起,接受统一领导,按照计划开展工作,包括建立上报下达体系、划分心理救援区域、明确重点干预对象、建立督导转诊制度、科普宣教工作分工等等。

其中最重要的是迅速建立核心领导小组、心理专家组和心理治疗师组。针对受伤害民众采取定点干预与流动干预相结合的模式,每一位心理治疗师固定对应负责 1~3 名伤员,建立心理档案,记录每次的干预过程、干预效果和进一步的干预计划等内容。心理专家组成员每日对 3~5 个心理档案进行督导,提出问题和进一步干预的建议,并对复杂个案进行流动督导和会诊。核心领导小组需要协调各方面的关系,以保证心理干预的顺利实施。采取这种方式主要有两方面的原因：一是暴恐事件的伤员被收至不同的医院接受治疗，因此心理治疗师可以对其进行持续而规律的干预；二是暴恐事件属于人为伤害，比自然灾害所造成的心理创伤更大，直接严重破坏了伤者的安全感和信任感，所以固定心理治疗师与受伤害者之间的稳定治疗关系对于受伤害者心理创伤的恢复具有重要意义。

第二节　不同心理危机阶段的干预策略

心理危机干预工作在暴恐事件发生后的那一刻起就已经开始了，主要表现为政府相关部门迅速对暴恐事件做出反应，如通过各种权威媒体对社会公众充分准确地说明情况、成立统一的组织指挥机构、全面有序开展救援工作等。暴恐事件发生后的心理危机干预，主要取决于受伤害个体的自我调整，但是在激进期，尤其需要社会力量，需要政府部门和各职能部门，给受伤害群众以安全感和归属感。这一系列工作所体现出来的心理救援元素就是社会稳定化环节，即这些工作以统一指挥、协调有序、循序渐进的姿态通过各种渠道被广大社会公众看到、听到和感受到，这就会让他们较快地从暴恐事件所带来的黑暗和寒冷中寻找到光明和温暖。

具体而言，个体在经历暴恐事件创伤后，其心理变化会经历冲击、防御、解决和成长这4个阶段。不同个体所经历这4个阶段的时间长短存在较大的差异，有的可能在短时间内处于冲击阶段，表现为严重的精神失常，例如出现幻觉、妄想、冲动行为等。有的可能会长期处于防御阶段，表现为回避、警觉性增高、闯入性地闪回等。而大部分心理受伤者会逐渐进入到解决阶段，表现为能够做一些让自己心情好转的事情，例如规律的运动，与家人和朋友交谈，或寻求心理学专业人员的帮助等。还有一部分人会因为危机事件而变得更加成熟，这也就是进入到成长阶段。

作为心理危机干预人员要敏锐地识别和把握干预对象是处于哪个阶段，并施以不同的干预策略。在冲击阶段，适当的药物干预以控制当事人的精神异常表现是必要的。在防御阶段，则需要尊重当事人的意愿，也许他需要通过一段时间通过自我力量来处理自己的创伤，心理危机干预人员所需要做的就是陪伴、提供安全感，并进行积极资源的植入，这些都是心理稳定化策略。对于处于解决阶段的当事人，则需要鼓励其继续进行有积极意义的各种活动，同时可以采取更加积极的干预策略来处理其残留的可能影响其生活的症状或不适感。在成长阶段，心理危机干预人员可以不失时机地引导当事人通过深刻理解创伤的意义，让其更积极地面对人生。

（程时武　蒋　静）

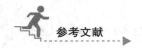

参考文献

[1]　樊毫军,侯世科,郑静晨.我国灾害医学救援组织体系建设分析[J].解放军医院管理杂志,2008,15(1):77-78.

[2]　董谢平,沈录峰.国内外灾害医学救援现状分析[J].临床急诊杂志,2010,11(4):207-209.

[3]　田军章.略论应急医学救援[J].现代医院,2011,11(7):1-2.

[4]　邵壮超,贺祯,葛毅,等.应急医学救援组织指挥体系与流程的探讨[J],人民军医,2012,55(4):283-285.

[5]　刘江,王戎,葛毅.军民融合式应急医学救援体系[J].解放军医院管理杂志,2010,17(5):452.

[6]　张雁灵.非战争军事行动卫生勤务学[M].北京:人民军医出版社,2009:291-299.

[7]　张戎,任琼芬,王兴春,等.建立新疆军地一体反恐医疗保障机制的探讨[J].疾病预防控制通报,2011,26(1):76-77.

[8]　周立华,余洁鸥,梁志强,等.军队医院参加突发事件应急医学救援体会[J].解放军医院管理杂志,2012,19(7):670-671.

[9]　王伟勇,吴永新,张周.军队医疗机构隧行反恐维稳行动卫勤保障的思考[J].解放军医院管理杂志,2012,19(2):155-15.

[10]　陈永鹏,王宏,鱼敏.战时海上伤员检伤分类原则的伦理学分析[J].中国急救复苏与灾害医学杂志,2008,3(12):746-748.

[11]　王文珍,黄叶莉,张恩华,等.海上医院船分类工作初探[J].护理管理杂志,2004,4(12):36-37.

[12]　刘建,袁世岗,胡家庆,等.战时分类方法在医院船海外医疗服务伤病员分诊中的运用与思考[J].中国急救复苏与灾害医学杂志,2012,7(2):163-164.

[13]　周亚平,刘文宝,陈立富,等.信息化检伤分类装备在海上卫勤模拟训练中的应用[J].解放军医院管理杂志,2009,16(6):552-553.

[14]　高峰,包亚军,刘文华.军队医院平时急诊与战时检伤分类结合研究[J].人民军医,2008,51(12):762.

[15]　赵伟.灾害救援现场的检伤分类方法—评述院外定性与定量法[J].中国急救复苏与灾害医学杂志,2007,2(5):291-294.

[16]　刘佑全.交通工具伤的急诊处理与监护[J].急诊医学杂志,1996,5(3):161-163.

[17]　葛毅,高嵩,蒲卫.提高灾害应急医学救援医疗后送能力的探讨[J].人民军医,2012,55(6):477-478.

[18]　刘保池,赵中辛.突发公共事件与医学救援[J].上海医学,2012,35(7):625-626.

[19]　周斌,戚洪亮,金志伟.空运后送对空运医疗队的要求及训练内容探讨[J].东南国防医药,2014,16(1):107-108.

[20]　冯庚.院前急救时的检伤分类定量分析方法及程序[J].中国全科医学,2012,15(2B):575-576.

[21]　苏军凯,张鸣青,余海,等.野战方舱医院检伤分类虚拟培训系统的建立及应用[J].西南国防医药,2013,23(6):676-677.

[22]　李远建,曹钰,勾承锐.构架灾害事故的紧急医疗救援体系[J].中华急诊医学杂志,2006,6(6):569-570.

[23]　何忠杰.论急救的时效性[J].中国急救医学,2008,28(7):659-661.

[24]　王一镗.努力提高严重创伤的现场救治[J].中华急诊医学杂志,2006,15(9):777.

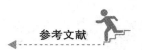
［25］ 野川茂.所谓治疗时间窗［J］.日本医学介绍,2000,21（6）:250－252.

［26］ 何忠杰,马俊勋.论战创伤急救的时效性［J］.解放军医学杂志,2005,30（7）:566－567.

［27］ 沈洪,霍正禄,何忠杰,等.心肺脑复苏急诊救治流程［M］.北京:人民军医出版社,2007:11.

［28］ 何忠杰.创伤急救的新概念——白金10分钟［J］.解放军医学,2004,29（11）:1009－1010.

［29］ 何忠杰.白金10分钟——论现代抢救时间新观念与临床研究［J］.中国急救医学杂志,2004,24（10）:
745－746.

［30］ 何忠杰.白金10分钟——急救新概念的定义和意义［J］.中国乡村医药杂志,2005,12（3）:3－5.

［31］ 沈洪,霍正禄,何忠杰,等.严重创伤急诊救治流程［M］.北京:人民军医出版社,2007:11.

［32］ 张军勇,丁迎周,张美进.军队医院灾害医学救援能力建设的思考［J］.解放军医院管理杂志,2012,19
（1）:57－58.

［33］ 李宗浩,金辉.论心肺复苏的创立［J］.中国急救复苏与灾害医学杂志,2007,2（1）:3－5.

［34］ 李素青.院外急救中创伤现场救护的重要性［J］.中国医药指南,2012,10（12）:740－741.

［35］ 胡森,盛志勇.重视战、创（烧）伤休克现场非常规救治技术研究［J］.解放军医学杂志,2011,36（1）:
5－7.

［36］ 胡森,盛志勇.口服补液——战争或突发事故及灾害时救治烧伤休克的液体复苏途径［J］.解放军医学
杂志,2008,33（6）:635－636.

［37］ 贾继民,党荣理,李海龙,等.化学恐怖袭击"三防"医学救援辅助决策系统设计与构建［J］.职业卫生与
应急救援,2012,30（5）:231－234.

［38］ 王启栋,李增德,曹德康,等.化学恐怖事件卫勤应急救援探要［J］.武警医学院学报,2011,20（11）:
916－917.

［39］ 车志军,陆琳,孙福军,等.国境口岸生物恐怖特征及医学现场关键应对要点的分析［J］.中国国境卫生
检疫杂志,2012,35（1）:51－55.

［40］ 王德文,刘耀.反恐应急救援［M］.北京:人民军医出版社,2012:50－62.

［41］ 肖水源,刘慧铭.群体性灾难事件的心理危机干预［J］.中国预防医学杂志,2010,11（9）:865－867

［42］ Institute of Medicine Preparing for the Psychological Consequences of Terrorism:A Public Health
Strategy［M］.Washington,DC:National Academic Press,2003.

［43］ Benedek DM,Fullerton C,Ursano RJ.First Responders:Mental Health Consequences of Natural and
Human－Made Disasters for Public Health and Public Safety Workers［J］.Annu Rev Public Health,2007,
28:55－68

［44］ 董强利,叶兰仙,张玉堂.创伤后应激障碍的影响因素及心理危机干预［J］.精神医学杂志,2012,25
（1）:72－74.

［45］ Dodgen D,La Due LR,Kaul RE.Coordinating a local response to a national tragedy:Community mental
health in Washington,DC after the pentagon attack［J］.Mil Med,2002,167（9）:87－89.

［46］ 云南省精神卫生中心.昆明暴力恐怖事件发生后的心理应对［EB/OL］.（2014－04－03）http://www.
wenbing.cn/.

［47］ 邢娟娟.应急心理干预探讨［J］.疾病控制杂志,2007,11（4）:407－409.

［48］ 肖水源,译.危机干预策略［M］.北京:中国轻工业出版社,2000:3－67.

［49］ Litz BT,Gray MJ,Bryant RA,et al.Early intervention for trauma:current status and future directions［J］.
Clin Psychol,2002,9（6）:112－134.

［50］ 邓扬,李辉.突发灾难事件相关的PTSD及其危机干预研究进展［J］.中国健康心理学杂志,2009,17
（7）:885－886.

［51］ 赵国秋,汪永光,王义强,等.灾难中的心理危机干预—精神病学的视角［J］.心理科学进展,2009,17
（3）:489－494

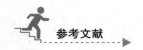
[52] 毛允杰,孙云峰,刘寒强,等.加强重大灾害心理应激损伤医学防护的研究[J].白求恩军医学院学报,2009,7(4):269-271

[53] 刘保池.生物恐怖事件心理障碍的医疗救治[J].临床急诊杂志,2010,11(3):131-133.

[54] 西英俊.心理干预:治疗看不见的伤害[N].健康报,2014年3月7日.

[55] 李建明,晏丽娟.国外心理危机干预研究[J].中国健康心理学杂志,2011,19(2):244-247.

[56] 谭彦宏,张琼,曹金军,等.医院遂行城市维稳行动批量伤病员院内救治流程设计[J].解放军医院管理杂志,2012,19(11):1049-1052.

[57] 王颂阳,柯骏.反恐行动卫勤保障的特点及对策[J].人民军医,2009,52(6):348-349.

[58] 陶发胜,姜文亭,朱海荣,等.军队医院城市维稳卫勤保障特点及作用[J].解放军医院管理杂志,2011,18(5):458-459.

[59] 陶发胜,曹金军,吴峰,等.军队医院拟定城市维稳卫勤保障预案存在的问题及对策[J].西南国防医药,2013,23(10):1139-1140.

[60] 郭鹏年,李作彬,巨亚莉,等.针对维稳特点努力提高心理卫生保障作战效能[J].解放军预防医学杂志,2012,30(1):64-65.

[61] 苏宗义,丁魁,赵鹏林.做好执勤维稳官兵心理健康服务工作启示[J].中国健康心理学杂志,2014,22(6):960-961.

[62] 唐伟革,杨阳.我院遂行非战争军事行动能力建设探讨[J].西南国防医药,2013,23(1):108-109.

[63] 陶发胜,曹坤鹏,周海燕,等.刍议新疆反恐维稳医学救援的基本特征[J].西南国防医药,2013,23(11):1251-1252.

[64] 王德文,刘耀,蒋敏铭.恐怖袭击应急医学救援的回顾与思考[J].解放军医学杂志,2012,37(3):177-179.

[65] 彭凌.新时期军队医院反恐应急医学救援相关对策探讨[J].人民军医,2013,56(11):1272-1273.

[66] 张小威,罗兴迪,顾伟,等.军队医院常态化维稳卫勤保障的难点及做法[J].解放军医院管理杂志,2012,19(4):377-378.

[67] 高华.新疆恐怖主义犯罪的新动向及防控措施[J].新疆大学学报,2010,18(2):75-77.

[68] 朱乐明,毛应华.反化学恐怖医学救援力量建设的思考[J].东南国防医药,2010,12(5):468-469.

[69] Jones MM. Military medical humanitarian response for civilian disaster,war and military operations other than war[M]. Alabama：Air University,Maxwell Air Force Base,2006.

[70] 陈伯华.美军特殊医学增援应急分队[J].军事医学动态,2002,(19):65.

[71] 肖南.俄军特种医疗队简介[J].解放军卫勤杂志,2007,(5):311-313.

[72] 朱世华.日本海军特别救护队[J].军事医学动态,2000,(1):6-7.

[73] 徐立.外军应急医学救援力量建设经验及启示[J].解放军卫勤杂志,2011,13(6):8-9.

[74] Morrison JJ, Dubose JJ, Rasmussen TE, et al. Military application of tranexamic acid in trauma emergency resuscitation(MATTERs) study[J]. Arch Surg, 2012, 147(2)：113-119.

[75] 于双平,姜晓舜,王松俊.美国的灾害救援应急医疗物资国家战略储备[J].中国急救复苏与灾害医学杂志,2008,3(4):228-230.

[76] 彭凌.新时期军队医院反恐应急医学救援相关对策探讨[J].人民军医,2013,56(11):1272-1273.

[77] 来凤县卫生局信息网.来凤县处置恐怖袭击事件医学应急预案[EB/OL](2011-05-19).http://lf-wsj.com/do/bencandy.php? fid=57&id=776.

后 记

　　边境反暴恐医学救援问题是一个值得深入研究的重要问题。其内容涵盖了边境反暴恐医学救援的力量运用、组织指挥、救援模式、法规和保障等问题。本书重点从医学救援的角度,较深入地分析了边境暴恐的特点方式、医学救援的力量运用、医学应急救援方案和措施等问题。探索了加快反暴恐医学救援体系建设、加强反暴恐医学救援能力建设和完善反暴恐医学救援预案工作等问题。

　　以反暴恐医学救援任务为牵引,医院组织了一批专家和骨干为核心、以老带新、团结合作的学术团队,开展了边境反恐医学救援问题研究,取得了一些成果。本书是在医院学术团队的努力下,并在外单位的大力支持下取得的边境反恐医学救援新成果。为边境反恐医学救援做出了重要贡献。

　　本书可作为医学骨干培训的辅助教材,也可以作为部队官兵学习反暴医学救援的参考书,还可以为科研院校的教学和研究人员提供参考。

　　书中参阅了大量国内外文献资料,在此对其作者一并表示感谢。对出版社的领导和责任编辑付出的辛勤劳动表示衷心感谢,也感谢医院领导对本书的悉心指导和大力支持。

　　因作者水平有限,书中可能会有疏漏和错误之处,恳请读者给予批评指导。

编　者

2014 年 9 月于南宁

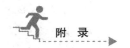

附　录

2002 年至今我国边境地区部分暴恐事件

2002 年 5 月 17 日　"三股势力"在新疆和田地区皮山县一乡村小学制造了凶杀案件,当场用铡刀砍死该小学的维吾尔族校长,砍伤 2 名教师、2 名农经站干部和一名派出所司机。

2002 年 5 月 27 日　暴徒杀害泽普县依玛乡派出所指导员牙生·马木提、人武部副部长玉素甫卡德尔·艾地力斯等 3 人。

2008 年 3 月 14 日　拉萨市区发生了严重的打砸抢烧暴力犯罪事件。犯罪分子纵火 300 余处,18 名无辜群众被残害致死,382 名群众受伤(其中重伤 58 人),242 名公安民警、武警官兵在值勤中伤亡(其中牺牲 1 人、重伤 23 人)。

2008 年 8 月 4 日　上午 8 时许,新疆喀什市边防支队集体出早操行至一宾馆时,突遭 2 名作案分子驾车袭击,并引发车上的爆炸物,当场造成 16 人死亡,16 人受伤,2 名作案人员被抓获。

2009 年 7 月 5 日　乌鲁木齐"7.5"打砸抢烧严重暴力犯罪事件。造成 197 人死亡,1700 人受伤,被毁车辆达 260 部,其中 190 部公交车,50 多部民用车;受损门面房 203 间,民房 14 间,总过火面积达到 56 850 平方米,全市共有 220 多处纵火点,有 2 栋楼房被烧毁。

2009 年 8 月至 9 月　新疆"针刺"事件是继 7·5 事件后在新疆发生的民族分裂分子有预谋、有组织策划制造的公然扰乱社会秩序、制造恐怖气氛的重大恶性案件。就在乌鲁木齐的街头人气渐增,商场生意渐好,社会气氛逐渐走出"7·5"事件阴霾时,一些民族分裂分子用一个小针头在群众中间制造出大恐慌,妄图挑起民族仇恨、制造民族分裂、激起全城市民的愤慨。

2010 年 8 月 19 日　9 时 30 分许,艾合麦提·麦麦提与吾甫尔·赛买提、吐尔洪·吐尔地、阿布都拉·吐尼亚孜、亚生·卡迪尔等用事先非法制造的爆炸物,对正在集结整队的联防队员实施爆炸,当场炸死阿某等 3 名联防队员及吐某等 3 名无辜群众,炸伤联防队员及群众 15 人。

2010 年 9 月 29　凌晨 3 时许,阿卜杜凯尤木·阿卜杜热合曼驾车途经哈密市陶家宫乡泉水地村四队时,看到王某在路边停放的三轮摩托车上睡觉,便用自制枪支,向王某头顶部开枪,致王某颅脑严重损伤而死亡。

2010 年 11 月 3 日　凌晨,阿卜杜凯尤木·阿卜杜热合曼驾车路经哈密市向阳路,发现一超市正在营业,便进入超市用自制枪向张某头部开枪,致张某颅脑严重损伤而死亡。

2011 年 7 月 18 日　18 名暴徒冲入纳尔巴格派出所,手持斧头、砍刀、匕首、汽油燃烧瓶和爆炸装置等,疯狂进行打、砸、烧、杀,杀害 1 名联防队员和 2 名办事群众,杀伤 2 名无辜群众,劫持 6 名人质。

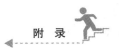

2011 年 7 月 30 日	喀什地区喀什市美食街路口,2 名暴徒劫持一辆单排座卡车,杀害司机后冲向人员,并下车砍杀路边群众。8 名群众死亡,31 名群众受伤。
2011 年 12 月 28 日	在新疆皮山县南部山区,一暴力恐怖团伙劫持 2 名人质。公安机关根据群众举报,立即出警解救人质。在处置过程中,暴徒拒捕行凶,杀害 1 名公安干警,致 1 名干警受伤。公安干警当场击毙暴徒 7 人,击伤 4 人,抓捕 4 人。2 名人质获救。
2012 年 2 月 28 日	恐怖分子在新疆叶城县幸福路步行街,持刀、斧疯狂砍杀无辜群众,当场致 13 人死亡,16 人受伤(其中 2 人经抢救无效死亡)。
2012 年 6 月 29 日	和田发生一起以劫机为手段的极其严重的暴力恐怖事件。当天上午,从和田飞往乌鲁木齐的天津航空 GS7554 航班起飞不久,机上 6 名暴徒突然暴力冲击驾驶舱,持械袭击乘客,图谋劫持飞机,制造暴力恐怖事件。危急时刻,机组人员以及各族乘客人人置生死于不顾,毫不畏惧地与暴徒展开了搏斗,迅速将 6 名暴徒全部制服,成功粉碎了暴徒的劫机图谋。
2013 年 4 月 23 日	新疆巴楚县发生一起严重的暴力恐怖犯罪案件。恐怖分子对从事日常工作的执法人员和手无寸铁的社区服务人员发动突然袭击,造成 15 名公安民警、基层干部牺牲。
2013 年 6 月 26 日	吐鲁番地区的鄯善县,15 名暴徒袭击鄯善县政府建筑物,致 27 人死亡,其中包括 9 名警察和安全人员;有 10 名恐怖分子被击毙。
2013 年 10 月 28 日	12 时许,乌斯曼·艾山、其母库完汗·热依木及其妻古力克孜·艾尼 3 人驾乘吉普车闯入长安街便道,沿途快速行驶故意冲撞游人群众,造成 2 人死亡,40 人受伤。嫌疑人驾车撞向金水桥护栏,点燃车内汽油致车辆起火燃烧,车内的乌斯曼·艾山等 3 人当场死亡。
2013 年 11 月 16 日	新疆喀什巴楚县色力布亚镇,9 名暴徒袭击镇派出所,2 名协警死亡,2 名民警受伤;暴徒当场全部击毙。
2013 年 12 月 15 日	喀什地区疏附县萨依巴格乡疏附县公安局的民警,前往萨依巴格乡抓捕艾山·司马义。结果,突然有多名暴徒手持砍刀朝他们袭击,暴徒们还向警方投掷爆炸装置。
2013 年 12 月 30 日	喀什地区莎车县 9 名暴恐成员投掷爆炸装置袭击县公安局,无警民伤亡;击毙 8 名歹徒,抓获 1 人。
2014 年 2 月 14 日	6 时许,阿克苏地区乌什县发生一起袭警案件。犯罪嫌疑人驾驶车辆,携带爆燃装置,手持砍刀,袭击公安巡逻车辆,导致 2 名群众和 2 名民警受伤,5 辆执勤车损毁。公安民警在处置过程中,击毙 8 人,抓获 1 人。3 名犯罪嫌疑人在实施犯罪时发生自爆死亡。
2014 年 3 月 1 日	晚 9 时 20 分,8 名统一着装的暴徒蒙面持刀在云南昆明火车站广场、售票厅等处砍杀无辜群众。截至 2 日 6 时,已造成 29 人死亡、130 余人受伤。
2014 年 4 月 30 日	下午 7 时许,在新疆乌鲁木齐市火车南站站外发生一起爆炸案件,截至发稿时已造成 3 人死亡、79 人受伤,其中重伤 4 人;2 名犯罪嫌疑人当场被炸死。

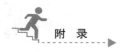

2014 年 5 月 22 日　　7 时 50 分许,乌鲁木齐市沙依巴克区公园北街早市发生一起爆炸案。5 名暴徒驾驶 2 辆车冲破防护隔离铁栏,冲撞碾压人群,引爆爆炸装置,造成 39 人死亡,94 人受伤;4 名现场实施犯罪的暴恐分子当场被炸死。

2014 年 5 月 28 日　　山东招远 21 时许,为宣扬邪教,发展成员,在招远市罗峰路麦当劳快餐厅内向周围就餐人员索要电话号码,遭被害人吴某某(女,35 岁,山东省招远市人)拒绝后,认为其为"恶魔"、"邪灵",应将其消灭,遂实施殴打,致被害人死亡。

2014 年 6 月 15 日　　3 名手持凶器的暴徒在新疆和田市对一家棋牌室内的市民进行疯狂砍杀的时候,遭到市民的奋力反击,很快被警民联手制伏,3 名暴徒当中,2 人因伤重不治而亡,1 人被擒。

2014 年 6 月 21 日　　一伙暴徒驾驶车辆冲撞喀什地区叶城县公安局办公大楼,并引爆爆炸装置。民警果断处置,击毙 13 名暴徒,3 名民警受轻伤,无群众伤亡。

2014 年 7 月 28 日　　蒙面手持刀斧袭击新疆莎车县艾力西湖镇政府、派出所,案件造成无辜群众 37 人死亡(其中汉族 35 人、维吾尔族 2 人),13 人受伤,31 辆车被打砸,其中 6 辆被烧。处置过程中,击毙暴徒 59 人,抓捕涉案人员 215 人,缴获"圣战"旗帜以及大刀、斧头等作案工具。

《突发事件应对法》（节选）

《突发事件应对法》确立了我国应急管理的基本制度，规范了政府、社会、公众应对突发事件的行为，是我国应急管理法律体系的基本法律。其中公众应知的规定有：

第四条 国家建立统一领导、综合协调、分类管理、分级负责、属地管理为主的应急管理体制。

第五条 突发事件应对工作实行预防为主、预防与应急相结合的原则。

第六条 国家建立有效的社会动员机制，增强全民的公共安全和防范风险的意识，提高全社会的避险救助能力。

第九条 国务院和县级以上地方各级人民政府是突发事件应对工作的行政领导机关。

第十条 有关人民政府及其部门作出的应对突发事件的决定、命令，应当及时公布。

第十一条 有关人民政府及其部门采取的应对突发事件的措施，应当与突发事件可能造成的社会危害的性质、程度和范围相适应；有多种措施可供选择的，应当选择有利于最大程度地保护公民、法人和其他组织权益的措施。

公民、法人和其他组织有义务参与突发事件应对工作。

第十二条 有关人民政府及其部门为应对突发事件，可以征用单位和个人的财产。被征用的财产在使用完毕或者突发事件应急处置工作结束后，应当及时返还。财产被征用或者征用后毁损、灭失的，应当给予补偿。

第二十九条 县级人民政府及其有关部门、乡级人民政府、街道办事处应当组织开展应急知识的宣传普及活动和必要的应急演练。

居民委员会、村民委员会、企业事业单位应当根据所在地人民政府的要求，结合各自的实际情况，开展有关突发事件应急知识的宣传普及活动和必要的应急演练。

新闻媒体应当无偿开展突发事件预防与应急、自救与互救知识的公益宣传。

第三十条 各级各类学校应当把应急知识教育纳入教学内容，对学生进行应急知识教育，培养学生的安全意识和自救与互救能力。

第三十四条 国家鼓励公民、法人和其他组织为人民政府应对突发事件工作提供物资、资金、技术支持和捐赠。

第三十五条 国家发展保险事业，建立国家财政支持的巨灾风险保护体系，并鼓励单位和公民参加保险。

第三十八条 县级人民政府应当在居民委员会、村民委员会和有关单位建立专职或者兼职信息报告员制度。

获悉突发事件信息的公民、法人或者其他组织，应当立即向所在地人民政府、有关主管部门或者指定的专业机构报告。

第四十二条 国家建立健全突发事件预警制度。

第五十二条 履行统一领导职责或者组织处置突发事件的人民政府，必要时可以向单位和个人征用应急救援所需设备、设施、场地、交通工具和其他物资，请求其他地方人民政府提供

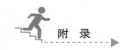

人力、物力、财力或者技术支援,要求生产、供应生活必需品和应急救援物资的企业组织生产、保证供给,要求提供医疗、交通等公共服务的组织提供相应的服务。

第五十三条　履行统一领导职责或者组织处置突发事件的人民政府,应当按照有关规定统一、准确、及时发布有关突发事件事态发展和应急处置工作的信息。

第五十四条　任何单位和个人不得编造、传播有关突发事件事态发展或者应急处置工作的虚假信息。

第五十五条　突发事件发生地的居民委员会、村民委员会和其他组织应当按照当地人民政府的决定、命令,进行宣传动员,组织群众开展自救和互救,协助维护社会秩序。

第五十六条　受到自然灾害危害或者发生事故灾难、公共卫生事件的单位,应当立即组织本单位应急救援队伍和工作人员营救受害人员,疏散、撤离、安置受到威胁的人员,控制危险源,标明危险区域,封锁危险场所,并采取其他防止危害扩大的必要措施,同时向所在地县级人民政府报告;对因本单位的问题引发的或者主体是本单位人员的社会安全事件,有关单位应当按照规定上报情况,并迅速派出负责人赶赴现场开展劝解、疏导工作。

突发事件发生地的其他单位应当服从人民政府发布的决定、命令,配合人民政府采取的应急处置措施,做好本单位的应急救援工作,并积极组织人员参加所在地的应急救援和处置工作。

第五十七条　突发事件发生地的公民应当服从人民政府、居民委员会、村民委员会或者所属单位的指挥和安排,配合人民政府采取的应急处置措施,积极参加应急救援工作,协助维护社会秩序。

第六十一条　公民参加应急救援工作或者协助维护社会秩序期间,其在本单位的工资待遇和福利不变;表现突出、成绩显著的,由县级以上人民政府给予表彰或者奖励。

县级以上人民政府对在应急救援工作中伤亡的人员依法给予抚恤。

第六十五条　违反本法规定,编造并传播有关突发事件事态发展或者应急处置工作的虚假信息,或者明知是有关突发事件事态发展或者应急处置工作的虚假信息而进行传播的,责令改正,给予警告;造成严重后果的,依法暂停其业务活动或者吊销其执业许可证;负有直接责任的人员是国家工作人员的,还应当对其依法给予处分。

第六十六条　单位或者个人违反本法规定,不服从所在地人民政府及其有关部门发布的决定、命令或者不配合其依法采取的措施,构成违反治安管理行为的,由公安机关依法给予处罚。

第六十七条　单位或者个人违反本法规定,导致突发事件发生或者危害扩大,给他人人身、财产造成损害的,应当依法承担民事责任。

第六十八条　违反本法规定,构成犯罪的,依法追究刑事责任。

反暴恐现场的标志物

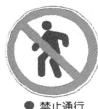 禁止通行　　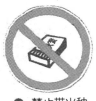 禁止带火种　　 禁止放易燃物　　 禁止用水灭火

 禁止攀登　　 禁止跨越　　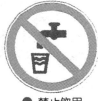 禁止饮用　　 禁止触摸

 当心伤手　　 当心电缆　　 当心爆炸　　 当心火灾

 当心触电　　 当心中毒　　 当心塌方　　 当心火车　　 当心车辆

  紧急出口 EXIT　　 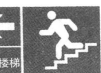 安全楼梯

   安全通道　　 避险处　　 击碎面板

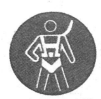 必须系安全带　　 必须戴防护眼镜　　 必须戴安全帽　　 必须穿救生衣　　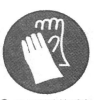 必须戴防护手套